KB114250

백년 면역력을 키우는

짠맛의 힘

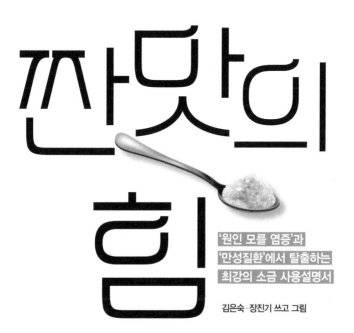

'원인 모를 염증'과
'만성질환'에서 탈출하는
최강의 소금 사용설명서

김은숙 · 장진기 쓰고 그림

Angle Books

우리의 생명을 관장하는
그 근원의 원리, 소금

"너희는 이 땅의 소금이요, 세상의 빛이라."

어릴 때 세상에서 꼭 쓸모 있는 사람이 되라며 이 성경 구절을 인용한 어른들 말씀을 들어 본 적이 있을 것이다. 어린 나는 그 말이 은유하는 바는 일단 알겠는데, 한 가지 사소한(?) 의문이 들었던 기억이 난다. 빛은 그렇다 치더라도 소금이 첫째, 둘째갈 정도로 그렇게 중요한 것인가? 단지 음식에 꼭 들어간다는 것만으로 공기나 물도 제치고 빛과 대등한 대우를 받는단 말인가?

의대생 시절 생리학 시간에는 여하튼 미네랄 중에 나트륨 즉 소금이 제일 많이 등장했다. 나트륨은 모든 인체 세포의 세포막을 전기적 분극 상태(세포 안쪽이 음극)로 유지하는 데 핵심 역할을 하여 세포의 수많은 대사 기능을 가능케 해준다. 특히 근육세포는 이 세포막 전위의 순간적인 변화로써(탈분극) 수축하게 되며, 신경세포도 이로써 전기적 신호를 전달한다. 또한 나트륨은 체액의 삼투압

기여도에 있어 첫째가는 물질로 혈관 안으로 수분을 끌어들여 혈압을 적절하게 유지시킨다. 인체의 모든 생리적 과정은 물 속에서 이루어진다고 보아도 과언이 아닌데(물이 인체에서 차지하는 비율은 70% 내외다), 그 물을 몸 안에 붙잡아두는 게 바로 나트륨이다. 진화론적으로 보면, 수중생활을 접고 육상으로 올라와서도 생명 현상을 유지하려면 나트륨과 물이 꼭 필요하다.

공교롭게도 우리 몸에는 빛과 소금을 동시에 관장하는 기관이 있다. 바로 부신이라는 내분비기관이다. 부신겉질에서는 당류코르티코이드와 염류코르티코이드 두 호르몬이 분비된다. 전자는 세포의 에너지원인 당류를 확보해주는데, 이 당류는 광합성을 통해 만들어지므로 빛이 그 원천임이 분명하다. 후자는 바로 그 염류, 특히 나트륨의 농도를 조절해주는 호르몬이다. 빛 에너지가 생명현상의 활동적 측면(양)이라면 소금은 그 활동이 일어날 수 있는 터전(음)을 만들어준다. 그렇구나! 이제야 어릴 적 그 의문이 풀리는 것 같다. 생명을 관장하는 그 근원의 원리는 바로 이러한 이유로 빛과 소금을 함께 두었구나…….

그런데 이 책에서 수없이 언급하고 있듯이 현대의학은 이 소금을 배신자, 심지어 주적으로 만들어놓았다. 종교가 자신의 존재를 드러내기 위해 악을 지어내었듯이 의학의 역사도 끊임없이 병

(인因)을 찾으려 애써 왔다. 멀리 돌아보지 않아도 세균의 예가 그러하다. 세균과 같은 미생물은 역병의 원인으로서 더럽거나 무서운 존재이기 때문에 위생 측면에서 피하거나 항생제로 죽여야 할 대상으로 낙인 찍혔다. 그러나 최근의 연구들에서 밝혀지고 있듯이 세균은 피부, 기관지, 장 속까지 우리 몸과 함께 공생하면서 수많은 유익한 기능을 주고받는 공존과 화합의 대상이다. 가장 최근에는 소금과 콜레스테롤이 그 주적의 바통을 넘겨받아 고혈압, 동맥경화증, 뇌졸중, 심장질환 등 현대인의 성인병을 일으키는 주범으로 취급받고 있다. 그리하여 인류의 역사상 아마도 전무했을 기이한 치료(?) 행위, 즉 매일 아침 소금을 빼주거나(항고혈압제) 콜레스테롤을 낮춰주는(항고지혈증제) 케미칼을 입 안에 털어 넣고 있다. 잠깐만 멈추어 생각해 보아도 뭔가 어색하고 자연스럽지 못하다는 것을 눈치 챌 수 있겠지만, 이들 주창자는 과학적이라는 근거를 들고 학계와 국가, 나아가 세계보건기구WHO까지 동원하여 맹목적인 행위를 지속하게 만들고 있다. 그러나 그 이면에는 여러 가지 중요한 의철학적 문제들, 과학적 연구 방법론과 통계의 허점, 배후의 제약산업 등과 관련된 진실이 감추어져 있다. 이 지면에 다 언급할 수 없는 그 흥미진진한 내용들이 다행히도 이 책에 낱낱이 실려 있으니 독자들은 충분히 기대하여도 좋을 것이다.

사실 이 책은 나와 같은 의사나 약사, 영양학자들을 상당히 불편하게 만든다. 우리가 진실이라고 배웠던 소금에 대한 과학적 또는 의학적 사실이 그러하지 않음을 솔직하게 인정해야 하기 때문이다. 또한 저자들이 의료인이 아님에도 불구하고 관련 문헌들을 추적하여 그것들을 이해하고 분석하여 과학적으로 기술해 내는 능력에 경이로움과 나 자신에 대한 부끄러움도 느끼게 된다. 게다가 저자들의 '소금 사용설명서'는 제약회사가 만든 약품 설명서처럼 붕어빵 찍듯 단순하고 일률적인 처방을 내리지 않는다. 생명의 원리를 이해하고 스스로 내 몸을 감각하여 개별화된 사용법을 깨우치게 한다. 현대의학의 맹점 중 하나가 병인을 찾거나 치료를 하는 데 있어서 환자의 개별성과 주체성을 무시하는 것인데, 이 책의 설명서는 다른 치유 영역에도 적용되어야 마땅할 원리들이다. 그래서 독자들은 이 책이 소금에 대한 또 다른 극단의 주장을 하는 것이 아님을 알게 될 것이다.

항상 진리를 찾고자 하는 소박한 의사인 나에게 저자 김은숙, 장진기 두 사람은 많은 영감과 힘을 주었다. 이들의 노력이 세상의 빛과 소금이 될 수 있기를 바라는 마음이 가득하다.

하태국
가정의학과 전문의, 통합의학박사
현)포근한맘 요양병원 병원장

짠맛을 더하는 것만으로도
천근만근이던 하루가 바뀐다

짠맛의 결핍이 가져온 함정

소금을 제대로 알기 전, 한때는 그랬다. 조미 김에 발린 소금까지 젓가락으로 훑어내고 먹던 때가 있었다. 국은 최대한 싱겁게 해서 먹고 국물은 남기려고 애썼다. 재료 본연의 맛을 살리기 위해 간을 거의 하지 않는다는 채식 식당을 '건강한 맛'이라 여기며 드나들었다. 단맛은 살찌고, 기름진 것들은 몸에 좋지 않으며, 맵고 짠 음식은 피해야 할 것으로 여겼다. 입맛 당기는 대로, 먹고 싶은 걸 먹기보다는 칼슘, 비타민, 단백질 실제 그렇지는 못해도 될 수 있으면 영양학의 기준대로 균형 있는 식사를 하려고 '애썼다'. 그것이 과학적이고 합리적이며 건강에도 좋은 것이라 믿었다.

그와는 별개로 (사실은 밀접한 관계로) 주기적인 과식과 폭식은 계속되었고 밤만 되면 야식의 유혹에 무너져 좌절해야 했다. 몸은 두루 안 좋았다. 물먹은 솜마냥 무거웠고 등짝이 아프고 눈알은 뻑뻑하며 손발은 얼음장이 따로 없었다. 자주 체하고 두통에 시달리고 불규칙한 생리 주기에 생리통도 심했다. 몸 여기저기 염증에 시달렸고 만성적인 요통으로 허리는 자주 삐끗해서 앉아 있기 힘든 날도 있었다. 변비나 피부 문제 같은 것들은 굳이 말하기도 뭣하다. 남들도 다 그러고 사는 거라 생각했다. 아프면 약 먹고 병원도 다니며 급한 불을 끄며 그렇게 살았다.

몸보다 더 힘들었던 것은 사실 마음의 문제들이었다. 생각과 몸이 따로 놀면 그 사이에서 마음이 몹시 괴로웠다. 감정은 극과 극을 치달아, 업 되어 튀어 올랐다가 어느 순간 우울의 늪에서 허우적거리며 가라앉기를 반복했다. 뭐든 부정적인 면이 먼저 보였고 못마땅한 것투성이에다 가슴이 답답해서 숨을 몰아쉬지 않으면 안 되었다. 마음에 불이 화-악 하고 질러지면 일상생활을 할 수 없을 만큼 힘들어져 며칠 뒤에는 비행기를 타야 했다. 인도와 파키스탄, 티베트와 중국을 여러 해 떠돌았다. 리셋하고 싶은 마음, '이번 생은 망했구나' 같은 느낌. 사는 게 이런 건 아닐 텐데, 어딘가에 답이 있을 것이라는 기대로 마음의 실체를 찾아 20대의 많은 시간을 헤매며 방황했다.

그렇게 여기저기 삐걱거리며 신호를 보내던 몸이 드디어 병명을 갖게 되었고, 명실상부 환자의 대열에 동참하게 되었다. 안압이 높아져 눈이 튀어나오고 목소리가 나오지 않고 다리는 코끼리 다리처럼 붓고 몸은 쇳덩어리를 달아놓은 것처럼 무거웠다. 얼굴은 윤기 하나 없이 시커멓게 변하고, 조금만 걸어도 숨이 차서 걸을 수도, 온몸이 저려 잠을 이룰 수도 없었다. 몸은 총파업이라도 하듯 거세게 저항하기 시작했다.

그때 만나게 된 것이 자연섭생법이었고, 원리를 정립하신 현성 선생님을 만나 가르침을 받고 실천하면서 삶은 크게 방향 전환을 하게 되었다. 안면도에 계셨던 선생님의 첫마디는 "저기 바닷가 가서 소금물부터 퍼먹어"였다. 당시에는 무슨 소리인가 황당했지만 이후 몸에 대해 공부하면서 이해할 수 있었다. 온몸이 굳고 순환이 제대로 되지 않던 돌 같던 상태. 고이고 막혀 단단해진 몸에 피가 돌려면 따뜻한 온기와 함께 소금이 필요했다. 찌꺼기를 짜내는 짜는 힘, 굳은 것을 연하고 말랑말랑하게 풀어내고, 떠 있던 기운을 가라앉혀 정화시키는, 짠맛이 필요했다. 염분과 수분이 부족해 전해질 균형이 깨져 혈액 순환이 제대로 되지 않는 상태였다. 그럼에도 소금이 나쁘다고 멀리하며 몸이 원하는 것들과는 전혀 다른 엉뚱한 것들을 억지로 구겨 넣고 있었다. 그 와중에 찬물은 수시로 벌컥대며 마시며 몸을 식혀놓아 머리로 온통 피가 쏠려 있었으니 내장기관과 손끝 발끝까지 혈액이 갈 수 없는 상태였다.

'짠맛의 비밀'을 발견하다

그렇게 소금이 삶으로 들어왔다. 굳은 생각, 낡은 감정, 몸과 마음의 찌꺼기들. 짜내고 흐르려면 짠맛이 필요했다. 머리로 기운이 잘 솟구치고 신장의 힘이 딸려 심장박동 조절이 잘 안 되고, 저수조에 물이 충분치 못해 불이 나도 잘 끌 수 없으며, 단단함이 너무 지나쳐 토사처럼 걸쭉해지니 매끄럽게 잘 흐르지 못하는 상태. 물과 소금이 필요했다. 입맛 당기는 대로 충분히 간을 해서 먹고 필요할 때는 별도로 소금이나 소금물을 챙겨먹었다. 증상이나 입맛 같은 몸의 신호들을 살피다 보면 어떻게 균형이 깨졌는지 스스로 답을 얻을 수 있다. 너무 긴장되어 있는지, 너무 퍼져 있는지, 아니면 굳어 있는지, 그때마다 신기하게도 몸은 필요한 맛의 음식들을 떠올리게 만들었다. 짭짤한 것이 필요할 때 짭짤하게 먹고 나면 소화도 잘되고 피곤이 풀린다. 매콤한 것이 들어가면 늘어져 있던 신경세포가 조여지면서 삶의 의욕이 솟고, 신맛 나는 것은 긴장을 풀고 쉬게 해주어 편안하게 만들었다. 맛은 즐거움이기도 하지만 그것 자체로 에너지를 담고 있기에 맛을 찾아가는 것은 자신을 알아가는 과정이기도 했다.

그렇게 자연과 생명의 순환 이치들을 공부하고 실제 적용하면서 몸과 마음의 건강을 찾았다. 손발이 따뜻해졌고 두통이 사라지고 속이 편해졌다. 쇳덩이를 매단 것처럼 무거웠던 몸이 가벼워졌고 부기가 사라지고 온갖 염증에서 해방되었다. 답답하고 불안하고 떠 있던 마음도 편안해졌다. 몸도 마음도 이전보다 훨씬 유연해졌다. 어둔 방에 불을 켜듯 몸도 정신도 청명해졌다. 무엇보다 삶으로 돌아와 '지금 여기'에 집중할 수 있는 힘이 생겼다. 몸이 달라지고 삶이 달라졌다. 눈에 씌인 비늘이 떨어진 것처럼 세상이 완전히 다르게 보이기 시작했다. 끊임없이 옳고 그른 것을 나누던 이분법에서 벗어나 비로소 그것들의 상호작용이 보이기 시작했다. 높은 곳에서 마을을 내려다보듯 유기적이고 입체적으로 관계를 바라볼 수 있었다.

더불어 건강하게 사는 법을 나누고 싶어 1998년 자연섭생법 교육원과 수련센터를 함께 열었다. 20년이 지난 오늘까지 많은 사람이 자연섭생법을 배우고 함께 실천하면서 건강을 찾고 있다. 그리고 그 극적인 변화 뒤에는 항상 피와 땀, 눈물의 짠맛이 함께 해왔다. 소금에 대한 오해를 풀고 건강을 찾은 사람이 많다. 자신의 치유 본능을 깨닫고 입맛대로 충분히 짭짤하게 먹고 건강을 회복한 사람들, 10년 이상 하루 권장량의 몇 배를 먹고도 오히려 건강하고 활기차게 사는 사람의 사례가 이미 많다는 점을 알려주고 싶었다.

이 책은 이론상 그럴 것이라는 가정이나 개인적인 경험 몇 가지를 가지고 일반화해서 쓴 글이 아니다. 지난 20년간 센터를 거처간 사람들 중 소금으로 건강을 되찾은 1만 명이 넘는 사람의 사례를 경험하면서 깨닫고 정리한 내용이다. 짧게는 몇 달에서, 길게는 10~20년을 함께 실천하고 있는 사람들. 소금에 대한 오해를 풀고 입맛대로 간을 해서 먹는 것만으로도 소화도 잘되고 활력이 생긴 사람부터 하루 수십 그램 이상의 소금을 먹어 진물이 멈추고 피부가 좋아지고 염증과 통증에서 벗어난 사람까지 병명만큼 사연도 다양하다. 기존 학계의 소금 섭취 기준이라면 벌써 온갖 건강 지표상에 문제가 생기고 여러 질병에 시달려야 하겠지만, 오히려 건강하고 활력 있게 자신을 실현하며 잘 살고 있다. 나 역시 식사 외에 소금을 따로 챙겨먹은 지 20년이 훨씬 넘었다. 몸과 마음의 건강을 되찾은 것은 물론이고 쉰이 가까운 늦은 나이에 늦둥이 셋째를 건강하게 자연출산하고 모유수유를 하며 키우기까지 소금의 은혜는 하늘과 같았다.

소금에 대한 안 좋은 이미지 때문에 필요함에도 먹지 못하고 있는 안타까운 사람이 많다. 상식이 되어버린 저염식 정책의 배경을 쫓아가 보면 의외로 결정적이라 할 만한 과학적 근거가 없어 허탈하기까지 하다. 지금 이 순간도 구글 검색 몇 단계만 지나면 소금에 대한 다른 목소리를 내는 연구 결과들을 어렵지 않게 찾아볼 수 있다. 다행인 것은 최근에 여론에서도 변화의 조짐들이 보인다는 점이다. 수년 동안 소금이 마치 만병의 근원인 것처럼 공공의 적이 되어 왔는데 이제 조금씩 인식이 바뀌고 있다. 소금과 고혈압의 관계도 재조명되고, 소금이 부족했을 때 생기는 문제들이 오히려 더 심각하다는 목소리도 하나둘 나오고 있다. 지금보다 좀 더 짜게 먹어야 한다는 의사나 한의사의 주장까지 촘촘한 인터넷 정보망을 타고 사람들은 깨어나기 시작했다. 이제 머지않아 소금에 대한 오해가 풀리고 어쩌면 소금 가공품이 대표적인 건강식품처럼 인기를 누리는 날이 올지도 모르겠다.

그럼에도 소금 책을 내야겠다고 생각한 이유는 바로 우리 몸이 현재 진행형이기 때문이다. 살아있는 몸은 한순간도 그대로 머물러 있지 않다. 아이들은 오늘도 자라야 하고 어른들은 에너지원이 필요하고 혈액을 순환시키고 노폐물을 내보내야 한다. 일하고 사랑하고 움직이고 땀 흘리고 눈물을 흘린다. 소금물 양수 속에 배양되어 자라다 세상에 나와 일생을 살다 죽음을 맞는 그 순간까지 사람 사는 그 모든 과정에 짠맛이 필요하다. 지금 이 순간도 몸은 소금과 물을 원하고 있다.

몸은 이미 알고 있다

책은 크게 2부로 구성되어 있다. 1부는 소금에 대한 오해, 소금과 소금 섭취 논쟁에 대한 이야기다. 한때 황금 버금가는 대접을 받았던 소금이 어떻게 이런 오해를 뒤집어쓰게 되었는지 알아본다. 소금에 대한 오해는 통계의 맹점, 과학적 증명의 오류와도 맥을 같이한다. 소금 제한론을 반박하는 연구 결과들도 살펴본다. 언론 보도 내용은 출처를 찾아 확인하고 논문이나 칼럼 같은 경우는 해당 사이트에서 원문 내용을 다시 확인한 뒤 인용했다. 소금에 대한 오해가 풀렸거나 없는 분들은 2부부터 읽어도 괜찮겠다. 2부는 우리 몸과 소금의 관계, 소금의 역할에 대한 이야기다. 소금이 부족할 때의 증상과 생리학적 원리를 실제 좋아진 사례와 함께 다룬다. 소금이 부족하거나 지나칠 때의 몸과 마음은 어떤 변화가 생기며, 그 신호들은 어떻게 나타나는지 살펴본다. 음양오행 원리를 바탕으로 수기에 해당하는 짠맛과 신장·방광 기운을 중심으로 풀어내고 있다.

소금 섭취와 관련된 실제적인 내용과 소금의 다양한 활용법도 담았다. 더불어 자연섭생법의 관점으로 보는 맛과 기운의 역학 관계는 별면으로 정리했다. 짠맛을 이해하려면 단맛과 쓴맛을 알아야 한다. 건강은 결국 균형에서 온다. 소금이 아무리 좋다 해도 다른 부분과 균형이 무너지면 건강을 해칠 수 있다. '육미 섭생법'과 더불어 맛 에너지의 원리와 역학 관계, 맛으로 몸의 균형 잡기도 살펴본다. 소금으로 건강을 찾고 유지하는 사람들의 사례를 함께 밝혀놓았다.

이 책을 빌어 정말 전하고 싶은 것은 단순히 '소금' 이야기가 아니다. 소금이 좋은가 나쁜가, 얼마를 먹어야 하는가 하는 무수한 논쟁 뒤에 빠져 있는 몸의 지혜, '생명의 힘'에 대한 이야기다. 우리를 둘러싸고 일어나는 일들을 생명 입장에서 다시 바라보았으면 한다. 사람 몸, 그렇게 어설프지 않다. 상상을 초월할 만큼 놀랍고 지혜롭다. 필요한 것을 외부에서 취해서 먹고 소화시켜 에너지원으로 만들어 사용하고 저장하며 필요 없는 것들은 내보낸다. 의식하지 않아도 필요한 만큼 먹고 필요 없으면 밀어낸다. 그 흐름을 방해하지만 않는다면 모든 것이 다 자연스럽게 이루어지는 일이다.

상식으로 알려진 것과 완전히 다른 이야기지만, 이치적으로 생각하고 지혜를 일깨운 분들, 자연의 원리를 공부하고 실천해서 그 변화를 몸으로 보여주고 나눠주신 건강자립학교, 자하누리, 직관육아 회원들께 깊은 감사의 마음을 전하고 싶다. 처음 소금책을 제안해주고 세상에 나올 수 있도록 해준 ㈜앵글북스 강선영 대표님께 감사드린다. 맛과 멋, 빛의 입자인 소금에게, 그 소금이 식탁에 오르기까지 땀 흘린 많은 분들에게도 빚진 게 참 많다. 소금의 가치를 알아보고 어려운 여건 속에서도 사명감을 가지고 소금을 연구하고 생산하는 소금 생산자, 소금 장인, 된장 간장을 담그고 생명 살림의 지혜를 전해주신 '맛'의 달인과 간의 고수, 우리 어머니를 비롯한 이 땅의 어머니, 할머니께 감사드린다.

세상이 썩지 않는 것은 소금이 있어서다. 우리 사는 세상 곳곳에서 정직하게 땀 흘리며 몸으로 소금꽃 피워내는 사람들, 땀과 눈물의 진정한 짠맛을 아는 모든 분께 존경과 감사의 마음을 전하고 싶다.

2019 기해년 1월

김은숙

차례

1부

짠맛, 정말 우리 건강의 적일까?

1장   우리 몸에 숨겨진 짠맛의 비밀
: 피와 땀, 눈물의 짠맛

2장　세상에 '필요 없는 맛'은 없다
: 맛과 몸의 상호작용

3장　지혜로운 그대, 과학적 근거를 의심하라
: 우리가 몰랐던 통계의 속성

4장 소금은 어떻게 공공의 적이 되었는가
: 짠맛에 대한 치명적 오해

8장 다양한 모습으로 삶에 녹아든 소금
: 일상생활 속 '소금력' 높이기

| 나가며 |
짠맛의 귀환, 다시 소금이 온다

| 부록 |
내 몸을 바꾸는 '소금 디톡스' 2주 프로그램

| 미주 |

| 참고자료 |

내 몸의 짠맛 부족 신호를 알아차리기

짠맛이 부족하면 나오는 몸과 마음의 신호
이유 없이 피곤하고 무기력하고 하품을 자주 한다. ⬜
멍하고 머리가 잘 안 돌아가는 느낌이 든다. ⬜
기억력이 떨어져 자주 잊어버린다. ⬜
꾸준히 하지 못하고 지구력이 약하다. ⬜
매사에 부정적·비판적이고 반대를 위한 반대를 한다. ⬜
불면증, 수면장애가 있다. ⬜
자주 꺾이거나 접질려 발목이 약하다. ⬜
발바닥이나 발뒤꿈치가 아프다. ⬜
새끼발가락이 구부러졌거나 발톱 모양이 찌그러졌거나 거의 없다. ⬜
하체비만, 하지정맥류, 코끼리 다리 등 하체에 순환이 잘 안 된다. ⬜
종아리가 당기고 쥐가 잘 난다. ⬜
눈이 뻑뻑하고 눈알이 빠질 것 같다. ⬜
피로감이 빨리 오고 쉽게 지친다. ⬜
빈혈, 어지럼증이 있다. ⬜
요통이 있고 허리를 자주 삐끗하거나 디스크 등으로 허리가 약하다. ⬜
골다공증, 관절 염증 등 뼈와 관절이 약하다. ⬜
인대나 힘줄이 약하고 염증이 자주 생긴다. ⬜
몸이 잘 붓는다. ⬜
손발과 아랫배가 차고 추위를 잘 탄다. ⬜
이명, 청력 이상, 중이염 등 귀에 문제가 있다. ⬜

뒷목이 뻐근하고 뒷골이 당기고 후두통이 있다. ⬝⬝⬝⬝⬝⬝⬝⬝⬝⬝⬝⬝⬝⬝⬝⬝⬝⬝⬝⬝⬝ ☐

얼굴에 윤기가 없고 피부색이 어둡거나 칙칙하고 잡티가 있다. ⬝⬝⬝⬝⬝⬝⬝⬝⬝ ☐

건선, 각질, 가려움, 아토피, 습진 등 피부에 문제가 있다. ⬝⬝⬝⬝⬝⬝⬝⬝⬝⬝⬝⬝⬝⬝ ☐

염증이 잘 생기고 상처가 나면 잘 낫지 않는다. ⬝⬝⬝⬝⬝⬝⬝⬝⬝⬝⬝⬝⬝⬝⬝⬝⬝⬝⬝⬝⬝⬝ ☐

비염, 위염, 식도염, 질염, 피부염 등 만성염증이 있다. ⬝⬝⬝⬝⬝⬝⬝⬝⬝⬝⬝⬝⬝⬝ ☐

치아가 약하고 잇몸 염증이 있다. ⬝⬝⬝⬝⬝⬝⬝⬝⬝⬝⬝⬝⬝⬝⬝⬝⬝⬝⬝⬝⬝⬝⬝⬝⬝⬝⬝⬝⬝⬝⬝ ☐

소화가 잘 안 되고 가스가 차거나 더부룩할 때가 종종 있다. ⬝⬝⬝⬝⬝⬝⬝⬝ ☐

침이 끈적거리고 입가에 자주 고인다. ⬝⬝⬝⬝⬝⬝⬝⬝⬝⬝⬝⬝⬝⬝⬝⬝⬝⬝⬝⬝⬝⬝⬝⬝⬝⬝⬝ ☐

과식, 폭식, 특히 야식 참기가 정말 어렵다. ⬝⬝⬝⬝⬝⬝⬝⬝⬝⬝⬝⬝⬝⬝⬝⬝⬝⬝⬝⬝⬝⬝⬝ ☐

먹어도 포만감이 생기지 않고 허기진다. ⬝⬝⬝⬝⬝⬝⬝⬝⬝⬝⬝⬝⬝⬝⬝⬝⬝⬝⬝⬝⬝⬝⬝⬝⬝ ☐

입 냄새가 나거나 침 분비가 잘되지 않는다. ⬝⬝⬝⬝⬝⬝⬝⬝⬝⬝⬝⬝⬝⬝⬝⬝⬝⬝⬝⬝⬝⬝ ☐

변비가 심하다. ⬝⬝ ☐

혈액 순환이 잘 안 된다. ⬝⬝⬝⬝⬝⬝⬝⬝⬝⬝⬝⬝⬝⬝⬝⬝⬝⬝⬝⬝⬝⬝⬝⬝⬝⬝⬝⬝⬝⬝⬝⬝⬝⬝⬝⬝⬝⬝ ☐

소변이 자주 마렵고, 잠자다가 중간에 일어나 화장실에 간다. ⬝⬝⬝⬝⬝⬝⬝ ☐

소변이 탁하거나 냄새가 심하다. ⬝⬝⬝⬝⬝⬝⬝⬝⬝⬝⬝⬝⬝⬝⬝⬝⬝⬝⬝⬝⬝⬝⬝⬝⬝⬝⬝⬝⬝⬝⬝ ☐

성욕이 감퇴되거나 정력이 약하다. ⬝⬝⬝⬝⬝⬝⬝⬝⬝⬝⬝⬝⬝⬝⬝⬝⬝⬝⬝⬝⬝⬝⬝⬝⬝⬝⬝⬝ ☐

냉대하, 자궁근종, 난소나 전립선 이상 등 생식기에 문제가 있다. ⬝⬝⬝⬝⬝ ☐

발기부전, 조루가 있다. ⬝⬝⬝⬝⬝⬝⬝⬝⬝⬝⬝⬝⬝⬝⬝⬝⬝⬝⬝⬝⬝⬝⬝⬝⬝⬝⬝⬝⬝⬝⬝⬝⬝⬝⬝⬝⬝⬝ ☐

탈모가 있고 머리숱이 적거나 머릿결이 좋지 않다. ⬝⬝⬝⬝⬝⬝⬝⬝⬝⬝⬝⬝⬝⬝⬝⬝⬝ ☐

등골이 오싹하고, 악몽이나 가위 눌림 등 무서움증이 있다. ⬝⬝⬝⬝⬝⬝⬝⬝⬝ ☐

[셀프 점검]

0 ~ 3개: 소금력이 충분하므로 지금처럼 입맛대로 맛있게 먹으며 건강관리를 한다.

4 ~10개: 소금력이 줄어들고 있으니 평소보다 좀 더 간간하게 먹는다.

11~15개: 소금력이 많이 부족해 식사 외에 따로 물과 소금을 섭취할 필요가 있다.

16개 이상: 전반적으로 몸의 균형이 많이 깨진 상태다. 물과 소금뿐 아니라 다른 영양분 섭취를 적극적으로 하면서 생활습관을 건강하게 바꾼다.

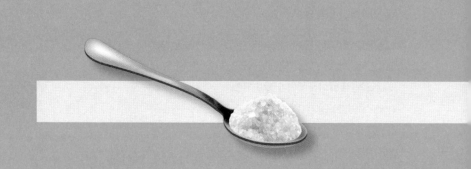

나이 들수록 입맛이 짜진다고 하는데, 이는 감각이 둔해져서만은 아니다. 생명 활동이 왕성할 때는 짜내는 힘도 좋지만 나이 들수록 물기가 부족해지고 굳으면서 짜내는 힘이 약해진다. 전립선에 이상이 있거나 요실금 등이 생겨 소변 조절이 안 되고, 침이 마르거나 땀 조절이 안 되며 눈 시림으로 눈물이 흐르고, 생식기의 분비물은 말라 간다. 수분이 부족해져 호르몬이나 소화액 분비도 잘되지 않는다. 살면서 쌓인 원통함이나 후회, 회한 등으로 메말라 뇌는 사막처럼 되기도 한다. 수분은 염분과 함께 움직인다. 염분이 있어야 수분이 조절된다. 짜게 먹는 것은 가난한 시절에 생긴 습관 때문이 아니라 실제 짜내는 힘이 더 많이 필요해 생기는 자연스러운 현상이다. 몸속 기관뿐 아니라 뇌에도 독소가 쌓이면 치매나 뇌혈관 질환이 생길 수도 있다. 찌꺼기가 많아 점성이 높아진 혈액을 밀어내려면 혈압 역시 그만큼 높아질 수밖에 없어 나이가 들면 어느 정도 혈압이 높아지게 된다.

짠맛,
정말 우리 건강의 적일까?

1장

우리 몸에 숨겨진 짠맛의 비밀
: 피와 땀, 눈물의 짠맛

살려면 소금이 필요하다

우리 몸을 흘러 다니는 물은 소금물이다. 그래서 피와 땀, 눈물 모두 짜다. 분비물뿐 아니라 뼈와 살, 혈액에도 소금이 들어 있다. 소금은 인체의 구성 성분이면서 조직과 조직, 혈액과 세포, 뇌와 신경을 두루 연결하는 데 필수 성분이다. 논란의 여지없이 살기 위해선 소금이 반드시 필요하다. 소금이 없으면 숨을 쉴 수도, 근육을 움직일 수도 없고, 영양분을 소화시킬 수도, 몸이 음식을 받아들일 수도, 배설을 제대로 할 수도 없다. 호흡도, 체온 조절도 안 되고 두뇌 활동도 불가하다.

소금은 신경전달 신호를 보내는 데 사용되고 소화와 흡수, 배설에도 동원되며 혈액의 pH를 조절하고 전해질과 항상성 유지에도 꼭 필요하다. 혈액과 체액의 구성 성분이면서 삼투압 작용을 일으켜 피를 흐르도록 만들어준다. 소금이 있어야 우리 몸 가운데 60~70%에 해당하는 수분, 혈액과 체액이 제대로 된 역할을 할 수 있다. 피가 제대로 흐르지 않아 순환이 잘 안 되면 영양분과 호르몬도 전달되지 않아서 세포와 기관이 제대로 기능할 수 없다.

그럼 왜 의사들은 소금을 처방하지 않는 걸까? 방식은 다르지만 이미 오래전부터 병원에서는 소금을 쓰고 있다. 사실 소금을 가장 많이 쓰는 곳이 바로 병원이다. 먹어서 보충하는 방식이 아니라 정맥에 직접 주사하는 방법으로. 아픈 사람이 병원을 찾을 때 가장 많이 맞는 수액이 바로 생리식염액, 즉 소금물이다. 기초 수액은 특별한 약물이 들어 있는 것이 아니라 염화나트륨 용액이다. 가장 많이 쓰는 0.9% 생리식염액은 1,000㎖ 중 염화나트륨의 함량이 9g 이다^{Sodium Chloride 9g in 1000ml Solution}. 생리식염 용액에서 '생리'는 혈액 농도와 같은 삼투압을 지닌다는 의미고, 혈액 중에 녹아 있는 여러 물질의 용도와 가장 비슷한 상태로 만들어진다. 용도에 맞춰 포도당이나 아미노산 등 영양분을 첨가해 제조하지만 기본은 염화나트륨 용액이다.

수액을 맞고 난 뒤 기운이 나고 컨디션이 회복되는 것은 수액 안에 있는 특별한 약물 때문이 아니다. 수분과 체액이 보충되고 혈액 순환이 고루 되어 피가 잘 통하고 기분, 즉 기氣의 분할分割이 좋아지기 때문이다. 수액 자체로 어떤 약리 작용을 해서라기보다 전해질과 나트륨 농도가 맞아 피가 돌면서 노폐물을 짜내고 독소가 배출되어 생기를 되찾는 것이다.

인체의 근육과 신경, 모든 세포는 전기적 신호로 정보를 생산하고 전달한다. 전해질 이상이 오면 몸속에 미세한 전류가 흐를 수 없어 신경자극 전달이 되지 않는다. 자동차에 연료를 가득 채워도 배터리의 전기적 자극 없이는 움직일 수 없다. 건강에 좋다는 것을 잘 챙겨먹어도 소금이 빠지면 생체 전기가 부족해져 기운이 없고 극도로 피곤해지고 무기력해진다.

고맙게도 우리 몸은 소금이 부족해지면 다양한 신호를 몸의 주인에게 보내준다. 구토, 어지럼증, 두통, 구역질, 무기력, 신경 이상, 염증, 통증, 가려움증, 저리거나 굳는 증상, 땀 조절과 열 조절 이상, 뇌 활동 이상, 근육 이상, 가스가 차고 더부룩함, 하품, 구취, 고린내와 썩은 내를 비롯해 지독한 냄새 등 다양한 정신적·육체적 문제가 나타난다. 소금과 물이 많이 부족하면 전해질 이상이 생기면서 생체 전기의 흐름이 끊기는 위험한 상태가 될 수도 있다. 병원에서 응급환자에게 식염수를 주사하고 수술 도중에도 주입하는 것은 수술 도중 쇼크를 막기 위해서다. 소금이 건강에 해롭다고 하면서 소금물을 가장 많이 쓰는 곳이 바로 병원인 셈이다. 이는 물과 소금이 생명을 영위하는 데 얼마나 중요한 역할을 하는지 반증해준다.

◈ 소금 섭취는 뇌가 결정할 문제

황금에 비견되며 월급으로 대신할 만큼 귀한 대접을 받던 소금이 왜 이렇게 괄시를 받는 처지가 되었을까? '짜게 먹으면 고혈압'이 과학적으로 증명된 사실처럼 인식되면서 소금은 '소리 없는 살인자' '성인병의 근원' 같은 억울한 꼬리표를 달게 되었다. 소금이 우리 몸과 삶에서 어떤 일을 하는지 제대로 알기도 전에 무지막지한 오해부터 쌓이게 된 것이다. 맛은 있지만 건강을 위해서는 멀리해야만 하고 심각한 중독을 부른다는 오해까지 사고 있다. 저염식을 할 필요가 없는 사람, 심지어 소금이 정말 필요한 사람까지 못 먹고 있으니 문제가 심각하다.

의료계와 학계뿐 아니라 정부까지 나서서 강력한 저감화低減化 정책을 펴고 있는 것을 보면 명확한 과학적 근거가 있을 거라고 생각들을 하지만 사실은 그렇지가 않다. 과학적이라고 할 만한 명확한 근거가 없는데도 잘못된 믿음이 수십 년을 이어져 오고 있다. 소금 섭취가 고혈압에 끼치는 영향이 크지 않다는 연구, 저염식이 반드시 건강에 좋은 것이 아니며 소금 섭취가 부족했을 때 오히려 더 큰 문제가 발생한다는 논문과 연구 결과도 상당수 존재한다. 또한 기존의 여러 연구 논문을 메타 분석한 연구들 가운데 소금 제한, 저염식 정책은 과학적이지 않을 뿐 아니라 그 근거가 미약하다며 전면 수정해야 한다는 주장도 계속 발표되고 있다.

우리나라 보건 당국이 세계보건기구WHO와 미국이 내세운 기준을 근거로 삼아 저염식 정책을 펼치는 동안 미국에서는 한국이나 일본처럼 소금 섭취를 늘려야 한다고 주장하는 목소리도 나오고 있다. 소금 섭취량이 많은 한국과 일본, 프랑스 등이 비만 인구도 적고 심혈관계 질환 발생률이 낮다면서 미국의 저염식 정책을 중단해야 한다고 주장하기도 한다.

미 고혈압학회 회장이었던 데이비드 맥캐런David A. McCarron 박사는 "소금 섭취는 뇌가 결정할 문제이지 정책적으로 관여할 일이 아니다"라고 일갈했다.[1] 미국의 심혈관 학자이자 약학박사 제임스 디니콜란토니오James Dinicolantonio도 《더 솔트 픽스The salt fix》에서 소금에 대한 잘못된 인식을 바로잡아야 한다고 주장한다. 소금 제한은 과학적 근거에 기반한 것이 아니라고 하면서 그동안 발표된 소금 관련 연구 논문들을 분석하여 다양한 반증 사례를 들고 있다. 특히 그는 소금 섭취가 많은 나라들에서 오히려 고혈압, 관상동맥, 심혈관계 질환 발병률이 낮고 그에 따른 사망률도 매우 낮다면서 미국의 저염식 정책을 강도 높게 비판한다. 소금 제한이 마치 누구에게나 해당되는 건강 지침인 것처럼 학계와 정부, 보건 당국이 주장해 왔지만 이는 사실과 전혀 다르며, 죄책감을 버리고 진짜 건강을 위해서는 소금 섭취를 지금보다 늘려야 한다는 것이다.

세계보건기구는 하루 소금 섭취 권장량을 5g, 나트륨 2g 미만으로 정해놓았는데, 하루 섭취 권장량을 두고도 의견이 분분하다. 근거가 명확하지 않다는 이유 때문이다. 국내 학계에서도 이를 비판하는 학자들의 목소리가 점점 커지고 있다.

채수완 전북 의대 교수는 권장 섭취량의 기준이 되는 연구가 단기간의 소규모 임상 실험을 바탕으로 한 것으로, 근거가 미약하다고 주장한다. 세계보건기구에서 권장하는 하루 권장 섭취량을 우리가 그대로 따라야 하는지 의문이며 맹신하는 것도 문제가 있다고 지적하면서 한국인의 특성을 고려한 새로운 연구가 절실하다고 주장한다. 저염식이 건강에 좋다는 근거는 지극히 미약하며 그 반대 연구 결과도 많은데, 나트륨 하루 2g 미만 섭취 제한은 고혈압, 당뇨 환자뿐 아니라 일반인에서도 심혈관계 질환의 사망률을 증가시킬 수 있다고 하면서 그는 저염식 식단을 재고해야 한다고 강조한다.

◇ 세상에 똑같은 몸은 없다

소금에 대한 오해를 풀고 충분히 섭취하면 놀라운 변화를 경험하게 된다. 염증이 없어지고, 피부가 좋아지고, 통증이 사라지고, 피로가 풀리고, 머리숱이 많아지고, 변비와 설사가 없어지고, 속이 편안해지고, 숙면을 취하게 되고, 혈당이 조절되고, 체력이 좋아진다. 신체적 변화만 있는 것이 아니다. 머리가 맑아지고 집중력과 판단력, 기억력이 좋아져 학습 능력과 업무 능력이 향상되고, 부정적이던 성격이 긍정적이 되고 불안증이 없어지고 급한 사람이 느긋하고 여유 있는 성격으로 바뀌는 등 정신적 변화도 나타난다. 이쯤 되면 소금이 무슨 만병통치약이라도 되느냐고 할 수도 있겠다. 당연한 이야기지만 소금은 만병통치약이 아니다. 만병통치약이 아니듯 만병의 근원도 아니고 건강을 해치는 원흉 역시 아니다.

어떤 식품이나 물질도 그것 자체로 약이거나 독인 것은 없다. '얼마나 먹느냐', 즉 양의 문제이고 다른 식품이나 물질과의 '균형 관계'의 문제다. 소금 속 나트륨이 문제라면 나트륨 섭취량만 따져서는 알 수가 없다. 나트륨 섭취량만 따로 떼놓고 볼 것이 아니라 나트륨 흡수 배출과 관련 있는 물 섭취량, 칼륨이나 카페인 등의 섭취량이 얼마나 되는지를 함께 살펴봐야 한다. 어떤 물질이든 그것만 단독으로 떼놓고 분석하는 것은 의미가 없다. 맥락을 알아야 본질이 보인다.

사실 우리는 '소금만' 먹고 살지 않는다. 밥도 먹고 반찬도 먹고 커피도 마시고 과일도 챙겨먹는다. 곡류와 나물, 채소 비중이 여전히 높은 한국인의 경우 칼륨 섭취량이 결코 적지 않다. 삼겹살을 먹을 때도 상추쌈에다 파절임을 같이 먹고 밥을 꼭 먹으며 김치는 기본으로 챙긴다. 나트륨 폭탄이라는 김치찌개, 된장찌개 등 국물 음식에는 나트륨만 있는 것이 아니다. 건더기인 김치, 두부, 호박, 국물을 낸 다시마, 멸치 등 따져 보면 칼륨과 칼슘, 마그네슘 등 다양한 영양소로 구성되어 있다. 게다가 국물 형태로 물과 함께 먹다 보니 나트륨 양이 많다고 해도 물에 희석되어 염분 농도는 오히려 낮아진다.

세계보건기구가 정한 나트륨 섭취 기준 2g과 한국인 섭취량 4g을 단순 비교하면 2배나 많아서 과다하게 먹고 있는 것처럼 보이지만 그 내용을 들여다보면 그렇지가 않다. 다양한 음식의 조합이 주는 상호작용은 무시하고 오로지 나트륨 양만을 추정해 절대량인 것처럼 통계를 낸 뒤 많고 적음을 논하는 것이 과연 과학적이고 합리적인 일인지 의문이다.

이런 변수들을 모두 감안해 아주 정밀하게 그룹별 소금 섭취량의 통계를 냈다고 하더라도 여전히 중요한 문제 한 가지가 남는다. '그 소금, 누가 먹느냐?'이다. 이는 소금과 관련된 논란에서 가장 중요하지만, 항상 빠져 있는 핵심 질문이다. 소금 자체는 독도 약도 아니다. 그 소금과 만날 몸, 그 소금과 상호작용을 일으킬 사람에 따라 독이 될 수도 약이 될 수도 있다. 똑같은 양의 소금이라도 누가 먹느냐에 따라 다른 반응이 나타난다. 어떤 물질의 '치사량' 을 연구할 때 항상 몸무게를 고려해야 하는 이유도 같은 양이라도 먹는 사람에 따라 그 효과와 영향력이 다르게 작용할 수 있기 때문 이다.

소금뿐 아니라 다른 영양소도 마찬가지다. 칼로리, 지방, 칼슘 어느 한 가지도 표준 권장량을 정해놓을 수 있는 것이 아니다. 권 장량의 기준을 더 올리느냐 내리느냐 논란이 분분하지만 생명 입 장에서 보면 의미 없는 논쟁이다. 현대의학은 사람의 상태를 정량 화시켜 놓고 절대적 수치를 기준으로 정상 또는 표준이라고 말한 다. 그러나 사람의 몸은 기계가 아니다. 똑같은 사양의 동일한 기 계를 사용한다고 해도 사용자가 어떻게 쓰느냐에 따라 연료나 전 력 공급이 달라진다. 하루에 몇 시간 정도 사용하는지, 어떤 프로 그램이나 앱을 돌리는지에 따라 전력 소모가 다르다. 한번 충전해 며칠을 쓰기도 하고 하루를 못 넘기고 수시로 충전해야 하는 경 우도 있다. 하물며 생명체인 인간은 그런 기계와 비교 자체가 불 가하다.

5g은 어떤 사람에게는 충분할 수 있어도 어떤 사람에게는 턱없 이 부족한 양이다. 소금 1티스푼만 먹어도 속이 울렁거리고 구토 를 하는 사람들이 있는가 하면, 3티스푼을 먹어도 전혀 문제가 없

고 오히려 컨디션이 좋아지는 사람들도 있다. 특히 몸에 염증이 있을 때는 5티스푼을 먹어도 전혀 거부감 없이 먹히면서 염증과 통증이 사라지는 경험을 한다. 같은 소금이라도 필요하지 않은 사람이 지나치게 먹으면 독이 될 수 있지만 필요한 사람에게는 대체 불가능한 약이 될 수 있다.

◈ 짜게 먹어도 괜찮아, 아니 짜게 먹어야 괜찮아

커피를 예로 든다면 한 잔만 마셔도 가슴이 벌렁거리고 손이 떨리며 밤을 꼴딱 새우는 사람들이 있다. 그렇다고 커피를 나쁘다고 말할 수 있을까? 반면에 하루 6잔 정도 마셔줘야 하루가 활기차고 쌩쌩하게 돌아가는 사람들도 있다. 그렇다면 커피가 좋은 것일까? 커피의 하루 권장량은 몇 잔이 적당할까? 평균을 계산해 3.5잔이라고 한다면 한 잔만 마셔도 가슴 벌렁거리는 사람에게는 과하고, 6잔을 마시는 사람에게는 부족한 양이다. 평균을 선택했지만 그 누구도 만족시키지 못한다.

커피는 기호식품이니 안 먹고 살 수 있다고 쳐도 소금은 좀 다른 차원이다. 생존의 필수 물질인 소금은 안 먹고 살 수가 없다. 그동안 소금이 과다했을 때의 문제점만 부각시키느라 정작 소금이 부족했을 때 어떤 문제가 발생하는지에 대해서는 오랫동안 간과하고 지내왔다. 소금이 부족하면 생명이 위태로울 만큼 치명적일 수 있다. 소금이 없으면 숨을 쉬고, 근육을 움직이고, 심장을 뛰게 할 수 없다. 소화액이 분비되지 않으면 소화도 안 되고 어지럼증, 구토, 무기력, 불안, 염증, 저체온 등 신진대사와 혈액 순환에 심각한 문제가 생긴다.

건강을 위해 저염식을 해야 한다고 주장하는 사람들 가운데 소금 대신 파, 마늘 같은 향신료나 과일 등으로 대체해 맛을 내거나 '저염 요리법'을 전파하는 사람도 있다. 파, 마늘, 후추, 과일청 등은 소금이 아니다. 매운맛과 짠맛은 전혀 다른 맛이다. 단맛으로 짠맛을 대체할 수는 더더욱 없다. 소금은 단지 짠맛을 내기만 하는 조미료가 아니다. 안 좋은 냄새를 눌러주고 기름기를 빼내고 조직을 탱글거리게 하고 연하게도 해준다. 맛과 풍미, 식감을 바꿔놓는다.

간의 핵심은 '소금'이다. 소금이 필요한 사람에게 소금 아닌 다른 것들은 대체재가 될 수 없다. 염분을 줄이기 위해 엉뚱한 것들을 에둘러 먹다 보면 결국 우리 몸은 그 소금기를 채우기 위해 끊임없이 다른 음식을 찾게 된다. 배가 부른데도 뭔가 부족하다고 여겨 자연스레 과식이나 폭식으로 이어진다.

저염식을 주장하는 쪽에서는 인간이 살아가는 데 아주 적은 양의 소금으로도 충분하다고 말한다. 그저 숨 쉬며 생존만 한다면 가능한 양일 수 있겠다. 그러나 우리는 현실에서 단순한 '생존'을 넘어 '생활'을 해야 한다. 생활 세계에서 우리는 일하고 공부하고 사랑하고 창조하고 스트레스도 엄청나게 받는다. 그 모든 활동에 에너지가 필요하고, 쓰고 난 뒤에 짜내고 닦아내야 할 노폐물도 그만큼 많다. 몸으로 들어오는 것 못지않게 밖으로 배출해야 할 것이 쌓여 간다. 소금은 그런 찌꺼기를 품어 땀이나 소변을 통해 밖으로 짜내고 빼낸다. 며칠 전에 먹은 염분이 그대로 몸에 쌓여 있는 것이 아니다. 채워지면 쓰고 또 밖으로 빼내면서 끊임없이 순환한다.

보통 하루에 10.5g에 달하는 염분이 소변과 대변, 땀으로 빠져나가는 것으로 알려져 있다. 생활습관이나 사는 지역, 하는 일, 체질 등에 따라 소금의 필요량도 다를 수밖에 없다. 커피를 달고 사는 사람이라면 카페인의 이뇨 작용으로 인해 소변 배출이 더 심하다. 수분과 함께 빠져나가는 나트륨 양도 상당하다. 요즘은 보통 하루에 커피 2~3잔 이상을 마시다 보니 카페인의 이뇨 작용으로 몸속에 있던 수분과 함께 염분도 대량 빠져나간다. 카페인은 커피에만 있는 것이 아니다. 차나 요즘 많이 마시는 에너지 음료, 심지어 처방약에도 카페인이 들어 있다. 그러다 보니 손실되는 물과 소금의 양이 상당하다.

이런 패턴이 계속되면 몸속은 만성적인 탈수 상태가 될 수밖에 없다. 해독 주스로 불리는 과채 주스에는 상당량의 칼륨이 있다. 과채 주스를 열심히 먹으면서 염분을 섭취해주지 않으면 나트륨과 칼륨의 균형이 깨진다. 이런저런 물이나 음료를 마셔서 수분 섭취가 많은 것 같지만 몸속 염도를 맞춰 항상성을 유지하려는 몸은 자연스럽게 수분도 배출할 수밖에 없다. 염분이 충분치 않는 몸은 물을 보유할 수가 없다. 상황이 이토록 다양한데 그 사람의 생활 속 맥락은 고려하지 않고 하루에 몇 그램을 먹어야 하며, 그 이상은 안 된다고 어떻게 단정 지을 수 있을까.

소금 섭취는 정책으로 결정할 문제가 아니라 각자의 자연스러운 요구에 따라 몸이 스스로 조절할 일이다. 사람마다 입맛이 다르고, 맛있다고 느끼는 '간' 역시 다르다. 좀 짜게 먹어도 괜찮다. 아니 짜게 먹어야 괜찮다. 당긴다면, 내 몸이 필요로 한다면.

🔷 짠맛, 짜는 힘, 짜내는 기운

피와 땀, 눈물처럼 우리 몸 안팎을 연결하는 구멍에서 나오는 분비물은 모두 짠맛이다. 짠맛은 짜는 힘, 짜내는 기운이다. 살다 보면 몸에 어떤 식으로든 찌꺼기가 쌓이기 마련이다. 묵은 감정, 응어리, 낡은 생각, 대사 작용을 하고 남은 노폐물 등을 짜내야 살 수 있다. 눈물과 땀을 흘리지 않고 몸속에 쌓아놓으면 결국 썩을 수밖에 없다. 신장과 방광에서 소변으로 짜내고 땀, 눈물, 콧물, 분비물로 짜내야 살 수 있다. 중금속, 유독가스, 지방, 체내 독소, 오염물질 등 온갖 찌꺼기도 밖으로 짜내야 한다.

이런 낡고 탁한 것들을 몸 밖으로 잘 짜내려면 힘이 필요하다. 혈관을 통해 온몸 구석구석 산소와 영양분을 공급하고, 쓰고 난 것은 회수해 밖으로 내보내는 힘이 필요하다는 말이다. 짜낼 수 있는 힘, 짜는 힘은 짠맛이 지닌 힘이다. 몸에 짠맛이 부족하면 짜내는 힘이 약해져 피가 탁해지고 고이고 굳어 생기는 온갖 증상이 몸과 마음으로 나타난다.

짜는 힘은 수축시켜 밀어내는 역할을 한다. 위벽의 수축 작용, 장기의 연동 운동, 생식기의 운동, 근육의 움직임, 세포와 혈장의 물질 교환에 모두 짜는 힘이 필요하다. 새 물이 끊임없이 솟아 낡은 것을 밀어내며 강물이 흐르듯 묵은 기운을 내보내고 새로워지게 하는 힘, 이는 혈액 순환과 신진대사를 가능하게 한다. 음양이 만나 생명을 잉태하게 하고, 자궁 속의 양수를 끊임없이 깨끗하게 만들어 열 달 동안 태아를 자라게 하는 힘이다. 자궁을 수축시켜 새 생명이 이 세상에 나오도록 하는 힘이다. 또한 새로운 하루를 시작하고 새 봄을 맞이하고 새로운 생을 살게 해주는 힘이다. 짠맛은 짜는 힘, 새로운 판을 다시 짜는 기운으로 낡은 것을 짜서 밖으로 내보내야 새로운 판과 흐름을 짤 수가 있다.

나이 들수록 입맛이 짜진다고 하는데, 이는 감각이 둔해져서만은 아니다. 생명 활동이 왕성할 때는 짜내는 힘도 좋지만 나이 들수록 물기가 부족해지고 굳으면서 짜내는 힘이 약해진다. 전립선 이상, 요실금 등이 생겨 소변 조절이 안 되고, 침이 마르거나 땀 조절이 안 되며, 눈이 시려 눈물은 흐르고 생식기의 분비물은 말라간다. 수분이 부족해져 호르몬이나 소화액 분비도 잘되지 않는다. 살면서 쌓인 원통함이나 후회, 회한 등으로 메말라 가면서 뇌는 사막처럼 되기도 한다.

수분은 염분과 함께 움직인다. 염분이 있어야 수분이 조절된다. 짜게 먹는 것은 가난한 시절에 생긴 습관 때문이 아니라 실제 짜내는 힘이 더 많이 필요해 생기는 자연스러운 현상이다. 몸속 기관뿐 아니라 뇌에도 독소가 쌓이면 치매나 뇌혈관 질환이 생길 수 있다. 찌꺼기가 많아 점성이 높아진 혈액을 밀어내려면 혈압 역시 그만큼 높아질 수밖에 없어 나이가 들면 어느 정도 혈압이 높아지는 것이 자연스러운 현상이다.

짠맛이 들어가야 메말라 가던 몸이 수분을 품을 수 있다. 소금은 물과 함께 찌꺼기를 짜내고 깨끗하게 정화시킨 혈액을 다시 몸으로 돌려보낸다. 몸에 염분이 부족하면 물도 먹히지 않아서 수분을 충분히 섭취할 수가 없다. 억지로 수분 섭취를 한다고 해도 몸은 체액의 전해질 농도를 깨지 않기 위해 바로 물을 배출해버린다. 소변만 자주 마려운 것이다. 소금기가 부족하면 흐르지 못하고 고이고 굳어 썩는다. 몸속에 덩어리가 생기거나 괴사가 일어나기도 한다. 억지로 마시려고 해도 물이 잘 넘어가지 않는다. 소금과 물이 부족해지면 찌꺼기와 노폐물은 더 많이 쌓이고 혈관이 막히기도 한다. 정신적 스트레스로도 혈관이 막힐 수 있는데 현대인은 혈관이 막히거나 심장박동 이상으로 목숨이 위태로워질 수도 있다.

몸속에 짠 기운 염鹽이 부족하면 염炎(염증)이 된다. 위염, 대장염, 비염, 중이염, 전립선염, 치주염 등 부위를 달리하면서 이곳저곳에 염증이 생긴다. 찌꺼기를 짜내고 새로워지지 못하면, 흐르지 못하면 결국 죽은 것과 마찬가지다. 생명은 끊임없이 새로운 세포로 교체되며, 그 어떤 것도 계속 그 자리에 머물러 있는 것은 없다.

분자 입장에서 보면 3개월 전의 나와 지금의 나는 다르다. 세포의 관점으로 보면 1년 전의 나와 전혀 다른 사람일지도 모른다. 끊임없이 흐르면서 새로워지고 생명답게 살려면 물과 소금의 힘이 반드시 필요하다. 이런 힘이 더 많이 필요해지면 입맛도 자연스럽게 짠맛을 찾게 된다.

사람을 살아가게 하는 재료인 음식에도 소금이 꼭 필요하다. 그대로 두면 썩어버릴 생선을 염장하면 오래 두고 먹을 수 있다. 그냥 두면 얼어서 먹지 못하게 될 무와 배추를 염장해 김치와 짠지, 동치미로 만들어 추운 겨울을 난다. 돼지 뒷다리를 염장해 하몽을 만들고 우유를 발효시켜 치즈를 만든다. 그리고 밭에서 나는 단백질인 콩과 바다의 소금이 만나면 된장과 간장이 탄생한다.

소금은 자신을 녹여 모든 음식의 맛과 향, 빛깔을 살려준다. 자신은 녹아 없어지지만 다른 것들을 더 가치 있게 만들어준다. 소금은 물을 품을 수 있게 하고 물을 흐르게 한다. 물과 소금은 몸 구석구석을 돌며 영양분을 공급하고 찌꺼기는 회수하여 밖으로 짜내고 몸을 다시 깨끗하게 만든다. 혈액이 깨끗해지면 맑고 생기 있는 모습으로 외모도 자연스럽게 빛이 난다.

소금이 없으면 신경을 통한 정보 전달이 안 되고 근육의 수축 활동도 일어나지 않는다. 그러다 보니 소금이 부족하면 생각대로 몸이 움직여주지 않는다. 머리는 그러고 싶지 않은데 몸이 굳어 뜻대로 움직일 수가 없다. 뻣뻣해지고 부자연스러워지는 것이다. 소금 기운이 적당해야 육체와 정신이 맑아지고, 그 사람 본래의 진면목이 살아난다.

◈ 몸의 지혜, 끊임없는 동적 균형

병은 없다가도 생기고 있다가도 없어진다. 어떤 질병이든 몸 안에 그것을 이겨낼 힘이 있다면 얼마든지 극복할 수 있다. 투병하려고 해도 체력이 필요하다. 건강의 핵심은 순환이다. 혈액 순환만 잘되어도 몸은 생생하다. 나이 들어 병드는 과정은 몸이 식어 가고 물이 말라 가는 과정이다. 혈액이 탁해지고 혈류의 흐름이 나빠지면 말단까지 피가 흐르지 못하면서 손끝 발끝의 감각기관이 저리거나 마비가 온다. 중력을 거슬러 심장에서 피를 머리 쪽으로 보내려면 피의 압력이 높아질 수밖에 없다. 깨끗한 피가 몸 구석구석을 돌아다니며 쉼 없이 흐른다면 염증이 생겨도 빨리 잡히고 상처가 나도 빨리 복구되고 낡은 세포는 재생된다.

기린의 혈압은 250~400mmHg에 달한다고 한다. 기린의 심장은 지상 기준으로 2m 위에 있고, 머리는 그보다 훨씬 높은 4m 위에 있다. 기린이 머리끝까지 혈액을 보내려면 지구 중력을 한참 거슬러야 한다.[2] 혈압을 높이지 않는다면 밀어 올릴 수가 없다. 사람도 마찬가지다. 각자 살아가는 데 필요한 혈압이 다를 수밖에 없다. 인체의 순환계가 제대로 기능하려면 혈액량이 충분해야 한다. 혈액이 조직에 필요한 영양소를 운반하고, 대사 작용에서 나온 유해한 산물을 모두 없애려면 충분한 압력이 필요하다.

이 압력이 적절하게 유지되도록 몸은 물과 소금의 밸런스를 정확하게 조정하며 균형을 잡고 있다. 시시각각 필요에 따라 최적의 혈압을 자동으로 설정해준다. 혈압이 높아진다면 그럴 만한 이유가 있는 것이다. 그러나 현실은 정상 혈압 수치에서 벗어나면 비정상, 병으로 진단이 내려진다. 혈압 수치가 높다는 것만으로 하루아침에 관리대상자가 되어 '평생 먹어야 한다'는 혈압약을 먹게 된다.

과연 누구에게나 적용되는 정상 혈압이란 것이 존재할까? 혈압 수치의 평균값을 내볼 수는 있지만 정상과 비정상을 구분하는 잣

대가 될 수 있을지 의문이다. 정상 수치보다 높다고 해서 혈압약을 먹고 혈압을 떨어뜨려 놓으면 몸은 반발작용으로 더 세게 혈압을 올릴 수밖에 없다. 몸의 입장에서 보면 이유가 있어서 혈압을 올리는 것인데 원인을 해결하지 않고 수치만 떨어뜨린다면 근본적인 문제는 해결되지 않는다.

건강을 잃었다는 것은 균형이 깨졌음을 의미한다. 균형은 깨지기도 하고 다시 잡히기도 한다. 또한 어떤 문제가 생겼을 때 스스로 다시 조절할 수 있는 힘의 차이가 건강의 격차를 만든다. 몸이 스스로 균형을 잡도록 주인인 나는 조건을 만들어주며 기다려줄 필요가 있다. 균형은 절댓값을 정해놓고 그 자리에서 움직이지 않는 고정불변의 상태가 아니다. 끊임없이 조정, 재조정을 거듭하면서 새로운 질서를 만드는 동적인 상태인 것이다.

너무 짜면 물을 마시게 되고, 소금이 지나치면 중화시킬 수 있는 다른 것을 찾아 먹는다. 밖으로 빼내야 한다면 소변이나 대변, 땀으로 짜낸다. 사람 몸은 스스로 조절하고 스스로 조직한다. 인간의 몸은 모든 기관이 서로 관계를 맺고 끊임없이 균형을 잡아가는 유기체다. 정신과 육체, 좌와 우, 활동과 휴식, 심장과 신장, 소화 흡수와 배설, 들고 나는 흐름 등에서 끊임없이 균형을 잡아간다. 낮과 밤, 여름과 겨울이 다르고, 스트레스 상황과 해소 상황에 따라 달라지는 등 환경이나 조건이 바뀌면 거기에 맞춰 새로운 질서를 잡아간다. 몸은 매 순간 이 모든 일을 스스로 해낸다.

시소의 한쪽 끝에 위치하고 있다면 반대쪽 끝까지 가야 균형이 맞는다. 누구나 똑같은 양의 소금을 먹는 것이 아니라 각자의 몸이 요구하는 상황에 맞춰 필요한 만큼 채워줘야 한다. 어정쩡한 중간, 기계적인 평균, 권장 섭취량 등은 살아가는 데 전혀 도움이 되지 않는다. 논문 속에 존재하고 통계 자료에는 등장할지 몰라도 현실에서 오늘을 건강하게 살아가는 실존의 우리에게는 해당되지 않는 내용이다.

살기 위해 무엇을 얼마나 먹어야 할지는 스스로 결정할 일이다. 아플 때 어떻게 해야 할지는 몸의 지혜를 따르면 된다. 하늘을 나는 새, 개와 고양이를 비롯해 그 어떤 야생동물도 자기가 무엇을 얼마나 먹어야 하는지 묻지 않는다. 필요할 때 필요한 만큼 몸이 원하는 것을 먹을 뿐이다. 이는 배워서 아는 것이 아니라 어떤 생명체든 태어나면서부터 갖고 타고난 힘이고 능력이다.

◈ 소금과 고혈압, 바뀌고 있는 패러다임

소금을 둘러싼 가장 큰 오해 가운데 하나가 바로 소금과 고혈압의 관계다. 반증하는 연구가 꽤 많이 발표되고 있지만, 고혈압 환자는 무조건 저염식을 해야 한다는 것을 상식으로 알고 있는 사람이 대다수다.

최근 소금 섭취량과 혈압 상승의 상관관계가 명확하지 않다는 연구 결과가 많이 발표되고 있다. 사람에 따라 소금 섭취량이 혈압에 영향을 끼치는 부류가 있고 그렇지 않은 부류가 있다는 쪽으로 방향이 바뀌고 있다. 소금 섭취량이 증가하면 혈압이 올라가는 염민감성salt sensitivity과 소금 섭취량이 늘어나도 혈압에는 별다른 변화가 없는 염저항성salt resistance의 두 부류가 있는데, 그 비율은 거의 반반이다. 명확하게 구분하기가 쉽지 않다. 즉 세상의 절반은 소금을 먹어도 혈압과 아무 관계가 없다는 뜻이다. 소금 섭취가 혈압을 올리는 경우라고 해도 실제 혈압이 상승하는 폭은 그리 크지 않다.

동국대 심장혈관센터 이무용 교수는 소금과 고혈압 관련 논문들을 분석한 결과, 나트륨 1g(소금 기준 2.5g)을 섭취하면 수축기 혈압 0.9mmHg가 올라간다고 했다. 소금 3g을 더 먹는다고 해도 혈압은 겨우 1mmHg 오른다. 하루 동안 혈압 수치가 30~40mmHg를 오르내리는데, 그에 비하면 1mmHg은 거의 무의미한 수치라고 할 수 있다.

소금이 고혈압의 원인이라는 주장에서 문제로 삼는 것은 바로 소금 속의 나트륨Na이다. 학계에서 나트륨은 인간이 살아가는 데 없어서는 안 되는 필수 미네랄로 그 중요성에 대해서는 이견이 없지만 소량만으로도 충분하다고 말한다. 즉 조금만 먹어도 되는데 과하게 섭취해서 문제가 생긴다는 것이다. 다시 말해 나트륨의 삼투압 작용으로 혈관 속 혈액량이 증가하면 심장은 많아진 혈액을 밀어내느라 혈압이 높아진다는 의미다. 이 과정에서 혈관은 압력을 받게 되고, 이런 지속적인 압력으로 혈관이 손상되어 염증이 생기거나 딱딱해지고 뇌졸중, 심장질환이 생긴다고 본다. 다량의 혈액을 걸러내야 하므로 신장에 무리를 주게 되어 신부전증 같은 합병증이 생길 수 있다고 경고한다.

결국 소금이나 나트륨이 문제가 아니라 소금이 끌어당긴 물이 문제가 된다는 논리다. 건강을 위해서는 물을 많이 마실수록 좋다는 의학계의 주장과 상반된 이야기다.

혈압 수치가 기준이 되다 보니 혈압을 떨어뜨리기 위해 몸에 있는 수분을 빼는 이뇨 성분의 약물을 써서 혈압을 떨어뜨린다. 그러나 혈액량이 늘어 혈압이 일시적으로 높아지는 것보다 더 심각한 것은 혈액량 부족이다. 혈액량이 부족하면 혈액 공급이 원활하게 이루어지지 않아서 뇌혈관이나 감각기관, 손발 등 말초혈관이 막힐 수 있다.

나트륨이 혈압을 올린다고 소금 섭취를 줄이게 되면 물도 먹히지 않는다. 여기에다 이뇨 성분이 들어가 있는 혈압약 등을 먹게 되면 몸속의 수분은 더 부족해지고 혈액량은 줄어들 수밖에 없다. 수분 부족으로 혈액의 점성이 높아지고, 이 탁해진 혈액을 걸러내려면 신장에 무리가 가고, 시간이 지나 필터가 막히면서 신장은 제대로 기능하기가 더 어려워진다.

소금 섭취가 많아지면 물 섭취도 자연스럽게 늘어나는데, 이때 일시적으로 혈압이 올라갈 수 있다. 그러나 이런 반응도 사람에 따라 다르다. 평소 수분 섭취는 많지만 염분이 부족했던 사람이라면 소금을 먹어도 생각처럼 물을 많이 마시지 않는다. 반면 수분이 부족했던 사람이 소금을 섭취하면 물 섭취도 늘어나 혈액량이 자연스럽게 늘어난다. 이 과정에서 일정 기간 혈압이 높아질 수 있지만 이것은 병적인 것이 아니라 생리적인 필요에 따른 것이다. 시간이 지나면서 몸이 스스로 수분과 염분의 균형을 찾으면 자연스럽게 조절되므로 크게 걱정할 일이 아니다.

늦게 라면을 먹고 자면 아침에 퉁퉁 부어 있지만 일어나 움직이다 보면 몇 시간 지나 부기가 빠진다. 몸은 염분이 들어오면 그만큼의 수분을 보유하려고 한다. 그 조정 과정에서 부은 것처럼 보일 수 있지만 그리 심각한 문제는 아니다. 특히 평소에 몸이 냉해서 순환이 잘되지 않는 사람은 붓는 정도가 심할 수 있어 걷는 운동이나 찜질 등으로 몸을 따뜻하게 해주면 소금 섭취가 늘어나도 붓는 일이 없고 혈압에도 영향을 미치지 않는다.

우리 몸은 항상성 유지를 위해 스스로 체액을 일정한 농도로 맞춘다. 이 과정에서 불필요한 수분과 염분은 소변이나 땀으로 배출된다. 수박을 먹고 나서 소변으로 엄청난 양의 수분을 밖으로 빼내는 것처럼 몸속 바다는 수분과 염분의 비율을 조절해 항상성을 유

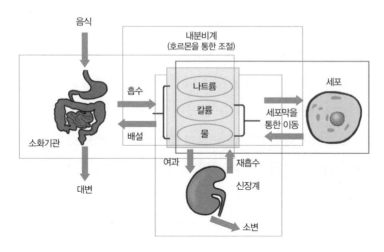

인체의 대사와 나트륨, 칼륨, 물의 항상성 조절

지한다.

　사실 고혈압과 소금 섭취량은 크게 관계가 없으며, 특히 혈압이 정상인 사람은 아무리 소금 섭취를 줄여도 혈압에 변화가 없다. 일부 고혈압 환자나 노인은 소금 섭취가 늘수록 혈압이 올라가는 경향이 있지만, 혈압 수치를 내리려고 소금 섭취를 줄인다면 다른 심각한 문제를 불러올 수 있다는 반론도 만만찮다. 최근에는 고혈압 환자들이 소금 섭취를 줄였을 때 오히려 심장질환, 심장마비 확률이 더 높아진다는 연구 결과를 비롯해 소금 부족의 위험성을 경고하는 연구가 늘고 있다.

입맛대로 '간'을 할 자유

"무릇 소금은 백성들이 늘 먹어야 되는 것이다. 비록 오곡이 있어도 맨밥을 먹을 수는 없고 여러 가지 나물이 있어도 나물을 그냥 절일 수는 없다. 소금으로 초와 간장을 만들고 소금으로 육장(肉醬)을 담근다. 소금으로 나물을 무치고 장조림을 만들며, 소금으로 국의 간을 맞추고 약성(藥性)을 조화시킨다. 날마다 먹는 음식 가운데 한 가지라도 소금을 필요로 하지 않는 것이 없다. 백성이 필요로 하는 것이 이미 간절하니 국가의 권장이 당연히 후(厚)해야 될 터인데, 한(漢)나라 이후로부터 소금에 대한 행정을 까다롭게 하여 그 이익을 독점했다."

이는 다산 정약용의 〈염책(鹽策)〉에 나온 글이다.[3] 구구절절 옳은 말씀, 백성을 향한 깊은 사랑이 느껴진다. 실천적 지식인 다산은 소금 때문에 속 썩던 백성을 위해 소금 정책 개선 방안을 내놓았던 것이다.

물론 다산이 살던 조선시대와 지금은 상황이 다르다. 귀해서 황금에 비견되었던 소금은 너무 흔해졌고 누구나 소금을 자유롭게 사고팔 수 있게 되었다. 우리는 부족해서가 아니라 너무 많이 먹고 있어서 소금 섭취를 줄여야 한다는 시대를 살아가고 있다.

그러나 다산의 이야기는 여전히 유효하다. 과거처럼 소금 공급을 독점하고 세금을 과다하게 부과하지는 않지만 국가는 다른 방식으로 백성의 소금 소비에 관여하고 있다. 국민건강이라는 명목으로 정책적으로 저염식·저감화를 내세우며 소금 섭취량을 통제하는 중이다. 또한 학교와 병원, 공공기관은 세계보건기구의 권장 섭취량을 기준으로 싱겁게 먹기 운동을 벌이고 있다. 유치원과 학교에서는 짜게 먹으면 건강에 안 좋다는 지침대로 가르치고, TV와 신문에서는 나트륨 유해성에 대한 보도를 계속 내보낸다.

몸에 이상이 있어 병원에 갈 때마다 "싱겁게 드세요" "짜게 먹으면 안 돼요"라는 소리를 자주 듣다 보니 어느 순간부터 소금은 성인병의 원인, 건강의 적이 되어버렸다. 사람마다 식성이 다르고 몸의 요구에 따른 필요량이 달라 각자 입맛에 맞춰 먹는 것이 자연스러운 일인데, 요즘은 짜게 먹으면 미개인 취급을 받기도 한다. 소금은 너무 흔해졌지만 마음껏 먹을 수 없는 현실이라니 아이러니하다.

역사 이래로 개개인의 입맛에 국가가 이렇게까지 개입한 시대가 있었을까. 개인적 참견은 그렇다 쳐도 학교와 직장에서 건강과 예방의학을 내세우며 입맛에 개입하는 등 짠맛에 대한 참견은 거의 공포 수준에 가깝다. 별다른 이상이나 불편한 점이 없어도 건강검진에서 혈압 수치가 높으면 고혈압 진단과 함께 "저염식을 해야 합니다"라는 소리를 듣는다.

그리 오래된 일도 아니다. 불과 얼마 전까지 해도 우리네 밥상에는 늘 간장 종지가 놓여 있었고, 식당에는 소금이나 고춧가루 등 기본양념이 구비되어 있었다. 누구든 원하는 대로 간을 해서 먹을 수 있었고, 사람마다 자기 입맛에 맞는 '간'이 다르다고 여겼다. 군부독재의 그 엄혹한 시절에도 밥상은 통제당하지 않았다. '입맛에 맞춰' 간을 할 자유가 있었고 각자 '식성'만큼은 그대로 존중받았다. 그러나 지금은 하루에 소금을 얼마나 먹어야 할지 국가기관까지 나서서 관리하기에 이르렀다. 국민건강과 예방의학이라는 명분으로 '저염식은 건강식'이라는 전제 아래 정책이 만들어지고 예산이 세워지고 있다.

유치원부터 시작된 저염식 식단은 초등학교에서 중·고등학교까지 이어진다. 나트륨 유해성 교육, 싱겁게 먹기 운동은 초·중·고등학교의 급식 메뉴 알림 공문에 빠지지 않고 등장하며 이젠 바른 식생활의 필수 지침이다. 아침 교양 프로그램을 시작으로 뉴스와 건강 프로그램, 늦은 밤 다큐 프로그램, 드라마 속 대사까지. 병원, 학교, 공공기관, 대중 매체에서까지 소금은 건강의 적, 질병의 원흉이 되어버렸다.

소금을 달갑지 않게 생각하며 자라난 세대가 어느덧 성인이 되었다. 또한 아이를 낳아 기르는 부모가 된 지금, 임신해서도 저염식을 하고 이유식에도 간을 하지 않은 채 건강을 위해 싱겁게 먹이느라 무던히 애쓰고 있다. 그러나 아이러니하게도 아토피와 비염,

온갖 염증과 알레르기 질환은 오히려 늘어만 간다.

◈ 불안을 파는 사회, 희생양이 된 소금

사람들은 어떤 식품에 대해 안 좋은 이야기를 듣고 나면 실제보다 과장해 부정적으로 생각하는 경향이 있다. 플라세보placebo 효과 못지않게 노세보nocebo 효과가 크다. 노세보는 위약 효과로 알려진 플라세보 효과와 반대되는 부정적 효과를 뜻한다.[4] 단순한 물약이나 비타민제만으로도 증세가 호전되는 플라세보 효과와 달리 질병 진단만 받고도 급격히 체력이 떨어지면서 안 좋은 결과를 낳는 경우도 많다. 질병보다 무서운 것은 일어나지도 않은 일을 미리 걱정하는 '두려움'이다. 해로울 것이라고 믿으면 병에 걸릴 가능성이 그만큼 커진다.

어떤 새로운 치료법이 매스컴의 각광을 받을 때는 치료율이 높은 반면, 매스컴에서 아니라고 부정적으로 보도하기 시작하면 갑자기 치료율이 떨어진다는 연구 결과도 있다. 커피에 대한 부정적 기사를 접했을 때는 그 커피 때문에 몸이 안 좋아진 것 같아 불안해하다가도 커피의 장점을 내세운 연구 결과가 보도되면 생각이 바뀌기도 한다. 10여 년 전까지만 해도 커피는 카페인 성분이 들어가 있어 건강에 좋지 않은 기호식품으로 인식되었다. 그러나 근래에는 커피산업이 확대되면서 심장병 예방, 노화 방지, 항산화 성분 등 커피의 장점이 하루가 멀다 하고 쏟아지더니 하루 3잔 이상 커피를 마시면 간암과 우울증도 예방할 수 있다는 연구 결과가 나오기까지 했다. 그렇다면 그사이 커피의 성분이 달라지기라도 한 것일까?

마찬가지로 소금에 대해서도 부정적인 정보를 계속 듣다 보니 음식이 조금만 짜도 과하고 몸에 좋지 않을 것 같다는 생각이 든다. 음식을 좀 짜게 먹은 날이면 꼭 혈압을 재 본다는 사람까지 있다. 짜게 먹으면 물을 많이 먹게 되는데, 이때 몸이 좀 부으면 불안해하고 신장에 무리가 간 것은 아닌지 겁을 집어먹는 사람도 많다. 그리고 라면이나 짬뽕처럼 나트륨 덩어리로 알려져 있는 음식을 먹고 나면 찜찜한 기분이 든다. 외식할 때 조금만 짜다 싶으면 "이렇게 짠 것을 어떻게 먹으라는 거냐?"라고 하면서 다시 간을 해달라고 요구하기도 한다.

집에서 음식을 해먹을 때도 마찬가지다. 가족들의 식성은 무시한 채 음식의 간을 싱겁게 해서 다투기도 하고, 싱거워서 간을 더 하겠다는 아이에게 "짜게 먹으면 안 돼"라며 엄포를 놓고 혼냈다는 사람도 많다. 염분이 필요한 아이들은 과일을 간장에 찍어 먹거나 손가락으로 소금을 찍어 핥아먹기도 하는데, 이 모습을 보고 기겁해 소금통을 안 보이는 곳에 치워놓았다는 경우도 많다. 부모님이 고혈압이 있는 경우 저염식은 너무나 당연한 일이 되었다. 선택의 여지없이 저염 또는 무염에 가까운 식사를 오랫동안 해온 집도 아주 많다. 저염식이 자신과 가족을 건강하게 만들어줄 거라고 생각하기 때문이다.

싱겁게 먹고 나면 소화가 잘 안 되고 늘 피곤하고 피부 트러블이 생기고 온갖 염증에 시달렸지만, 아니 그랬기에 더 필사적으로 '건강에 좋은 저염식'을 했다는 사람도 많다. 이런 의식적인 노력과 별개로 우리 몸은 어떻게 해서든 부족한 염분을 채우려고 한다. 며칠 굶은 사람처럼 급하게 먹거나 군것질거리가 계속 생각나거나 낮에 잘 참았다가 밤이 되면 야식의 유혹에 무너져 좌절하기도 한다.

간을 잃어버리면 맛을 잃어버리는 것과 같다. 맛은 즐거움이기도 하지만 그것 자체로 에너지, 기운이기도 하다. 짠맛이 당기는 데는 다 이유가 있다. 싱겁게 먹어도 되는 사람이 있는가 하면, 더 짜게 먹지 않으면 안 되는 사람도 있다. 자기 입맛에 맞게 간이 된 음식은 소화도 잘되고, 염분이 보충되면 다른 음식에 대한 생각도 자연스럽게 없어진다. 소금 섭취를 충분히 하면서 생기는 공통적 변화 가운데 하나가 식탐이 없어진다는 것이다(실제로 라면과 고기 생각이 별로 나지 않는다고들 한다). 싱겁게 먹다 보면 가공식품이나 과자, 고기 같은 음식을 오히려 더 많이 먹게 된다. 배가 부른데도 뭔가 허전하고 입이 '심심'해 결국 필요한 염분이 채워질 때까지 이러저런 음식을 계속 찾는다. 과식이나 폭식이 일상다반사가 된다.

건강을 위해 싱겁게 먹어야 한다는 것이 상식처럼 인식되어 소금을 바라보는 시선이 결코 곱지 않다.

나트륨, 소금, 고혈압은 연관 검색어처럼 함께 따라다니고 자연스럽게 뇌졸중, 심혈관계 질환, 신부전증 같은 고혈압 합병증을 동시에 떠올리게 만든다. 여차하면 혈압을 재 보고 검진을 받고 환자가 될 준비를 하고 있다. 예방의학이라는 이름으로, 합병증이 무섭다는 이유로 말이다. "짜게 먹어서 그런 거야" "나트륨 섭취 줄이려면 국물 드시면 안 돼요" "저염식을 해야 혈압이 떨어질 텐데" 등 모든 원인을 소금으로 몰아가고 있다.

살면서 생기는 무수한 뒷골 당길 일은 오로지 하나에 묻혀버린다. (누군가에게는 소울푸드이기도 한 김치찌개, 된장찌개, 간장게장도 나트륨 함량 기준만 따진다면 그저 '멀리해야 할 음식'이 되고 만다.) 수많은 건강 문제의 원인을 '나트륨'으로 돌려놓고, 정상 혈압 수치를 만들기 위해 관리를 당하고 연관된 질병들의 이름을 끊임없이 들으면서 우리 모두 환자가 되거나 여차하면 환자가 될 준비를 하고 있는 건 아닐까.

맛있고 즐거워야 할 식사시간도 불편해지고 일상의 불안은 더욱 커져만 간다. 설탕은 살쪄서 안 되고 지방은 콜레스테롤 때문에 안 된다고들 말한다. 조상 대대로 먹어 검증된 된장과 간장, 장아찌, 젓갈, 따뜻한 국물 음식 모두 나트륨 폭탄으로 내몰리고 있다. 이래서 안 되고 저래서 나쁘고 온통 위험한 것투성이다 보니 도대체 마음 놓고 먹을 것이 없다. 짜게 먹거나 기름진 것을 먹으면 불량 식품이라도 먹는 것처럼 죄책감에 시달리곤 한다.

건강은 어느 한두 가지 요인으로 좋아지거나 나빠지는 것이 아닐진대 비만, 고혈압, 당뇨, 심장병, 뇌졸중, 골다공증 등 온갖 질병의 원인과 '불건강'의 혐의를 소금에다 씌웠다. 쉽고 단순해서, 어느 한 곳 쓰이지 않는 곳이 없기에 소금은 온갖 누명을 뒤집어쓰고 시대의 희생양이 되어버렸다. 일상의 의료화, 건강에 대한 염려와 불안은 이런 식으로 증폭되어 왔다.

◈ 우리에게는 다른 언어가 필요하다

건강 정보 통계와 수치, 학설과 이론이 하루가 멀다 하고 쏟아져 나온다. 때로는 건강 정보가 오히려 병을 만드는 게 아닌가 싶을 만큼 정보의 홍수 속에서 살아가고 있다. 개인이나 그 사회만의 음식 문화, 삶의 방식, 맥락과 관계성을 무시한 분석은 실생활에 전혀 도움이 안 되거나 자칫 위험할 수도 있다.

오늘 아이에게 무슨 반찬을 해줄지, 건강하게 살려면 어떻게 먹어야 할지를 고민하는 우리는 일상의 살아있는 언어가 필요하다. 새로운 지식과 정보가 필요한 것이 아니라 수천 년 이상 써 왔던 말과 몸에서 비롯된 언어를 회복해야 한다. 어머니와 할머니가 일상적으로 써 왔던 살림살이와 관련된 말, 음식을 만들고 가족들을 살피면서 터득해 온 지혜의 언어에 귀 기울여야 한다.

몸에서 비롯된 말, 몸에서 몸으로 전해져 온 언어는 생생하다. 몇 그램, 몇 센티미터처럼 정확한 수치로 나타낼 수 없지만 '적당히, 한 줌, 한 꼬집'은 직관적인 '감'이 살아있는 말이다. 닝닝하다, 슴슴하다, 삼삼하다, 간간하다, 간이 딱 맞다, 짭조름하다, 짭짤하다, 소태 같다 등 짠맛 하나에도 다양하고 풍부한 표현이 넘쳐난다. 삼삼한 것과 간간한 것, 짭조름한 것과 짭짤한 것의 미묘한 차이를 아는 것이 화학 용어를 아는 것보다 더 중요하다. 즉 그 사이 간間을 잘 아는 것이 중요하다.

세계보건기구의 권장 섭취량이 아니라 내 몸이 원하고 필요로 하는 양을 찾으면 된다. 소금 섭취는 생존에 필수일 뿐 아니라 건강하고 활력 있게 사는 데 아주 중요한 문제다. 학자, 의사, 영양사가 표준 섭취량을 정해줄 일이 아니다. 통계 속 남녀의 일이 아니라 지금 살아있는 내 몸에서 일어나는 내 문제이기 때문이다.

맛있게 먹어야 몸에도 좋다. 그러므로 입맛을 살리고 감각을 깨워 살맛나게 해야 한다. 지금 이 순간도 몸속을 흐르는 소금 바다는 온몸을 돌고 돌아 양분을 나르고 신경 전달 신호를 보낸다. 쓰고 난 찌꺼기를 닦아내고 걸러내어 깨끗하게 되돌려놓고 필요 없는 것은 밖으로 내보내며 제 역할을 묵묵히 수행하고 있다. 제대로

만 알면 우리는 소금을 가까이하지 않을 수가 없다. 또한 소금에 대한 오해를 푼다면 지금보다 훨씬 더 건강하게 살 수 있다.

소금의 은혜라고 할 만한 온갖 장점을 경험하게 되면 굳었던 몸과 마음이 함께 풀리면서 많은 고정관념에서 자유로워질 수 있다. 음식에 대한 편견, 사람에 대한 편견을 버릴 수 있게 되고 '맞다 틀리다'의 이분법에서 벗어나 상호작용하는 관계성을 이해할 수 있게 된다. 건강에 대한 염려, 불안과 의심, 죄책감에서 벗어나 식사가 즐거워진다. 결국 맛도 살고 몸도 살리게 되는 것이다.

2장

세상에 '필요 없는 맛'은 없다
: 맛과 몸의 상호작용

◇ '간'이 맞아야 '맛'도 살고 '몸'도 산다

"간이 딱 맞다"는 맛에 있어 최고 표현이다. 훌륭한 요리도 간이
맞지 않으면 맛이 없다. 영양학적으로 완벽하게 조리된 음식도 간
이 안 되어 있으면 먹을 수가 없다. 오래된 맛집, 시어머니의 음식
솜씨 비법, 유명 셰프들이 맛의 비결로 꼽는 것이 바로 '간'이다.
음식과 그것을 먹는 사람 간의 만남, 그 절묘한 맛의 접점이 바로
'간'이다. 간이 맞아야 맛도 좋고 소화도 잘된다. 음식을 먹었을 때
소화가 잘돼야 피가 되고 살이 되고 힘도 쓸 수 있다.

이런 간의 핵심은 바로 '소금'이다. 분자요리학의 대가 페란 아드리아Ferran Adria는 "소금은 요리를 바꾸는 단 하나의 물질이다"라고 말했다. 예로부터 우리 어머니와 할머니는 "음식 맛은 장맛이다" "잘되는 집은 장맛부터 다르다"라고 했다. 소금은 단순히 짠맛을 내는 조미료가 아니다. 어떤 재료든 그 고유한 맛과 식감을 살려주고 각기 다른 재료들의 맛을 한데 어우러지게 해준다. 또한 쓴맛은 누그러뜨리고 단맛은 더 부드럽게 살려준다.

소금은 맛뿐 아니라 물성과 풍미까지 바꿔준다. 채소와 과일의 색상을 더 선명하게 만들어주고 국수가 들러붙지 않으면서 탱탱한 식감을 갖게 해준다. 빵을 부풀게 하고 떡을 쫀득하게 하며 과자를 바삭거리게 한다. 조직을 그 상태로 오래 보존하게 해준다. 고기와 생선의 잡내를 없애고 기름기를 빼주어 풍미를 끌어올려 준다. 딱딱한 것을 연하게 하고 역겨운 냄새를 없애주고 형태와 색깔을 유지시켜 준다. 간장과 된장이 싱거우면 구더기가 생기고 김치에 소금 간이 제대로 안 되어 있으면 물러서 먹을 수가 없다. 이렇듯 소금을 친다는 건 음식을 먹을 수 있는 상태로 만드는 가장 기본적 행위다.

이 외에도 소금은 해로운 균을 죽이고 독성은 중화시켜 안전하게 먹을 수 있게 만들어준다. 조선시대에 흉년이 들어 구황미를 나눠줄 때 함께 주는 것이 구황염이었다. 산이나 들에 있는 나무뿌리나 풀뿌리로 주린 배를 채워야 할 때 그대로 먹으면 배탈이 나고 전염병이 돌 수 있는데, 소금과 함께 먹으면 독성이 사라져 먹어도 탈이 나지 않았다. 영어 소스sauce는 라틴어 살수스salsus(소금을 친)에서 나왔고, 샐러드salad는 채소에 소금을 쳐서 먹을 수 있게 만든 것이다. 즉 소금을 치면 먹을 수 있는 안전한safe 상태가 된다. 건강과 번영의 여신인 살루스salus도 소금에서 유래된 단어다.

'간'은 먹을 수 있는 것과 없는 것, 맛있는 것과 맛없는 것, 음식과 그것을 먹는 사람의 사이 간間이기도 하다. 음도 양도 아닌, 음양陰陽이 교류하고 작용하게 만드는 접점이다. 서로 다른 재료가 만나 새로운 맛을 만들어낸다. 이때 소금은 자연물인 재료를 인간이 먹을 수 있는 음식이 되게 하는 데 반드시 필요하다.

사실 인간만이 음식에 간을 해서 먹는다. 그래서 소금을 뿌리는 행위는 곧 원시와 문명, 짐승과 사람을 구분하는 행위이기도 하다.

무엇을 먹는다는 것은 그 음식이 지닌 기운을 취하는 것이다. 몸속에 어떤 기운을 받아들일 것인지 결정하는 중요한 문제이기에 먹는 일을 식사食事라고 했다. 무엇을 얼마나 먹을 것인지는 몸이 요구하는 대로 따르면 된다. 자연의 순환 원리를 알고 몸의 지혜를 따르면 건강에 좋다는 것을 찾아 먹지 않아도 된다. 귀해서 구하기 어려운 것, 지구를 한참 돌아 산 넘고 물 건너왔다는 진귀한 것을 먹지 못해 안타까워할 필요도 없다. 이런 경우 지구 환경도 망가지고 몸에 과부하가 걸리기 십상이다. 건강식품의 유행도 주기가 짧아져 몇 년 전까지 사람들의 입에 오르내리며 '핫'했던 식품이 금세 시들해지더니 뒷전으로 밀려나기도 한다.

몸은 지금 애타게 염분을 원하는데 에둘러 먹거나 싱겁게 먹다 보면 소금기를 채우기 위해 식탐을 부리게 된다. 사실 체내 염분 농도 0.1%만 감소해도 생명이 위험해진다. 몸은 여러 환경 변화에 대응해 생명 현상이 제대로 일어나도록 체액의 농도를 유지하려고 한다. 염도가 맞지 않으면 물질 간의 이동이 일어나지 않아서 몸과 정신이 고이고 썩는다. 우리 핏속에 소금기가 충분해야 염증이 생기지 않는다. 소금과 물이 부족해 피가 탁해지면 흐름이 원활하지 않고 모세혈관이 막힌다. 영양 공급, 산소 공급이 원활하게 이루어지지 않으면 손발이 차고 몸 여기저기가 저리고 굳는다. 감기와 변비, 온갖 염증에서부터 고혈압, 당뇨, 암까지 그 시작은 제대로 흐르지 못하고 통하지 못해 생겨난다.

맛과 몸은 그 상호작용에 답이 있다. 같은 물을 마셔도 뱀은 독을 만들고 소는 젖을 만든다. 하늘에서 내리는 비도 어디에 떨어지느냐에 따라 그 쓰임새가 달라진다. 떨어진 땅의 토질에 따라 석회수도 되고 탄산수도 되고 약수도 된다. 강을 만나면 민물이 되고 바다를 만나면 짠 바닷물이 된다. 같은 음식, 같은 맛도 먹는 사람에 따라 반응이 다르다. 똑같은 음식임에도 어떤 사람에게는 싱겁게, 어떤 사람에게는 짜게 느껴질 수 있다. 누구에게는 필요하고 다른 누구에게는 덜 필요하거나 당장 필요하지 않을 수도 있다. 바닷가에 사는 사람과 내륙에 사는 사람의 식습관이 같을 수 없고, 체질이 다른 사람의 입맛이 같을 리도 없다.

인체는 몸을 구성하는 조직이 낡으면 끊임없이 재생시키는데, 그 일을 하기 위한 재료와 연료 공급을 위해 음식을 먹는다. 식욕은 생명 유지를 위한 자연스러운 반응이며, 정신적·육체적으로 에너지 소비가 많으면 연료 공급도 그만큼 늘어나야 한다. 성장기 아이들은 먹고 돌아서면 배고프고 엄청난 양의 음식을 흡입하고도 금방 소화시키고, 그 음식을 원료로 뼈와 살을 만들어 끊임없이 성장한다. 농부나 건설 현장의 노동자는 하루 세 끼 외에도 중간에 새참까지 먹는다. 조선시대에 선비들의 밥상은 한두 가지 찬으로 소박했지만, 일하는 머슴은 상다리가 부러지도록 배불리 먹었다.

타고난 체질에 따라 몸이 원하는 것도 다르다. 저수지가 커서 물을 한번 채우면 잘 마르지 않는 사람이 있는가 하면, 금방 말라서 자주 채워줘야 하는 사람이 있다. 몸에 짠맛 나는 기운이 부족하면 염증이 자주 생긴다. 입맛대로 먹는다면 짭짤한 것이 당기고 된장찌개, 삼겹살, 미역국, 젓갈, 김 등의 해조류, 조림, 장아찌가 맛있다. 짠맛의 소금은 위액^{HCl}, 췌장액^{NaHCO_3}을 비롯한 소화액의 원료가 되며 침 분비를 조절하고 살균 작용을 한다. 그런데 소화액이 잘 만들어지지 못하면 소화도 안 되고 먹은 음식이 제대로 발효되지 않아서 가스가 차거나 더부룩하고 답답한 느낌이 든다.

◈ 당기는 데는 그만한 이유가 있다

잘 차린 코스 요리를 먹고 집에 와서 라면을 끓여 먹은 경험이 있는가? 뷔페에서 허리띠까지 풀어 가며 수십 가지 음식을 먹었는데도 뭔가 허전하다는 느낌이 든 적이 없는가? 딱히 배가 고프지 않은데 자꾸 냉장고 문을 열었다가 닫고, 다이어트를 한다고 온종일 참았는데 밤이 되면 무너져 야식을 먹고 좌절한 적은 없는가? 이런 일은 누구나 가끔, 어쩌면 오늘도 경험한 일일 수 있다.

음식을 먹는 이유는 먹는 즐거움과 함께 그 음식이 지닌 기운氣運을 취하기 위해서다. 기운은 에너지, 즉 힘이다. 사람은 음식을 먹어 힘을 만든다. 집중력과 지구력, 순발력, 이해력, 포용력 모두 힘力이다. 힘은 단순히 근력만을 말하는 것이 아니라 살아가는 데 필요한 여러 가지를 뜻한다. 일하고 공부하고 사랑하고 표현하고. 살아서 생명을 유지하는 일에는 에너지가 필요하다. 그 연료, 즉 땔감이 먹을거리다. 아무리 많이 먹어도 정말 필요한 기운을 취하지 못하면 배가 불러도 뭔가 허전하다.

수십 가지의 화려한 요리보다 자작하게 끓인 된장찌개 하나가 맛있을 때가 있다. 밥을 잘 안 먹던 아이도 입에 맞는 반찬 하나만 있으면 밥 한 그릇을 뚝딱 해치운다. 골고루 먹어야 좋다는 생각에 이것저것 먹으려고 노력해도 자꾸 젓가락이 가는 반찬이 있다. 고민 끝에 무언가 먹었을 때 '맛있게 잘 먹었어'라는 생각에 기분이 좋기도 하고, '아까 그걸 먹을걸'이라고 후회하기도 한다. 골고루 먹었어도 필요한 것을 섭취해주지 않으면 몸은 계속 음식을 부른다. 먹고 싶은 그 맛에 미련이 남아 자신도 모르게 온종일 하이에나처럼 음식을 찾아 헤매게 될지도 모른다.

몸의 본능에 충실한 아이들은 더하다. 소금기가 부족한 아이들은 온종일 조미한 김만 찾기도 하고 과일을 간장에 찍어 먹고 소금을 그냥 집어 먹기도 한다. 아이들끼리 어울려 놀지 않고 어른들의 밥상이나 술자리를 기웃거리는데 마른안주 등 짭짤한 것들을 먹기 위해서다. 이는 아토피나 비염 때문에 먹을 것을 제한하고 저염식을 해 왔던 가정에서 흔히 볼 수 있는 광경이다. 아이가 계속 먹을거리를 찾을 때 그 이유를 알지 못하면 식탐이 많다고 생각하기 쉽다. 온종일 먹을거리만 찾고 식욕을 조절하지 못하는 모습에 오해하고 걱정하기도 하는데 소금기를 채워주면 언제 그랬냐는 듯이 아이의 본분인 놀이에 빠져든다.

입맛이 당긴다면 몸이 그것을 필요로 하기 때문이다. "입에는 맛있는데 몸에 안 좋다"라는 표현은 몸이 지닌 힘을 몰라서 하는 말이다. 입맛은 몸이 보내는 중요한 신호로, 단순히 혀가 반응하는

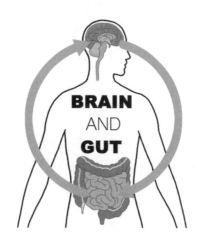

뇌와 장의 상호작용

것이 아니라 온몸이 감응한다. 눈, 코, 입, 장기 등을 통해 느낀 여러 감각을 뇌가 종합해 맛을 기억한다. 내장에는 입에 있는 맛 수용체와 같은 수용체가 있다고 알려져 있다. 우리 몸의 '장부'는 독자적인 말초신경계를 갖고 있다. 뇌의 판단에 의존하지 않고 스스로 판단하고 뇌에 신호를 보내는 등 신경계에 영향을 미친다.

뇌에서 정보 전달에 관여하는 신경펩티드라 불리는 호르몬과 비슷한 물질이 소화관의 신경세포에서도 사용된다는 사실이 주목을 받고 있다. 어떤 학자들은 소화기관을 '리틀 브레인'라고 부르기도 한다. 영어에서 직감이나 육감은 '것 필링gut feeling'이다. 여기서 gut은 보통 '내장' '속'이라는 뜻을 가지는데 구어에서는 '배짱' '용기'라는 뜻으로도 쓰인다. 동양에서는 오래전부터 장부와 성정, 감정 상태까지 연결 지어 생각하는 개념이 보편적이었다. 우리말에는 "간이 부었네" "쓸개가 빠졌어" "비위가 까다롭군"처럼 행동이나 성격을 장기의 상태에 비유한 표현이 많다. 거기에 더해 위장은 단맛ᵇ, 심장은 쓴맛ᵖ, 신장은 짠맛ᵐ처럼 각 장부가 주관하는 기운과 맛을 원리로 정리하여 음식을 먹거나 약재를 활용할 때 바탕으로 써 왔다.

◈ '맛' 속에 숨겨진 건강의 비밀

'맛'있는 것이 몸에도 좋고 '맛'있게 먹어야 건강하다. 단순히 혀에서 만족하거나 뱉어내는 것이 아니라 온몸이 그 기운을 받아들이기도 하고 거부하며 밀어내기도 한다. 몸은 유기적이고 전일적인 소우주로 뇌에서 손끝 발끝까지 연결되어 있지 않은 기관이 없다. 뇌와 장부, 신경과 혈관, 경락으로 서로 끊임없이 정보를 주고받으며 몸에 필요한 기운을 스스로 찾아낸다.

아기를 잉태해 생명력이 두 배인 임산부는 평소 먹지도 않던 음식이 당기고, 즐겨 먹던 것이 싫어지는 신기한 경험을 한다. 태아의 어떤 기관이 만들어질 때 신기하게도 그것의 재료가 될 만한 먹을거리가 떠올라 찾아먹게 되는데, 그것이 채워지면 자연스럽게 다른 음식이 당긴다.

비단 인간만 그런 것은 아니다. 동물 세계에서는 이런 현상이 더 확연하게 나타난다. 모든 생명체는 필요한 것을 스스로 찾아내어 취한다. 배우거나 누가 알려주지 않아도 저절로 갖게 되는 타고난 능력이다. 고래는 새우를 주로 먹고, 몸통이 거대한 코끼리는 풀을 먹고 산다. 인간의 눈으로 보면 영양학에 맞지 않는 지독한 편식이지만 생명의 입장에서는 지극히 자연스러운 일이다.

힘이 없을 때, 기운이 없을 때 우리는 음식을 먹는다. 얼큰하고 칼칼한 국물, 짭조름한 장아찌, 시고 짠 동치미, 매콤한 김치, 갓 지은 밥, 부침개 등 먹고 기운이 넘치는 음식은 사람마다 다르고 상황에 따라 다르다. 맛은 기氣가 드러나는 또 다른 모습이다. 시각과 청각은 파동으로 존재하지만 미각은 입자다. 파동이 더 조밀해 입자화한 에너지라서 더 즉각적이고 직접적이다. 기운은 맛과 형태, 색, 향으로 드러나고 이런 맛과 향은 기운으로 바뀐다. 색이나 향, 형태가 고유한 기운을 가지고 있듯 서로 다른 맛은 각기 다른 기운을 품고 있다. 그러므로 필요한 것을 '맛'있게 먹어야 '기운'이 난다.

세상에 필요 없는 맛은 없다. 모두 고유한 기능이 있고 존재 이유가 있다. 살아있는 사람은 자신에게 필요한 맛을 정확하게 찾아낸다. 배고프면 먹고 배부르면 그만 먹는다. 필요한 것이 있으면 입맛이 당겨 섭취하고 잘게 쪼개 흡수한 뒤 쓰고 남은 찌꺼기는 몸 밖으로 내보낸다. 노폐물이 많이 들어오거나 에너지를 많이 쓴 날이면 짜내야 할 것도 많아진다. 미역국, 된장국 등 간간한 국이나 반찬이 당길 때가 있는데 짜게 먹었다 싶으면 자연스럽게 물이 당긴다. 지나치게 짜게 먹으면 중화시켜 줄 쓴맛의 커피가 당기고 달콤한 사탕이 먹고 싶어진다.

생명은 끊임없이 변화하는 유기체이기에 기계적이고 수학적인 분석으로 접근하면 생명의 본질적인 부분을 놓칠 수밖에 없다. 절댓값은 건축, 토목, 기계공학에서는 필요하지만 생명은 수치화하고 계량화할 수 없다. 식품영양학적으로 밥상을 차릴 수 있어도 실제로 먹을 때는 그렇지가 않다. 영양학적 분석보다 더 중요한 것이 음식의 맛이다. 영양학에는 식품이나 물질 자체를 분석하는 영양소 분석은 있지만 가장 중요한 핵심을 놓치고 있다. 그 음식을 누가 먹느냐 하는 것이다. 같은 음식도 누가 언제 먹느냐에 따라 다르다.

어떤 것도 절대적으로 약이거나 독이 되는 것은 없다. 입맛은 결국 우리를 살리기 위한 소중한 신호다. 그러므로 건강 정보, 의료 상식을 쌓기 전에 입맛부터 살펴야 한다. 생명력, 치유 본능을 깨우는 첫걸음은 몸의 감각에 귀를 기울이는 것이다. 그 시작이 입맛을 살리는 길이다.

맛으로 찾는 몸의 밸런스

시집살이의 매운맛, 시련의 쓴맛, 연애의 달달한 맛, 인생의 짭 짤한 맛. 삶은 맛에 녹아 있으며 맛으로 녹여낸다. 맛은 만남이다. 맛은 하늘 기운과 땅 기운이 만나야 탄생한다. 같은 물과 햇빛, 바 람을 맞아도 사과와 배는 다른 맛이 난다. 맛에는 고유한 기운이 들어 있다. 같은 맛일지라도 누구의 몸과 만나느냐에 따라 다르게 작용한다. 같은 단맛이라도 위장이 약한 사람이 먹으면 약이 되고, 신장이 약한 사람이 오래 먹으면 독이 될 수 있다.

소금도 마찬가지다. 필요한 사람에게는 더없이 좋은 약이 되고, 지나친 사람에게는 해가 될 수 있다. 누가 먹느냐를 고려하지 않은 채 소금만 따로 떼놓고 분석하면서 '건강에 좋냐, 나쁘냐' '하루에 얼마를 먹어야 하느냐'를 따지는 것은 하나마나한 이야기다.

더 중요한 것은 소금이나 설탕이 누구와 만나느냐, 언제 만나느 냐 하는 것이다. 같은 한국인이라고 해서 소금의 양을 똑같이 적용 할 수 있을까? 같은 키와 몸무게를 가진 사람이라도 먹는 물의 양 에 따라 염분 농도가 달라진다. 같은 5g도 몇 리터의 물에 녹이느 냐에 따라 염분 농도가 달라진다. 또한 다른 맛과의 균형 관계에 따라 섭취량이 달라지기도 한다. 같은 양의 소금이라도 짠맛과 견 제 관계인 단맛이나 쓴맛의 섭취 비율에 따라 인체에 적용되는 것 이 달라질 수밖에 없다.

인간의 몸은 필요로 하는 맛을 채우면 기운이 나고, 그 힘으로 기운을 내어 일할 수 있다. 손상된 세포를 재생시키고, 눈으로 기운을 보내 책도 읽고, 귀로 전달해 음악을 듣고 말을 하고 움직인다. 어떤 기운이 지나치면 그것을 상쇄시키거나 견제할 수 있는 다른 맛을 넣어달라는 신호를 보낸다. 몸의 60조 개에 달하는 세포는 자연의 순환 이치대로 서로 균형을 잡아 간다. 신맛이 지나치면 매운맛으로 잡고, 짠맛이 지나치면 단맛으로 균형을 잡는다.

최근 유행하는 '단짠단짠'도 사실은 새삼스러운 현상이 아니라 자연스러운 맛의 균형 원리를 포함하고 있다. 몸에 단맛이 들어가

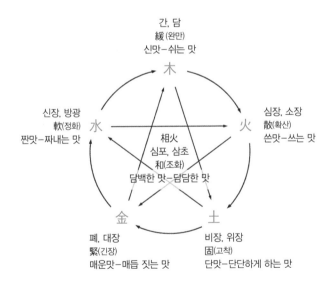

맛과 기운의 역학 관계

단단하고 끈적거리게 만들어놓으면 자연스럽게 짠맛이 당긴다. 짠맛은 너무 단단해진 것을 짜내고 수축시켜 말랑말랑하게 풀어주고 다시 균형을 잡아준다. 누가 가르쳐주지 않아도 몸이 자연스럽게 그 맛을 원한다. 단맛과 짠맛은 나쁜 맛이 아니다. 모두 필요한 맛인데 건강을 해치는 주범으로 많은 오해를 사고 있다. 단맛은 비만과 당뇨의 주범으로, 짠맛은 현대의학에서 모든 질병의 원인으로 지목당하고 있다.

자연 상태에서 단독으로 존재하는 맛은 드물다. 특히 인간이 오랜 기간 음식으로 먹고 있는 것은 그 안에 다양하고 미묘한 맛이 섞여 있다. 어떤 맛을 지나치게 많이 먹으면 자연스럽게 그것을 중화시켜 줄 다른 맛이 당긴다. 아무리 많이 먹으려고 해도 몸이 먼저 알고 그만 먹게 제동을 걸어준다.

약이 되느냐 vs 독이 되느냐

해독과 제독의 원리도 마찬가지다. 독은 없애는 것이 아니라 중화시키는 것이다. 몸이 필요로 하는 양 이상으로 단맛을 지나치게 섭취하면 혈액이 탁해지고 여기저기 막히고 굳고 딱딱해진다. 단맛이 건강에 나빠서가 아니라 과했기 때문이다. 단맛이나 설탕 하나만 떼어놓고 혈액의 점성을 높인다면서 나쁘다고 공격할 일이 아니다.

지나친 단맛을 중화시키려면 짠맛이나 신맛으로 견제해주면 된다. 또 짠맛이 지나치면 단맛이나 쓴맛으로 상쇄시켜 주면 된다. 쓴 커피에 소금을 살짝 넣으면 쓴맛이 부드러워진다. 매운맛이 지나치면 쓴맛이나 신맛으로 다스린다. 견제해주며 균형을 잡는 것이다. 매운 떡볶이나 라면에는 매운 김치보다는 새콤한 단무지가 어울린다. 이는 오행의 상생상극 원리이기도 하다.

오행의 기운은 서로 견제하면서 균형을 이루기 때문에 아무리 지나친 맛이라 해도 그것을 보완해줄 다른 맛이 있기 마련이다. 그 맛은 다른 맛이 어떻게 균형을 맞춰주느냐에 따라, 얼마만큼의 양을 쓰느냐에 따라 약도 되고 독도 된다. 역동적으로 자연은 그렇게 끊임없이 균형을 맞추며 돌아가고 있다. 어떤 음식의 특정 성분을 시험대에 올려놓고 쪼개고 분석해 나오는 정보들은 지극히 단편적일 수밖에 없다. 관점에 따라 약도 되고 독도 될 수 있다. 그 결과를 가지고 불안해하고 걱정할 일이 아니다.

현실은 통제된 실험실의 환경과 완전히 다르다. 훨씬 더 다양하고 복잡하다. 생명은 놀랍도록 맛의 균형, 에너지의 균형을 스스로 맞춰 간다. 그 자연스러운 흐름을 단편적인 지식의 잣대로 방해하지만 않는다면 말이다.

'몸에 좋은 음식'과 '나쁜 음식'이 나눠진다고 생각하는 데서 벗어나야 한다. 문제는 양이다. 절대적으로 좋고 나쁜 음식은 없다. 더 먹느냐 덜 먹느냐, 더 필요하냐 덜 필요하냐 하는 것만 있을 뿐이다. 무엇을 먹어야 할지, 얼마나 먹어야 할지 전문가가 정해주는 것이 아니다. 우리 각자에게 기준이 있다. 짠맛도 마찬가지다. 자신에게 필요한 양이 있다. 몸은 지나치게 짜게 먹으면 그만 먹으려고 숟가락을 놓거나 물을 먹어 중화시키도록 만들어져 있다.

최첨단 장비도 없고 인터넷도 없던 시절부터 인류는 알아서 먹어 왔다. 시각과 후각, 미각 등의 감각은 배워 익힌 것이 아니다. 감각은 지식 이전에 생존에 필요한 원초적 본능이다. 특별한 사람만 지닌 능력이 아니라 누구나 타고난 센서다. 감각기관은 눈, 코, 입에만 있는 것이 아니다. 감각은 몸속 내장기관, 세포 하나하나, 뇌 모두에 연결되어 함께 반응한다. 내장의 피부 점막의 면적은 $400m^2$로 테니스 코트보다 넓다. 입으로 맛보면서 단순히 혀에서만 느끼고 마는 것이 아니라는 말이다. 혀가 느끼지만 뇌가 컨트롤하고 60조 개에 달하는 세포 하나하나가 동시에 반응한다.

손끝에 가시 하나만 찔려도 온 신경이 그곳으로 쏠린다. 우리 몸은 정교하게 연결되어 있는 네트워크로 아무리 복잡한 최첨단 기계도 흉내 낼 수 없는 소우주다. 몸은 본능적으로 언제나 생존을 위해 최선의 길을 선택하고 있다.

알아두면 내 몸에 도움이 되는
'맛과 기운의 원리'

◆ 선조들이 바라본 맛의 원리

동양에서는 수천 년 전부터 맛과 기의 관계, 기미론氣味論을 근간으로 음식과 약을 체계화해 왔다. 가장 오래된 동양의 의학 서인《황제내경黃帝內經》을 보면 각각의 맛이 지닌 기와 그에 상응하는 장부의 관계를 자세히 설명하고 있다. 동양 최초의 약물학에 대한 전문 서적인《신농본초경神農本草經》은 약초 하나하나의 맛, 기미와 약효를 기술한 것으로 알려져 있다.

군이 문헌을 빌리지 않더라도 일상생활에서 쓰는 우리말을 살펴보면 맛과 기운의 관계가 잘 드러나 있다. 맛은 크게 시고 쓰고 달고 맵고 짠맛의 오미五味로 나눈다(혀에서 느끼는 미각을 기준으로 할 때 매운맛은 맛이 아니라 통각으로 분류하지만 기미의 관점으로 보면 매운맛은 오미에 해당한다). 여기에 담백한 맛을 더하면 육미六味가 된다. 육미는 여섯 가지 기운, 즉 육기를 나타낸다. 같은 맛이라 해도 미묘한 차이에 따라 표현이 달라진다. 짭짜름하다, 짭조름하다, 슴슴하다, 간간하다, 소태 같다 등 짠맛도 다양하게 표현할 수 있다. 같은 신맛도 새콤새콤한 맛, 시큼한 맛, 시금털털한 맛 등으로 다양하게 표현할 수 있다.

고구마에 동치미, 라면에 김치, 스파게티에 피클, 술을 마신 뒤 국물이 얼큰한 해장국은 어울리는 조합이다. 맛으로 조화로운 것은 그 속에 담긴 기운도 조화롭다. 단순히 섞어놓는 것이 아니라 서로 다른 것과의 만남에서 새로운 맛과 기운이 탄생한다.

오미는 서로 생하고 극하며 돕거나 눌러주어 조화를 이룬다. 이런 지혜는 음식 문화로 전해져 우리의 생명을 살려 왔다.

고구마는 달고 퍽퍽한 맛이지만 동치미 국물은 시고 짜다. 오행 원리로 보면 달고 단단한 고구마의 토기±氣를 시고 짠맛을 가진 동치미 국물이 수기水氣와 목기木氣로 보완해주는 것이다. 이 두 가지는 맛도 좋을뿐더러 소화도 잘되어 완벽한 궁합을 이룬다. 또한 고구마에 많은 칼륨이 김치의 나트륨, 유기산과 조화를 이룬다. 쓴맛의 술은 오행에서 화기火氣에 해당하는데 술을 먹고 나면 화극금火克金이 되어 금기金氣가 위축된다. 이때 얼큰하고 칼칼한 맛의 해장국을 먹으면 매운맛의 금기는 살려주고 짠맛으로 쓴맛을 눌러주어 수극화된다. 그리고 너무 달면 신맛으로 조절하고, 너무 짜면 단맛으로 눌러준다.

◈ 육미는 육기다

●木氣緩

신맛은 쉬는 맛, 쉬게 하는 맛이다. 긴장과 피로를 풀어줌으로써 생기를 불어넣는다. 오행으로 목기, 간과 담에 해당한다. 봄이 오면 날이 따뜻해지면서 언 땅이 풀리듯 굳은 것을 부드럽게 만들어 주는 힘이다. 쉬는 힘, 목기가 부족하면 피곤해도 푹 쉬지 못하고 계속 무언가를 하게 된다. 쉬는 에너지가 모자라 항상 긴장 상태에 놓여 있고 매사에 급하다. 그러다 보니 스트레스가 쌓이고 가슴이 답답하고 조이는 증상이 나타나기도 한다. 또한 작은 일에도 화를 잘 내고 못마땅한 것도 많다. 간담이 다스리는 눈, 목, 고관절, 발, 옆구리 등에 이상 신호가 오기도 한다. 이런 경우 몸은 부족한 기운을 채우려고 자연스럽게 신맛과 새콤한 맛을 찾게 된다. 상큼한 과일, 동치미, 냉면, 새콤한 나물무침 등이 당긴다. 감보다는 귤, 생강차보다는 오미자와 매실이 더 맛있게 느껴진다. 갓 담근 김장김치보다 잘 익은 신 김치를 좋아하고 얼큰한 찌개보다 깔끔한 동치미 국물이 더 당긴다. 신맛은 식욕을 돋게 하고 생기와 활기를 불어넣어 준다. 곡식으로는 팥, 보리, 밀, 귀리 등이 여기에 해당된다.

● 火氣散

쓴맛은 쓰는 힘, 태우는 힘이다. 쓴맛 나는 음식을 먹고 나면 불 붙듯 심장이 자극되어 열이 확산되고 맺힌 기운이 확 풀린다. 쓴 맛의 술을 먹고 나면 눌렸던 기운이 밖으로 나와서 평소 말이 없던 사람이 말이 많아지거나 마이크를 잡고 노래하면서 울기도 한다. 쓴맛은 화기의 장부인 심장과 소장에 영향을 주어 심장박동을 조절하기도 하고 소장이 활발하게 움직이도록 에너지를 공급한다. 화기가 약하면 얼굴이 잘 붉어지고 열 조절, 땀 조절이 안 되며 숨이 차기도 하고 화병 증상이 생긴다. 쓰는 힘이 모자라 소심해지고 소극적인 성격으로 바뀌기도 한다. 심장·소장 경락이 지나가는 상체, 그중 위팔에 살이 찌거나 새끼손가락이나 팔꿈치가 저리고 광대뼈 부근에 기미와 주근깨가 생기기도 한다. 커피 중에서 블랙커피나 에스프레소를 즐길 만큼 쓴맛, 불내 나는 맛을 좋아한다. 또한 상추, 고들빼기, 씀바귀 등 쓴맛 나는 나물이 맛있고 샐러리, 자몽, 살구처럼 쌉싸래한 맛이 나는 것을 즐겨 먹는다. 곡식으로는 붉은 수수가 이에 해당된다.

● 土氣固

단맛은 단단하게 하는 기운이다. 단맛 나는 것은 끈적거리고 달라붙고 굳는 성질이 있다. 꿀과 엿, 조청, 설탕은 그냥 두면 굳어버린다. 단맛은 토기, 비장과 위장을 다스리는 기운이다. 식사하고 나서 주로 단맛 나는 후식을 먹는데 단맛은 위장이 일하도록 돕는다. 단단한 기운이 부족하면 몸과 생각이 퍼져 살이 찌고 게을러진다. 일을 자꾸 미루는 등 생각만 하고 실천에 옮기지 못한다. 또한 의심이 많고 심하면 공상이나 망상을 하기도 한다. 위장 경락이 지나는 무릎이 약해지고 배나 유방, 입술에 이상이 생기기도 한다. 보통 단것을 먹어 살이 쪘다고 생각하기 쉬운데 살이 찌면 단맛이 당기는 것이다. 위장의 힘이 약해져 식욕 조절도 안 되고 과식하게 된다. 반찬도 달달한 것이 당기고 자주 케이크나 초콜릿, 사탕을 찾는다. 자신도 모르게 사탕이나 초콜릿을 가방이나 차에 두고 먹기도 한다. 단맛이 필요할 때 이를 보충해줘야 다부진 기운을 얻는다. 이렇게 먹다가 중독되거나 역치(어느 순간 감각을 잃어버리는) 상태가 되어 살찌지 않을까 걱정할 수도 있지만 절대 그렇지 않다. 필요한 만큼 먹고 채워지면 단것이 더 이상 당기지 않는다. 단것이 당길 때는 오히려 적극적으로 채워주는 것이 좋다. 유기농 원당을 따뜻하게 타서 먹거나 식혜나 조청 같은 것을 먹어도 좋다. 곡식으로는 기장, 찹쌀처럼 찰기 있고 뭉치는 곡식이 좋은데 꾸준히 먹다 보면 토 기운이 보충되어 단맛이 별로 당기지 않게 된다.

'손이 맵다' '눈이 맵다' '밭을 매다'처럼 매운맛은 정신을 확 들게 하는 맛이다. 통제하고 마무리하고 결과를 얻는 힘이다. 매운맛은 맛이 아닌 압통으로 구분하기도 하는데, 실제 자극을 주어 신경과 세포를 조이는 맛이다. 또한 매운맛은 강한 자극으로 다른 맛을 지워버리기도 한다. 맛을 느끼는 미각과 후각을 일시에 마비시켜 버리는 통증이 있다. 기운 없이 늘어져 있다가도 매콤한 음식을 먹고 나면 적당한 긴장감이 생기면서 삶의 의지가 다시 불타오르기도 한다. 긴장이 풀려 느슨해질 것 같으면 매운맛으로 각성시키기도 한다. 매운맛이 당길 때면 떡볶이, 낙지볶음, 해장국 등이 맛있고 국에 고춧가루를 더 넣거나 고추장 양념을 찾기도 한다. 폐와 대장이 뿌리이고 피부와 코, 손목, 항문 등과 관련이 있어 부족하면 이쪽에 문제가 생기기도 한다. 매운맛이 부족하면 긴장감이 떨어지면서 삶의 의욕을 잃게 된다. 슬퍼하고 염세적이 되고 눈물이 많아지고 심하면 죽고 싶다는 생각이 들기도 하는 것이다. 군대나 경찰 조직처럼 최전선에서 팽팽하게 내부를 지켜주는 피부가 긴장감을 잃고 늘어지면 화농성 염증이 생기기도 한다. 긴장시키는 힘이 부족하면 자기관리나 통제가 안 되고 일마무리가 깔끔하지 않다. 곡식으로는 맵쌀인 현미, 율무가 이에 해당된다.

● 水氣軟

짜내는 맛, 찌꺼기를 밖으로 내보내 맑고 연하게 하는 힘이다. 굳는 것을 막아 연하게 해준다. 짠맛이 주는 짜내는 힘(밀어내는 힘)이 부족하면 몸속에 노폐물이 쌓여 염증에 시달리게 된다. 혈액의 농도가 탁해지면서 물질 교환, 대사가 원활하게 이루어지지 않으면 굳고 덩어리가 생긴다. 짠맛이 주는 수기가 약해지면 혈액이 굳고 그 피를 공급받아 조직을 만들고 힘을 얻는 세포도 굳는다. 신장과 방광이 수 기운을 주관하며 허리와 등, 발목, 눈뿌리, 종아리, 오금, 자궁과 전립선 등 생식기, 귀 등을 다스린다. 몸이 굳으면 생각도 굳어 다른 사람의 말을 잘 받아들이지 못하고 매사를 부정적으로 보고 사고가 유연하지 못해 융통성이 없고 지혜롭지 못하다. 또한 짠맛이 부족하면 등과 허리가 굳고 무서움이나 두려움도 많아진다. 짠맛은 혈액이 탁해져 혈류의 흐름이 둔해지고 몸에 염증이 있을 때 더 필요하다. 나이가 들수록 신진대사가 둔해지고 몸속에 노폐물이 많이 쌓이게 되는데, 짠맛은 이런 찌꺼기를 밀어내고 짜내며 탄력 있게 수축하는 힘이다. 세포와 혈관이 늘어져 헐거워진 상태가 아니라 다이내믹하게 혈액을 밀고 짜내서 모세혈관까지 피가 흐르게 한다. 김, 미역, 다시마, 톳 등 해조류와 돼지고기, 된장, 간장, 장아찌, 장조림, 젓갈류 등 짭짤한 음식이 있다. 곡식으로는 콩류, 특히 검은콩이 이에 해당된다.

● 相火氣和

큰 소리에 노출되어 있으면 작은 소리를 잘 듣지 못한다. 맛을 미세하게 알아채려면 특별한 맛이 없는 것에 대한 감이 살아있어야 한다. 상화 기운은 심포와 삼초라는 무형無形의 장부에 해당하고 몸에서 조절력을 담당한다. 콩나물국, 북어, 감자, 옥수수, 버섯, 양배추처럼 특별한 맛은 없지만 담백하고 생내 나는 맛이 당길 때가 있다. 인류가 주식으로 먹어 온 곡식류는 대부분 맛이 강하지 않다. 그러다 보니 기본으로 먹으면서 다른 것을 곁들일 수 있는 바탕 먹을거리, 주식이 될 수 있었던 것이다. 곡식을 바탕으로 먹으면 입맛이 살아나기 때문에 곁들이는 반찬이나 부식으로 기운의 균형을 자연스럽게 맞출 수 있다. 담백한 맛, 생내 나는 맛이 부족하면 담담함을 잃고 작은 일에 지나치게 걱정하고 불안해하고 초조해하게 된다. 기쁨, 슬픔, 분노, 두려움 등 감정에 휘둘리다 보니 예민해져 신경쇠약이나 우울증, 조울증에 걸리기도 한다. 떫은맛, 생내 나는 맛, 아린 맛도 상화 기운에 해당하며 도토리, 뽕잎, 화분, 효모 등 유행하는 건강식품 가운데 상당수가 이 맛을 갖고 있다. "떨떠름하다" "왜 떫은 표정이냐?"라는 말에서 알 수 있듯 못마땅한 기색이 드러나고, 표정이 자연스럽지 않다. 곡식은 기본적으로 상화 기운에 해당하는 맛을 지니고 있는데, 특히 녹두와 조, 옥수수가 좋다.

• 맛에 담긴 오묘한 이치, 육미 음식

		목기	화기	토기	금기	수기	상화기
기운		부드러운 힘	퍼지는 힘	단단한 힘	긴장시키는 힘	연한 힘	조절력
장부		간, 담	심장, 소장	비장, 위장	폐, 대장	신장, 방광	심포, 삼초
기운별 영양 하는 음식	맛	신맛, 고소한 맛, 누린내 나는 맛	쓴맛, 불내 나는 맛	단맛, 향내 나는 맛	매운맛, 비린 맛, 화한 맛	짠맛, 고린내, 지린내 나는 맛	떫은 맛, 생내, 아린 맛, 담백한 맛
	곡식 (주식)	팥, 밀, 보리, 귀리, 메밀, 동부, 강낭콩, 완두콩	수수	기장, 쌀, 찹쌀	현미, 율무	콩, 서목태 (쥐눈이콩)	옥수수, 녹두, 조
	과일	레몬, 자두, 포도, 사과, 귤, 딸기, 모과, 앵두, 유자, 매실, 파인애플	살구, 은행, 자몽	대추, 호박, 감, 참외	복숭아, 배	밤, 수박	바나나
	채소	부추, 신김치, 신 동치미, 깻잎	근대, 상추, 쑥갓, 씀바귀, 샐러리, 냉이, 풋고추, 취나물, 고들빼기, 각종 산나물, 익모초	미나리, 시금치, 고구마 줄기, 연근, 칡	파, 마늘, 양파, 고추, 배추, 달래, 무순	미역, 다시마, 파래, 김 등 각종 해조류, 장아찌, 두부	토마토, 오이, 고사리, 버섯, 양배추, 가지, 콩나물, 우엉, 아욱, 숙주나물
	육류	닭고기, 계란, 메추리알, 동물의 간담	염소고기, 칠면조, 동물 심소장, 곱창, 피	소고기, 토끼고기, 동물의 비위장	어패류, 생선, 동물의 폐대장	돼지고기, 해삼, 동물의 신장·방광	양고기, 오리고기, 꿩고기, 번데기
	조미	식초, 참기름, 들기름	술, 짜장, 초콜릿	설탕, 꿀, 조청, 잼, 원당, 엿	고춧가루, 고추장, 후추, 생강, 겨자, 고추냉이, 산초	소금, 된장, 간장, 치즈, 젓갈류	로열젤리
	근과	땅콩, 들깨, 참깨, 호두, 잣	도라지, 더덕, 해바라기씨	고구마, 칡뿌리	파, 마늘, 양파, 무	마	감자, 도토리, 토란, 당근, 죽순
	음료	유자차, 매실차, 레몬즙, 오미자차, 오렌지주스, 땅콩차, 헛개차	녹차, 커피, 홍차, 영지차, 작설차, 쑥차, 민들레차	대추차, 식혜, 구기자차, 두충차, 꿀차, 인삼차	생강차, 수정과, 율무차, 우유	콩물, 두유	감잎차, 요구르트, 알로에, 코코아, 보이차

3장

지혜로운 그대, 과학적 근거를 의심하라
: 우리가 몰랐던 통계의 속성

'과학적'으로 입증되었다?

건강을 잃은 사람이 자신의 삶에서 그 원인을 찾고, 좋아질 수 있는 길을 스스로 선택하는 것은 자연스러운 일이다. 그러나 지금 세상에서는 엄청나게 용기를 내야만 하는 일이 되어버렸다. 현대 의학의 진단과 치료도 하나의 방법이지 유일한 길이 될 수는 없다. 사실 삶과 완전히 동떨어진 질병은 없다. 건강도 질병도 지금 상태에 이르게 한 맥락이 있기 마련이다.

현대의학의 진단이나 치료법이 아니면 모두 이상한 것으로 매도

하고, 심지어 사이비 종교에 빠진 것처럼 색안경을 끼고 보는 시선
도 있다. 이런 생각의 바탕에는 항상 과학적 근거라는 믿음이 따라
붙는다. 과학적 근거, 과학적 입증, 현대의학은 충분히 과학적이며
이미 입증되었으므로 의심 없이 그대로 따르면 된다는 것이다.

대부분의 질병은 원인을 모른다

지금 행해지는 의학적인 치료법도 모두 과학적 연구가 뒷받침된
것은 아니다. 실제 과학적 연구가 뒷받침된 치료법은 15~20%에
지나지 않는다고 한다. 현대의학의 치료법은 계속 바뀌고 있으며,
심지어 완전히 달라지기도 한다. 또한 여전히 연구 중인 것도 많
다. 그러다 보니 새로운 치료법이 계속해서 나오고 있다. 신약 개
발이나 새로운 치료법이 나와도 동물 실험을 거쳐 사람을 상대로
임상 실험을 하기까지는 오랜 시간이 걸린다. 동물 실험에서는 문
제가 없었는데 사람에게 적용했을 때 치명적 문제가 발생하는 경
우도 많다.

실증주의 의학을 표방하는 현대의학에서도 질병은 '원인 모름'
이 대부분이다. 아토피, 비염, 관절염, 암, 고혈압, 당뇨 등 모두 발
병 원인을 확실히 알 수 없다. 병의 원인을 모르는데 어떻게 치료
법을 찾을 수 있을까? 그러다 보니 치료는 대부분 증상 완화 또는
지연을 위한 대증요법이다. 혈압을 수치로 정상, 비정상을 나눠 그
기준에 미치지 못하면 문제가 있는 것으로 진단된다. 많은 사람이

쓰고 있는 비염약은 몸의 수분을 말려버리는 방식(항히스타민)으로 작용한다. 콧물만 멈추는 것이 아니라 몸의 다른 수분까지 말려버려 피부가 극도로 건조해져 가려움증에 시달리고 눈이 건조해지고 침이 말라 소화액 분비가 안 되는 부작용이 따라온다. 이때 몸이 왜 코를 막고 있는지, 콧물을 계속 만들어 흘려보내는지 몸의 입장에서 생각해 보면 전혀 다른 방법을 찾게 된다.

비록 '과학적으로 입증'되지 않고 '과학적 증명' 절차 없이도 인류는 병이 나면 치료하면서 건강하게 삶을 이어 왔다. 그러지 않았다면 인류는 오래전에 멸종했을지도 모를 일이다.

과학적 입증은 새로운 사실을 알아내는 것이 아니다. 모르고 있던 사실을 밝히는 것이라기보다는 어떤 사실을 뒷받침해줄 수 있는 데이터를 얻는 것이라고 할 수 있다. 과학적 입증을 거치지 않았다고 해서 근거가 없다거나 비합리적이라고 말할 수 없다. 과학적 입증을 거칠 이유가 없거나, 경제적 효용이 없거나, 아니면 입증하기에 연구 대상이 광범위하거나 시간이 너무 많이 들기 때문에 이런 과정을 거치지 않는 경우가 훨씬 더 많다.

의료는 이미 거대한 산업이다. 산업화된 의료는 효용성, 효율성을 중시할 수밖에 없다. 그래서 돈이 되지 않는 것에는 시간과 비용을 들이지 않는다. 과학적 입증의 근거가 되는 데이터를 얻는 데는 많은 비용이 발생한다. 그런 비용을 감당할 수 있는 집단이나 개인 또는 그런 입증 여부를 결정할 수 있는 집단은 경제적·정치적으로 힘이 있어야 한다.

소금은 의료산업의 관점에서 보면 과학적 입증을 거칠 만한 경제적 효용이 별로 없다. 소금은 흔하게 널려 있고 누구나 손쉽게 얻을 수 있다. 다양한 방법으로 가공한 소금이 있지만 성분으로만 보면 같은 염화나트륨^{NaCl}일 뿐이다. 실험실에서 만들어내는 것이 아닌 자연물에 대해서는 특허를 낼 수가 없다. 신약 개발로 특허를 내고 이를 독점 판매하면서 막대한 경제적 이익을 내는 것이 애초에 불가능하기에 과학적 근거를 제시하거나 입증할 필요가 없는 것이다.

'과학적' 근거는 정말 과학적인가

소금으로 건강을 찾은 사람이 의외로 많다. 저염식이 대세인 분위기에서 짜게 먹으면 유별스럽다고 생각하거나 심지어 이상한 종교에 빠진 것처럼 색안경을 끼고 보는 사람까지 있어 드러내놓고 말하지 않을 뿐이다. 하루 섭취 권장량 기준으로 몇 배에 달하는 엄청난 양의 소금을 먹고도 고혈압은커녕 오히려 혈압이 조절되고 당 수치가 좋아지는 등 건강을 찾은 사람의 이야기를 어렵지 않게 들을 수 있다. 수치화하고 통계화한 데이터 작업은 하지 않았지만, 실제로 좋아진 사람의 사례는 놀랄 정도로 많다.

특수한 경험을 일반화시키는 것이 아니냐, 데이터가 없으니 과학적 근거가 없는 것 아니냐고 말하는 사람도 있을 것이다. 그런데 '과학적 근거'라고 할 때 그 근거는 정말 '과학적'인 것일까? 저염식 주장의 근거가 된 연구들을 살펴보면 사실 '과학적 발견'이라는 말을 뒷받침할 만한 과학이 존재하지 않는다. 논리도 부족하고 이를 뒷받침할 확실한 연구 결과도 없다. 과학적 근거로 내세우는 연구를 보면 메커니즘은 밝히지 못한 채 통계 수치만 나열해놓은 것이 대부분이다. 소금 섭취 권장량의 기준도 의문이고, 조사와 연구 방법에도 문제가 많다. 소금 관련 동물 실험의 내용을 살펴보면 지나치게 많은 양을 일시에 투입해 인위적으로 부작용을 유발시켜 얻은 결과가 대부분이다. 거의 모든 동물 실험이 그렇듯 단기간에 기대하는 결과를 얻기 위해 무리한 설정을 한 것이 많다. 소금은 먹였지만 물 섭취를 제한하는 등 실험실이라는 특수한 상황이 아닌 실제 생활에 적용하기는 이런저런 무리가 따른다.

식품의 독성 실험은 시간을 단축하기 위해 과량으로 투여하는 경우가 대부분이다. 그러다 보니 실험 대상 동물의 신장에 무리를 주는 경우가 많은데, 이것이 마치 발암물질인 것처럼 세상에 알려져 오해를 사기도 한다. 실제 사용량의 수십 배에 달하는 양으로 실험하다 보면 겨우 녹은 물질이 신장에 가서 농축되어 결석이 되기도 하는데, 이를 근거로 인체에도 치명적인 것처럼 알려지게 된다. 과량 실험 → 신장 장애, 이렇게 결론을 내는 식이다. 투여량을 조절하여 정밀 실험을 다시 했을 때는 전혀 다른 결과가 나오지만 사람들의 머릿속에는 이미 그 물질에 대한 안 좋은 이미지가 각인된 뒤라서 되돌리기가 어렵다. 이런 실험에 대표적인 것으로 식품 첨가물인 소금, 설탕, MSG 등이 있다. 그중에서 소금은 가장 오랫동안 공격을 당해 왔다. 동물 실험의 결과를 사람에게 그대로 적용할 수 있는지는 또 다른 문제다. 동물 실험에서 문제가 없던 것도 사람에게 적용하면 심각한 부작용을 일으키는 것이 많다.

역학조사로 불리는 통계 작업도 소금 섭취와 질병 사이의 상관관계를 명쾌하게 입증하지 못한 것이 대부분이다. 이들 조사는 과정과 방식에서부터 문제가 많다. 첫째, 실험 대상(표본 집단)에 대한 타당성이다. 표본 집단의 연령, 지역, 인종, 다른 식습관 등에 따른 편차가 너무 크다. 둘째, 조사 방식의 한계로 말미암아 나트륨 섭취량을 정확히 알기가 어렵다. 전날 먹은 것을 모두 기억해 기록하는 회상법이나 소변으로 배출되는 나트륨으로 섭취량을 추정하는 분석법 등은 정확하지가 않다. 셋째, 다른 음식물 섭취(나트륨을 배출하는 칼륨 섭취량 등)나 물 섭취량에 따른 변수를 고려하지 않는다. 천문학적 비용이 드는 무작위, 이중맹검, 위약 대조 등의 연구가 없는 실정이다. 표본이 부족하거나 연구 기간이 너무 짧은 것도 많고 다수의 인원이 투입된 경우에도 다른 변수들을 고려하지 않아서 신빙성이 떨어진다는 비판을 받는 것이 많다.

수집된 데이터 자체의 신빙성이 높지 않은데 이를 통계 수치화해서 해석한 결과를 가지고 과학적 근거라고 말할 수 있는지 의문이다. 그러나 사람들은 통계와 수치만 있으면 근거가 있는 것으로 여겨 '과학적'이고 '증명된' 사실로 착각한다. 통계의 속성을 알고 나면 '과학적 증명'이라는 말의 의미를 다시 생각하게 된다.

통계 수치, 그 앞에만 서면 왜 작아지는가

통계는 의도에 따라 가공이 가능하다. 같은 현상을 두고도 무엇을 보려고 하는지에 따라 다른 결과를 얻을 수 있다. 우리에게 익숙한 과학의 방법론은 가설을 세우고 실험으로 데이터를 얻어 결론을 내리는 것이다. "소금 섭취가 고혈압을 유발한다"라는 가설을 세우면 이미 결론을 내린 것과 마찬가지다. 실험과 데이터의 수집은 모두 그런 결론을 '입증'하는 방향으로 흘러간다. 이런 가설을 뒷받침해줄 데이터를 만들어내는 작업이 필요하다. 그렇게 '기획'하고 '고안'하여 필요한 표본을 수집해 대상을 선정한다. 추출한 표본으로 얻은 임상 실험의 결과는 객관적인 증거물이 된다. 저명한 학회지에 실험 결과를 배포하고 토론 주제로 내세우면 하나의 가설은 곧 기정사실화되고, 여기에 언론 보도를 거치면 가설은 '과학적으로 입증된' '새롭게 증명된' '과학적 근거'가 된다.

어떤 실험이나 통계도 확률과 추정일 뿐 그것 자체로 과학적 근거가 될 수는 없다. 숫자로 나타낸 데이터가 중립적이고 객관적인 사실을 증명한다는 생각은 순진한 착각이다. 어떤 역학 조사나 실험도 미리 결론을 내지 않은 상태에서 순수하게 연구하는 경우는 없다. 수치화된 데이터를 얻기 위해서는 미리 '실험 계획'을 세우고 '고안'을 해야 한다. 의도한 그 결과를 얻기 위해 그것에 맞는 표본을 '선택'하고 설문조사나 비교 실험을 거쳐 그 자료를 가지고 통계를 낸다. 이처럼 실험에는 다분히 '의도'가 들어간다.

소금 섭취량과 건강과의 상관관계를 다룬 연구 결과들은 사람들을 대상으로 한 역학 조사가 많다. 역학 조사는 어차피 표본 추출을 할 수밖에 없다. 그런데 그 표본이 무엇인가에 따라 결과가 달라진다. 표본 추출부터 실험과 조사 과정, 질문의 방향, 다른 변수의 통제, 이후 데이터를 해석하는 과정 등등. 이 과정 가운데 한 단계가 달라지면 결과까지 달라질 수 있는 것이 통계다. 심지어 같은 데이터를 두고 전혀 다른 해석을 내놓기도 한다. 의도적으로 어떤 점은 부각시키고 어떤 부분은 누락시키기도 한다.

결국 무엇을 보여주려고 하는지, 주장하고 싶은 것이 무엇인지에 따라 숫자는 여러 작업이 가능한데도 사람들은 그 결과를 객관적이라고 믿어버린다. 그래프, 확률 등으로 나타난 데이터는 그것 자체로 과학적 검증이 끝난 것이 아닌가 하는 착각을 하게 만든다.

이처럼 통계 수치 앞에만 서면 인간은 한없이 작아진다.

 과학적인 연구 결과로 불리는 통계에는 개인의 특수성이 빠져 있다. 기계적인 평균 수치, 어떤 경향성 등은 파악할 수 있지만 개인의 입장에서 보면 의미 없는 것이 많다. 통계는 생명 현상을 지나치게 일반화한다. 지역, 인종, 직업, 생활습관, 키와 몸무게, 체질 등 고려해야 할 요소가 너무 많지만 그 모든 것을 고려해 통계를 내는 작업은 현실적으로 불가능하다.

 우리가 생각하기에 별것 아닌 작은 변수처럼 보여도 그것에 따라 연구 결과는 전혀 다르게 나올 수 있다. 통계 자료 가운데서도 각종 여론조사나 소비 패턴 등을 분석하는 자료는 정책을 결정하거나 비즈니스를 할 때 유용하게 쓰인다. 그러나 생명 현상과 관련된 통계는 그런 데이터와는 좀 다르다. 다만 확률일 뿐 그 어떤 것도 정답이 될 수 없다.

 어떤 연구 결과에서 99%가 좋아지고 1%에 문제가 생겼다면, 만약 그 1%가 자기의 경우라면 나에게는 100%다. 반대로 99%가 나빠졌는데 1%는 좋아졌다면 그 역시 무시할 것이 아니라 면밀히 살펴봐야 한다. 어떤 치료법에 있어 통계상 60%가 좋아지고 40%가 좋아지지 않았다고 한다면 그 치료법을 택할 것인가? 이는 누구나 60% 정도 효과를 본다는 이야기가 아니다. 좋아지지 않은

40%에게 그 치료법의 효과는 결국 제로, 0%인 셈이다. 전체 통계 수치가 아니라 개개인의 관점에서 보면 확률은 100%이거나 0% 둘 중 하나다. 특히 항암치료나 희귀난치병 치료의 경우 개인이 감수해야 할 위험은 상당하다. 항암치료 이후 체력이 급격히 떨어져서 회복하지 못하고 생을 마감하는 사례도 종종 있어 신중하지 않을 수 없다. 목숨은 둘이 아니기 때문이다. 자기 삶의 주인은 바로 자기 자신이다. 하나밖에 없는 나의 생명을 확률에 기댈 수 없다.

나트륨 일일 섭취 권장량은 정말 '권장'할 만한가

세계보건기구에서 정한 권장량 소금 5g(나트륨 기준 2g)은 적합할까? 1일 섭취 권장량 자체가 과학적 근거가 부족하다는 비판도 많다. 소금 섭취 권장량의 근거가 된 연구가 소규모의 단기 임상 실험 결과를 기준으로 한 것이라서 논란의 여지가 있다는 비판을 받고 있다. 2005년 나트륨 저감화 가이드라인을 정하고 많은 단체에 영향을 주었던 미 의학학술원IOM, Institute of Medicine of National Academies조차도 최근 연구에서 하루 섭취량 2,300mg 이하가 건강에 좋은지 과학적 근거가 부족하다는 보고서를 내놓았다(2014년 5월).

소금의 하루 필요량에 대해서는 의견이 분분하다. 사실 아프리카 사람과 극지방 사람, 주로 육식을 하는 사람과 채식 위주인 사람에게 똑같은 양의 염분 섭취를 권장하고 있다. 그러나 기후와 토질 등 자연환경과 먹는 음식에 따라 사람마다 소금 섭취량이 달라야 한다. 추운 지역은 땀을 많이 흘리지 않아서 상대적으로 소금이 많이 필요하지 않다. 소금기가 많은 물고기를 주식으로 하는 에스키모인은 소금을 따로 먹지 않는다. 반면 땀을 많이 흘리는 더운 지역에 사는 사람들은 염분 섭취가 많은 편이다. 추워서 열량이 많이 필요한 지역에 사는 사람들은 당연히 지방 섭취가 많다. 이렇듯 사는 지역의 풍토와 생활양식에 따라 필요한 것을 필요한 만큼 먹어야 한다. 일본과 포르투갈 사람들은 지역에 따라 하루 20~30g 이상의 소금을 먹는 사람도 있다.

우리나라도 지역마다 음식의 특색이 있다. 영호남 지방으로 가면 간이 센데, 날이 추운 이북 지역의 음식은 심심한 편이지만 날이 더운 남쪽은 짜게 먹을 수밖에 없다. 소금 섭취량은 계절과 날씨, 지역과 연령, 하는 일에 따라 달라지는 것이 당연하다. 공장에서 똑같이 찍어낸 자동차도 하루 연료 사용량이 다르다.

이 세상에 같은 몸은 하나도 없다. 그럼에도 전 인류의 기준을 하나로, 표준이라고 할 만한 하루 섭취량을 정할 수 있는 걸까? 개인까지는 아니더라도 최소한 지역이나 국가, 인종, 연령에 따라 다른 연구가 필요해 보인다. 소금 섭취량을 인위적으로 정해놓고 거기에 맞추는 것이 가능하지도 않겠지만, 그렇게 한다고 해서 건강해질지도 의문이다.

표준, 정상으로 정한 숫자를 기준 삼아 각종 수치에 일희일비하는 동안 사람들은 정작 자기 몸에서 일어나고 있는 일에는 둔감해졌다. 우리는 통계 속의 이름 없는 남녀가 아니다. 수십 명에서 많게는 수만 명까지 통계와 그래프 속에 포함되어 있다는 그 남녀는 과연 누구일까?

미국, 영국, 백인, 흑인. 통계 속에 등장하는 특정 지역의 일부 남녀가 나를 대표할 수 있을까? 덥고 습한 경상도 분지에서 태어나 찜통더위 속에서 땀 흘리며 사는 40대의 '그'와 춥고 건조한 이북 지방에서 살고 있는 20대의 '그녀'는 과연 하루에 같은 양의 소금을 섭취해야 할까? 몸은 "하루에 소금을 얼마 먹어야 한다"라고 정해주면 그대로 따르는 기계가 아니다. 전문가가 이것은 먹고 저것은 먹지 말라고 말해주면 그대로 따라야 하는 수동적 대상이 아닌 것이다. 살아 있는 생명은 적극적이고 능동적으로 필요한 것을 필요한 만큼 스스로 찾아 취한다.

◈ 한국인은 짜게 먹는다? '코리안 패러독스'

우리나라 사람의 하루 소금 섭취량이 12.5g(나트륨 4,791mg)이라는 통계가 있다. 이에 대해 의학계나 영양 전문가들은 권장량보다 지나치게 높다고 하면서 소금 섭취량을 줄여야 한다고 주장한다. 우리나라 사람들이 다른 나라 사람들에 비해 소금을 많이 먹고 있는지도 의문이지만, 그렇다고 해도 그것이 과연 문제인지도 생각해 봐야 한다.

국내 학계에서는 "우리가 기준으로 삼고 있는 WHO 권장량이 우리나라 사람에게 합당한지에 대한 연구는 찾아보기 어렵다. 한국인의 식사 패턴에 따른 조사와 연구가 필요하다"라고 말한다. 국내 연구진 역시 "우리 국민의 나트륨 권장량도 우리 국민의 식사 패턴과 나트륨 요구량에 대한 영양생리학, 역학적 연구조사가 필요하다"라고 지적했다. 나트륨뿐 아니라 다른 영양소에 대한 권장량 역시 다시 살펴볼 필요가 있다고 주장한다.

5g과 12g 수치를 단순 비교하면 우리나라 사람이 소금을 지나치게 많이 먹는 것처럼 보인다. 육식 위주인 서양 사람과 다르게 우리나라 사람의 식단은 아직도 곡식과 채식이 주를 이룬다. 육식하면 고기의 염분을 자연스럽게 섭취하지만 곡식과 채식을 주로 하는 사람은 따로 염분을 섭취하지 않으면 안 된다. 우리의 식사는 밥, 국, 김치가 기본이다. 특히 우리나라 사람들이 즐겨 먹는 김치나 장아찌, 나물무침 등은 나트륨 못지않게 칼륨 함량이 많다. 두 가지의 균형 관계를 비교할 때 단순히 나트륨 함량만을 따져서 과다 섭취라고 말할 수는 없다.

우리가 즐겨 먹는 국물과 찌개에 나트륨이 많다고들 하는데, 이

것 또한 그렇지 않다. 우리가 즐겨 먹는 국은 국물과 함께 먹기 때문에 물에 염분이 녹아 있는 형태다. 소금물의 농도로 따진다면 물에 희석되어 오히려 염도가 낮아지는데, 단순히 그 속의 나트륨 양만 계산하는 것은 옳지 않다. 동일한 3g의 소금이라도 1,000㎖의 물과 100㎖의 물에 녹아 있는 경우 그 농도는 10배 차이가 난다. 나트륨 섭취 주범 1위인 김치는 나트륨 못지않게 칼륨도 많다. 칼륨은 나트륨과 함께 전해질의 주성분이고 나트륨과는 보완 관계다. 인종, 풍토, 다른 식습관 등은 고려하지 않고 절대량만을 단순 비교하는 것은 문제가 있다.

이런 식단의 차이점은 고려하지 않은 채 하루 소금 섭취량을 똑같이 적용해야 하는 걸까? 나트륨 섭취량의 많고 적음은 절대량을 봐서는 알 수가 없다. 하루 최소 2~3잔 이상 마시는 커피는 카페인의 이뇨 작용으로 몸속 수분을 밖으로 많이 배출한다. 소변으로 나트륨도 빠져나간다. 커피를 하루에 5~6잔 이상 마시는데 소금 섭취량을 제한한다면 어떻게 될까? 몸속은 수분이 말라버려 만성 탈수 상태가 될 것이다.

나트륨은 우리 몸의 수분을 조절해주고, 소금 섭취는 물 섭취량과 밀접한 관련이 있다. 물은 많이 마실수록 좋다는 게 상식처럼 알려져 있다. 세계보건기구에서는 하루 2ℓ 이상, 즉 8~10잔 정도 마셔야 한다고 권장한다. 그렇다면 이를 근거로 염분량도 계산해줘야 한다. 인체의 전해질 농도인 0.9%를 맞추려면 이론상으로 18g 이상 섭취해야 맞다. 소금 10g이 2ℓ에 녹아 있다면 0.5%이고 1ℓ라면 1%다. 물 섭취량은 고려하지 않은 채 소금 양만 단순 비교하는 것은 이치에 맞지 않다.

사실 소금 섭취량, 물 섭취 권장량은 수치만 정해져 있을 뿐 왜 그런 수치가 나왔는지에 대한 논리가 없다. 그럼에도 세계보건기구에서 정했으니 무조건 그 수치를 지켜야 한다는 것은 타당하지 않다. 항암 효과까지 인정받고 있는 우리 발효식품도 나트륨 섭취 권장량 기준으로 보면 모두 건강하지 않은 음식이다. 김치, 된장, 간장 모두 고혈압을 일으키는 주범이 되고 만다. 국물은 건더기만 먹어야 하고, 김치도 몇 쪽으로 제한하고, 설렁탕에 간을 해선 안 된다는 웃픈 지침이 생기는 것이다.

우리는 우리나라의 나트륨 섭취량이 많다고 호들갑이지만 외국의 반응은 좀 다르다. 최근 미국의 의료전문가들 가운데 저염식 정책을 중단하고 소금 섭취를 더 늘려야 한다고 주장하는 학자가 늘고 있다. 미국인 심혈관 전문의인 제임스 디니콜란토니오는 소금 섭취가 많은 한국인들이 오히려 심혈관계 질환의 발병률이 낮고, 그로 인한 사망률도 낮다는 연구 결과를 예로 들면서 미국도 저염식 정책을 중단할 것을 주장하고 있다.[1]

◈ 나트륨 섭취량 3g 줄이면 연간 의료비 3조 원이 절감?

나트륨을 줄이면 질병 예방도 되고 의료비도 줄어든다는 보도가 심심찮게 나온다. 그렇다면 이런 숫자는 어떻게 집계된 것일까? 우리 사회에 저염식 논의가 본격적으로 등장하고 정부 정책으로 추진하게 된 것은 2012년부터다. 보건복지부와 식품의약품안전처는 2012년 3월 '나트륨줄이기운동본부'를 발족했다. 그리고 정부와 민간, 학계, 언론이 모두 참여하여 대대적으로 나트륨 줄이기 운동을 벌여 왔다. 본부가 발표한 각종 통계 수치는 이후 학계와 언론 매체가 저염식을 주장하는 근거로 사용되고 있다. 또한 각 행정기관과 학교 등에서 저염식 캠페인을 벌이고 실제 저염 식단을 추진하는 지침으로 쓰인다.

대표적 모토는 '나트륨 일일 섭취량 3g 낮추면 연간 의료비 3조 원 절감'이다. 나트륨줄이기운동본부는 "우리 국민의 일일 나트륨 섭취량(4,878mg)이 세계 주요국 가운데 가장 높은 수준일 뿐 아니라 WHO의 섭취 권고량(2,000mg/일)의 2.4배에 달해 이를 방치할 경우 국민건강에 심각한 위협이 될 수 있다는 판단 아래 나트륨 섭취 줄이기 운동을 적극 추진할 계획이다"라고 밝히고 있다(2012년 3월 20일). 나트륨 과다 섭취로 뇌졸중, 고혈압 등 심혈관계 질환, 심장질환 등의 유병률이 높아졌다고 한다. 그러면서 나트륨을 3g(3,000mg)으로 줄일 경우 의료비 3조 원이 절감되고, 사망에 따른 노동력 감소 등에서 비롯된 사회적 비용을 10조 원 줄일 수 있다고 한다. 당시 대부분의 언론매체는 이 타이틀을 머리기사로 일제히 보도하기 시작했고, 그 숫자는 지금까지 다양한 매체를 통해 반복적으로 재생산되고 있다. 어찌 됐든 숫자만 들으면 혹할 만하며 당장 시행해야 할 것처럼 느껴진다.

나트륨 줄이기 정책은 고혈압, 뇌졸중 등 심혈관계 질환이 소금 섭취 때문에 생긴다는 것을 전제로 하고 있다. 그러나 과로, 운동 부족, 비만, 극심한 스트레스 등 이들 질환을 일으키는 다른 요인이 얼마든지 있다. 실제 소금 섭취량이 고혈압에 미치는 영향은 그리 크지 않다는 연구 결과가 많다. 심지어 소금 섭취량이 낮았을 때 심장병이 생길 확률이 높다는 연구 결과도 있다. 그럼에도 나트륨 섭취가 인체의 순환기와 관련된 고혈압 등 심혈관계 질환, 당뇨, 뇌혈관 질환 등 만성질환을 일으키고 위암과 골다공증도 유발할 수 있다고 주장한다. 특히 4대 만성질환의 원인을 나트륨 과다 섭취로 단정 지은 채 비용을 산출한 것이다.

'의료비 3조 원 절감'에서 3조 원의 근거는 무엇일까? 나트륨 섭취 때문에 생긴다는 질병에 대한 검사비, 이에 따른 의료비로 보험공단에 청구된 비용을 합산해 추정한 것이다. 의료비 3조 원과 함께 등장하는 비용 10조 원은 고혈압과 뇌졸중으로 '사망'한 경우 노동 손실 등 사회적 비용이라고 한다.

권장량보다 많은 나트륨을 섭취하면 고혈압이나 뇌혈관 질환에 걸리고 이로 인해 사망으로 이어진다고 보는데, 이것은 심한 비약이다. 나트륨 줄이기 운동을 전개하기 시작한 2012년부터 6년이 지난 2018년 현재 고혈압, 당뇨병, 심장질환, 뇌혈관 질환의 4대 만성질환 환자가 2012년보다 과연 줄어들었을까? 보건연구원 통계에 따르면 4대 만성질환 환자는 오히려 증가했다. 또한 2013년부터 2016년까지 심혈관계 의약품 판매액도 증가했다.

국내 연간 심혈관계 의약품 판매액 추이

	2013	2014	2015	2016
판매액	2조 9,100억	2조 9,597억	3조 478억	3조 2,753억
증감	–	+497억	+881억	+2,275억

출처: 한국보건사회연구원 연구보고서

나트륨 섭취량만 줄이면 고혈압, 뇌졸중 등 심혈관계 질환을 모두 예방하거나 치료할 수 있을까? 모든 혐의를 나트륨 하나에 뒤집어씌우기에는 논리와 근거가 너무 빈약하다. 그러나 아무리 인과관계가 명확하지 않다고 해도 통계를 만들어 수치화하면 '과학적 근거'로 사용된다. 관공서, 학교, 회사의 단체 급식에 지침으로 쓰이고 대중 매체에서 소금 공포를 확대하고 재생산하는 근거가 되는 것이다.

여기서 궁금증 하나가 생긴다! 도대체 우리나라 사람의 일일 나트륨 섭취량은 어떻게 조사하는 걸까?

세계보건기구 권장량의 2배(소금 기준 3배) 이상 먹는다는 우리나라 사람의 나트륨 섭취량을 도대체 어떻게 조사한 것인지 궁금하다. 일일 섭취량 측정 자체에 오류가 있다면 세계보건기구의 권장량, 그 수치를 기준으로 나트륨 줄이기를 주장하는 목소리도 신빙성을 잃을 수밖에 없다. 나트륨 섭취량의 조사 방식이 과연 적합한지에 대해선 논란이 많다.

외국의 경우 나라마다 조사 방법이 다양하다. 24시간 회상법, 식사일기법을 이용한 영양 조사와 24시간 소변, 8시간 야간뇨Over-night urine, 단회뇨Spot urine 등 나트륨 배설량을 가지고 조사하기도 한다. 우리나라는 24시간 회상법을 주로 써 왔다. 전문조사원이 가구를 방문해 하루 전날에 섭취한 음식의 종류와 섭취량을 조사하는 방식이다. 이 경우 하루 전날 먹은 음식과 먹은 양까지 '기억'하고 답해야 하는데, 과연 얼마나 정확할지 의문이 든다. 먹은 음식의 종류와 양까지 정확하게 기억하고 있는 것도 어렵지만, 이를 통해 그 음식에 들어간 소금 양을 어떻게 알 수 있을까?

예를 들어 김치찌개를 먹었다면 그 김치찌개의 염도를 어떻게 측정해야 하는가? 모든 가정과 식당의 김치찌개의 염도를 같다고 할 수 있을까? 또한 김치찌개를 어느 정도 먹었는지는 숟가락질을 한 횟수, 그릇 크기에 따라 달라질 수 있다. 실제로 회상법을 이용한 나트륨 섭취량 산출의 타당도를 분석한 결과를 보면, 24시간 회상법과 소변 나트륨의 상관성이 매우 낮게 나타났다. 즉 자신이 전날 먹은 것을 '회상'하는 방식으로는 실제 나트륨 섭취량이 얼마인지 알아내기가 어렵다는 말이다.

질병관리본부는 회상법의 한계를 보완하기 위해 소변을 이용한 나트륨 섭취량 추정 방법을 도입하고 있다. 그러나 이 방법에도 문제가 있다. 실험실처럼 통제된 곳이 아닌 장소에서 일반인이 24시간 소변을 빠짐없이 모은다는 건 쉽지 않은 일이다. 또한 철저하게 모았다고 해도 소변으로 빠지는 나트륨 배출량을 가지고 나트륨 섭취량을 측정할 수 있을지도 의문이다. 섭취량과 배출량이 꼭 비례하는 것은 아니기 때문이다.

나트륨 섭취량이 많다고 해도 수분 섭취가 더 많거나 기타 칼륨 섭취량이 많다면 소변으로 빠지는 나트륨 양이 많지 않을 수 있다. 수분 섭취량이 적다면 나트륨 배출량이 많아질 수 있다. 이렇게 조사 방법에서부터 한계점을 노출하고 있는데, 이런 방식으로 얻은 데이터를 과연 '과학적 근거'로 내세울 수 있을까?

◈ 고혈압 환자 1,000만 명 시대가 낳은 나트륨공포증

소금을 건강의 적으로 여기게 된 가장 큰 이유에 고혈압이 있다. '소금' 하면 바로 고혈압을 떠올리고, 고혈압에 따른 합병증인 뇌졸중, 심장질환, 신부전증 등이 연관 검색어처럼 자동으로 떠오른다. 병원에 가면 혈압부터 측정하는데 이 혈압은 모든 건강검진에서 가장 중요한 지표가 된다. 또한 병원뿐 아니라 문화센터, 주민센터, 지하철역 등 공공장소에 혈압계가 비치되어 누구나 쉽게 혈압을 잴 수 있다. 가정용 혈압계도 많이 보급되어 수시로 혈압을 잴 수 있으며, 생체 정보를 실시간으로 알려주는 애플리케이션도 많다. 혈압을 측정할 기회가 많고 고혈압의 위험성에 대해 여기저기서 듣는 말이 많다 보니 걱정과 불안도 그만큼 커졌다.

나트륨, 고혈압으로 이어지는 소금 위험론의 부작용은 결국 건강에 대한 지나친 걱정과 불안, 공포를 야기하는 것으로 나타났다. 사람들이 합병증을 막는 예방의학이라는 이름으로, 미리 위험 요인을 제거하여 건강관리를 한다는 명분 아래 의사를 정기적으로 만나야 하는 가장 흔한 이유 중 하나가 바로 고혈압이다.

모든 나이에 정상 혈압 수치를 적용해야 하나

고혈압 진단은 그 기준이 되는 정상 수치를 얼마로 정하느냐에 따라 달라진다. 우리나라는 120/80mmHg을 정상 수치로 보는

데, 사실 이 수치는 20대 남성의 기준 정상 혈압이다. 20대 기준을 60대와 70대에게도 똑같이 적용하는 게 옳은지 논란이 많다. 나이가 들수록 혈관이 수축되고 혈류의 흐름이 좋지 않다 보니 심장은 혈압을 올려서라도 혈액을 보내려고 한다. 이로 말미암아 혈압이 높아지는 것은 자연스러운 일인데, 젊은 사람과 똑같은 기준을 적용해서는 안 된다.

일본은 130/85mmHg가 정상 수치다. 그런데 흥미로운 것은 일본의 경우 1987년만 해도 정상 수치가 180/100mmHg였다는 점이다. 5년마다 고혈압학회에서 가이드라인을 정해 발표하는데 정상 수치가 계속 떨어지고 있다. 고혈압의 기준 수치가 내려갈 때마다 환자 수는 급증한다. 일본은 1980년대에 230만 명이던 환자가 현재 5,500만 명으로 무려 20배 늘었다. 우리나라도 인구 5,000만 명 가운데 1,000만 명이 고혈압 환자다.

혈압은 하루에도 30~40mmHg 정도 수시로 오르내린다. 운동이나 식사, 활동에 따라 수치는 탄력적으로 조절된다. 더 많은 혈액 공급이 필요하거나 긴급하게 많은 양을 보내야 할 때도 혈압이 오른다. 혈압은 몸속 어딘가의 모세혈관이 막혀 흐름이 원활하지 않거나 혈액 점도가 높아 잘 흐르지 않으면 높아질 수밖에 없다. 염증이 생기면 그쪽으로 다량의 혈액을 보내야 하기에 혈압을 높여야 한다. 머리 쪽 혈관 어딘가에서 흐름이 원활하지 않다면 피의 압력을 더 높여서라도 혈액 공급을 해야 한다. 몸의 입장에서 보면 이유가 있어서 혈압을 올리는 것인데 약을 써서 혈압을 떨어뜨리면 또다시 혈압을 올릴 수밖에 없다. 피의 압력을 높여서라도 필요한 곳으로 혈액과 산소를 공급해야만 하기 때문이다.

몸에서 일어나는 여러 반응은 살기 위한 이유 있는 작용이다. 그러니 고혈압이라는 말단의 현상만 보고 수치를 떨어뜨리는 것이 바람직한 방향인지 생각해 볼 필요가 있다.

혈압이 오르는 근본 원인을 해결하지 않고 혈압만 떨어뜨리면 심각한 문제가 발생할 수 있다. 손발이 차가워지고 감각기관에 이상이 올 수 있다. 혈액의 흐름이 약해진 곳에 찌꺼기가 쌓이게 되고 심각한 경우 혈관이 막히는 뇌경색이 생길 수 있다. 무조건 혈압 수치를 떨어뜨리는 것이 좋은지, 혈압은 낮을수록 좋은 것인지 생각해 볼 필요가 있다.

고혈압, 정말 위험한가

심장과 혈관, 신장의 순환 관계를 살펴보자. 펌프질하면서 내뿜고 빨아들이는 심장, 피를 실어 나르는 혈관, 피를 걸러주는 필터인 신장 모두 혈압에 영향을 미친다. 펌프에 이상이 있거나 혈관이 수축되어 있는 경우에도 혈압이 높아질 수 있고, 혈관을 흐르는 내용물인 혈액이 점도가 높고 탁해져 있어도 압력이 높아진다. 이때 근본적 문제를 해결하지 않고 혈압약을 쓰면 일시적으로 혈압이 떨어질지 모르지만 시간이 지나면 우려하던 여러 합병증이 나타날 수 있다.

혈압약을 오랜 기간 복용하면 혈액 공급에 문제가 생겨 신체기관에 혈액 공급이 원활하지 않아서 심각한 상황이 발생할 수 있다. 가장 많은 혈액을 필요로 하는 신장과 뇌에 문제가 생길 수 있다는 말이다. 혈액량이 줄고 혈압이 떨어져 흐름이 원활하지 않을 경우 신장 기능에 심각한 문제가 생길 수 있고, 뇌경색이 오거나 치매 발생률도 더 높아진다.

혈압약을 먹으면서 여러 가지 부작용을 호소하는 사람이 많다. 혈압약은 크게 세 가지 방식으로 혈압을 떨어뜨리는 작용을 한다. 첫째, 심장근육세포나 혈관근육세포가 수축하는 데 필요한 칼슘의 이동을 차단해 심장이 힘을 쓰지 못하게 하는 방식이다. 심장이 힘을 쓰지 못하면 혈액이 부족해진 장기와 세포는 정상적인 활동을 할 수 없고, 발기부전 등의 부작용도 생긴다. 둘째, 혈관의 수축력을 떨어뜨려 인위적으로 혈관을 확장시킨다. 무기력하고 기운이 없고 숨이 잘 안 쉬어지는 답답함을 호소하는 사람이 많아진다. 셋째, 이뇨제다. 몸에 있는 수분을 빼서 혈액량을 줄이는 방식인데, 탈수를 비롯해 심각한 문제가 생긴다. 혈액량이 줄어들면 영양 공급, 산소 공급도 줄어들어 모세혈관, 신체의 말단까지 혈액 공급이 원활하게 되지 않는다. 산소 공급이 필요한 뇌에 영향을 주어 기억력 감퇴, 치매 등의 증상이 나타날 수도 있다. 수분 부족으로 혈액의 점성이 높아지면 모세혈관이 막혀 저림증이 오거나 냉증이 생기고 혈관이 막혀 뇌경색이 올 가능성도 높아진다. 수치 조절에 급급하기보다 혈압을 올리는 근본 원인을 해결하는 것이 더 중요하다고 하겠다.

미국심장학회에서는 혈압약을 복용하는 사람이 그렇지 않은 사람보다 심장발작을 일으킬 확률이 60% 더 높다고 보고했다. 혈압약을 복용하면 뇌졸중으로 쓰러지거나 치매에 걸리지 않을 것이라고 생각하지만, 실제로는 그렇지가 않다. 혈압약의 큰 부작용이 바로 치매, 중풍, 뇌졸중이다. 일본에서 "고혈압약을 장복하면 치매 발생률이 증가한다"는 연구 결과가 보도되기도 했다. 우리나라의 경우도 통계청의 사망 원인 수치를 분석해 보면, 뇌혈관 질환 가운데서 뇌혈관이 터지는 뇌출혈보다 혈관이 막히는 뇌경색 비율이 더 높아지고 있다.

◇ 스스로 조절하는 메커니즘

인체에 소금이 필요하다는 점은 인정하지만 섭취량이 너무 많아서 문제라는 말을 한다. 그런데 소금은 속성상 과다 섭취하기가 쉽지 않다. 사실 약 먹고 죽은 사람은 있어도 소금 먹고 죽은 사람은 없다. 아니 죽을래야 죽을 수가 없다. 소금을 필요 이상 먹게 되면 토하거나 설사를 하게 된다. 체했을 때, 뭔가 게워내야 할 때 소금물을 먹여 토하게 하는 것도 소금의 밀어내는 속성 때문이다.

소금의 치사량은 300g 전후로 알려져 있는데, 이는 한 번에 먹을 수 있는 양이 아니다. 혈관에다 강제적으로 주입하지 않는 이상 소금을 먹고 탈이 나는 일은 드물다. 저염식을 주장하는 사람들은 한꺼번에 먹는 것이 아니라 매일 조금씩 먹기 때문에 중독되어 위험하다고 주장하기도 한다. 이는 몸이 지닌 조절력을 몰라서 하는 소리다. 우리 몸에는 염분이 과해지면 자연스럽게 몸 밖으로 배출하는 조절 시스템이 있다.

먹는 대로 몸속에 쌓이는 것이 아니라 섭취하는 양 못지않게 배출하는 양도 많다. 매일 평균 10.5g 정도의 염분을 배출한다고 알려져 있는데, 섭취량이 많아지면 배출량도 그만큼 늘어난다. 또한 실험실에 갇혀 통제당하는 것이 아닌 이상 소금만 먹고 살 일도 없다. 사람들은 소금 섭취량 이상의 당분도 먹고 물도 마신다. 밥, 과일과 채소, 커피와 음료수 등 다른 음식도 같이 먹지 소금만 먹는 것이 아니다. 또한 우리 몸은 염분이 과하면 자연스럽게 짠맛을 중화시켜 줄 다른 맛을 찾는 등 몸속 미네랄, 전해질 이온 간의 균형을 맞춘다.

소금 섭취와 배출은 자동으로 조절된다. 우리 몸의 세포막에는 나트륨-칼륨 양이온 펌프가 수만 개 붙어 있어서 이 양이온 펌프를 통해 3개의 나트륨 이온을 세포 밖으로, 2개의 칼륨 이온을 세포 안으로 교환하면서 체액에 녹아 있는 산소와 영양소를 공급받는다. 세포 안은 칼륨 150mM 나트륨 15mM, 세포 밖은 나트륨 150mM 칼륨 5mM을 유지하고 있다. 이 양이온 펌프를 돌리는 에너지가 세포의 미토콘드리아에서 포도당과 산소를 원료로 만드는 ATP다. 체액의 나트륨 이온과 칼륨 이온의 균형을 맞추고 나면 나머지 나트륨은 소변으로 배출된다.

과잉 섭취된 소금을 배설하는 우리 몸의 능력은 정말 놀라울 정도다. 필요한 양 이상의 물이나 소금은 신장을 통해 신속하게 밖으로 배설된다. 신장의 사구체는 하루 약 180ℓ의 혈장(피 속의 수분)을 걸러내는데, 이런 과정을 통해 체액을 조절하고 노폐물을 배출시킨다.

신장은 과잉 섭취한 나트륨을 모두 배설할 수 있을 뿐 아니라 부족하면 다시 나트륨의 99% 이상을 다시 흡수하도록 되어 있다. 소금의 손실을 보충하기 위해, 소금을 과잉 섭취해도 된다는 것을 보증하기 위한 것이다. 삼투압에 영향을 주는 전해질이 부족해지거나 균형이 무너질지도 모르기 때문이다. 그래서 척추동물의 진화 과정에서 세포외액 중의 나트륨 양을 유지하기 위해 정밀하고 복잡한 삼투압 제어기구인 '레닌-안지오텐신-알도스테론계RAAS(Renin-Angiotensin-Aldosterone System)'를 만들어놓았다. 이렇게 하여 소금을 과잉 섭취해도 사람을 포함해 모든 동물은 과잉 섭취한 물이나 소금을 소변으로 배설할 수 있다.

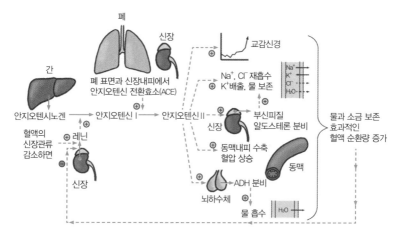

레닌－안지오텐신－알도스테론계 RAAS

🔷 혈압 수치보다 중요한 문제

과연 고혈압을 병으로 봐야 하는지에 대해 문제 제기를 하는 시
각도 많다. 의료계에서도 이에 대해 근본적 질문을 하는 목소리가
계속 커지고 있다. 사람마다 고유한 혈압 수치는 다를 수밖에 없
고, 평균치를 낼 수는 있지만 이런 수치를 가지고 정상 또는 표준
혈압으로 규정할 수 없다는 것이다. 나이 들수록 노화 현상으로 혈
관이 가늘고 딱딱해지는데 이런 상태에서 구석구석 영양소와 산소
를 공급하려면 혈압을 더 높일 수밖에 없다. 고령자의 혈압은 한편
으로 생명을 유지하기 위한 자연스러운 반응이다.

이때 혈압을 인위적으로 떨어뜨려놓으면 뇌세포나 말초혈관에 혈액 공급이 안 되고 어지럼증이나 저림증 등의 증상이 나타난다. 평소 몸은 '정상 압력'으로 충분히 몸이 원하는 혈액을 공급할 수 있다. 그런데 어떤 문제가 생겨 그쪽으로 혈액 공급을 많이 해야 할 때 정상 압력만으로 충분히 혈액을 공급할 수 없는 상황이 되면 기존의 혈액 순환을 유지하기 위해 압력을 좀 더 높여야 한다. 이처럼 살아가는 데 필요한 혈압은 몸이 스스로 설정한다. 고혈압은 그 자체가 질병이 아니라 '인체의 혈액 순환을 기존대로 유지하려는 인체의 항상성'의 반응이라고 할 수 있다. 이때 약물을 써서 혈압을 낮추면 혈전(피떡)으로 오히려 뇌혈관이 막히고 만다.

오구시 요이치 도카이대학 의학부 교수가 1999~2007년 후쿠시마 현 고리야마 시에 사는 남녀 4만 명의 건강검진 데이터를 비교한 연구 결과에 따르면 "혈압약을 먹는 사람이 안 먹는 사람에 비해 뇌경색 발생률이 두 배나 높다"고 한다. 현직 의사 마쓰모토 미쓰마사는 자신의 저서에서 40년 동안 10만 명 이상의 환자를 진찰한 결과를 토대로 고혈압은 병이 아니며 약을 버리고 생활습관을 고쳐야 한다고 주장한다. 약으로 혈압을 떨어뜨리는 것은 위험한 행위이며 뇌경색은 결국 혈압약을 처방한 의사가 만드는 것이라고 하면서 고령자의 경우에 160~180mmHg 정도는 괜찮다고 주장한다.[2]

뇌졸중 가운데 뇌혈관이 막히는 뇌경색의 비율이 높아져 일본의 경우 1990년대 중반부터 70~80%로 치솟아 현재까지 뇌경색 비율이 절대다수를 차지한다. 혈전으로 혈관이 막히는 뇌경색을 막기 위해 몸은 혈압을 높이고 있는데 혈압약을 먹으면 혈류가 떨어져 뇌경색을 불러올 가능성이 오히려 높아진다. 일본의 2006년 통계에 따르면 뇌졸중 가운데서 뇌혈관이 터지는 뇌출혈은 10%에 불과하고 혈관이 막히는 뇌경색이 대부분(84%)이다. 혈압약을 써서 혈액 공급이 줄어들면 두뇌로 가는 혈류가 감소하는데, 이런 경우 뇌 조직이 손상되거나 치매가 생길 수 있다고 경고하는 의사들도 있다. 40년 경력을 가진 의사 곤도 마코토는 "혈압을 낮추어 사망률이 하락했거나 심장병, 뇌졸중 같은 질환이 감소했음을 검증해 주는 데이터는 아직 없다"고 말한다.[3]

고혈압약 가운데 가장 많이 쓰이는 칼슘길항제는 말초혈관을 확장시켜 혈압을 떨어뜨리지만 심장의 근력을 약화시켜 심부전을 일으킬 수 있다. 세포의 칼슘 통로를 막아버리면 면역세포가 제 기능을 다하지 못하도록 만들어 암 발생 위험을 높인다. 어떤 혈압약도 장기 복용할 경우 그 부작용을 피할 수 없다.[4] 혈압을 떨어뜨리면 두뇌로 가는 혈류가 감소하게 되는데, 이는 비정상적인 상태를 정상적인 상태로 돌려 균형을 잡기 위한 과정이므로 고혈압을 병으로 봐서는 안 된다고 주장한다.

한국 의철학회에서는 〈고혈압에 대한 의철학적 반성〉이라는 논문을 통해 고혈압을 병으로 볼 것인지에 대해 근본적인 문제 제기를 하고 있다.[5] 그러면서 고혈압을 질병으로 볼 수 없는 이유를 다음과 같이 언급한다. 첫째, 혈압은 하루에도 수시로 달라진다. 걷거나 달릴 때와 쉴 때의 혈압은 다를 수밖에 없다. 하루에도 30~50mmHg 이상 오르내린다. 심지어 평소에는 괜찮다가 병원에만 가면 혈압이 올라가는 사람도 있는데, 어느 특정 시점에서 잰 혈압을 가지고 병적 징후로 볼 수 있을지 의문이다. 둘째, 혈압 측정 자체에 오류가 많아서 정확한 혈압 측정이 생각보다 쉽지 않다. 우리 몸의 혈압은 각기 다르다. 좌우가 다를 뿐 아니라 측정하는 부위에 따라 다르게 나타난다. 실제 어딘가 손상이 있다고 하면 혈압이 더 높을 수밖에 없다. 셋째, 고혈압이 문제가 아니라 합병증이 심각하다고 하는데, 그렇다면 원인을 찾아 합병증이 생기지 않도록 관리해야 한다. 그러나 현재 현대의학의 고혈압 치료는 강압제 외에 별다른 치료법이 없다.

고혈압의 대표적 합병증으로 신부전이나 심장질환을 들 수 있다. 신장 기능이 약해져 혈액이 탁해지고 이런 점성이 높은 혈액을 밀어내느라 압이 높아지면 고혈압 수치를 약물로 조절할 것이 아니라 신장을 튼튼하게 만들어 스스로 혈액을 정화하는 힘을 높이는 것이 바른 방향이다.

수치에 매달려 일희일비할 것이 아니라 고혈압이 무엇인지, 왜 몸이 고혈압을 만드는지 생각해 봐야 한다. 나트륨 공포와 소금 제한론의 근거가 되며 상식이라 여겼던 '고혈압'에 대한 근본적 관점의 전환이 필요한 시점이다. 이를 시작으로 무엇을 질병으로 볼 것인지, 건강이 과연 무엇인지에 대한 보다 근본적인 사유가 필요하다. 그리고 그 변화는 이미 시작되었다.

자연섭생법에서 보는
고혈압의 종류

고혈압에는 물과 소금 부족으로 신장이 제 역할을 못해 혈액이 탁해져 생기는 신장성 고혈압이 있다. 이런 경우 물과 소금이 들어가면 피가 맑아지면서 혈액의 흐름도 좋아져 혈압이 떨어진다. 문제는 심장이 약한 경우의 고혈압인데, 이때 소금을 먹게 되면 혈압이 더 오를 수 있다. 심장은 화기, 신장은 수기다. 약한 불씨를 너무 많은 물로 견제하면 불은 꺼지지 않으려고 반작용으로 발버둥을 친다. 결국 혈압이 더 높아지게 된다.

◈ 심장성 고혈압

먼저 심장성 고혈압의 특징은 얼굴색이 붉고 가슴에서 얼굴로 열감이 느껴진다. 얼굴이 붓고 땀이 많으며 자주 숨이 차고 숨이 잘 쉬어지지 않을 때가 있다. 새끼손가락과 날갯죽지 등 심장·소장 경락으로 이상이 생길 수 있다. 산소 공급을 받아야 심장에 열이 생기고 불을 붙일 수 있는데, 잘 타지 않아서 억지로 펌프질을 하다 보니 숨이 차고 가빠진다. 이때는 짠맛보다 심장을 영양하는 쓴맛을 가진 음식이 더 필요하다. 백인의 경우 가장 흔한 질환과 사망률 1위는 심장 관련 질환이다. 그래서 할리우드 영화를 보면 가슴을 움켜쥐고 숨을 헉헉거리다 쓰러지는 장면이 많이 나온다. 곡식으로는 수수가 좋고 고들빼기, 상추, 치커리 같은 쌉싸름한 채소가 좋다. 어깨 운동, 날갯죽지 운동으로 심장 경락을 풀어주는 등 심장을 튼튼히 하는 섭생을 하면 도움이 된다.

◈ 신장성 고혈압

우리나라 드라마에 자주 등장하는 고혈압은 뒷골이 당기고 눈알이 튀어 나올 것처럼 성질을 내다가 뒷목을 잡고 넘어가는 신장성 고혈압이다. 실제로 혈압이 높다고 자각하는 증상 가운데 대표적인 것이 뒷목이 뻐근하고 뒷골이 당기는 것이다. 인체의 뒤쪽은 신장과 짝을 이루는 방광이 주관하는 부위다. 얼굴이 거무튀튀하고 윤기가 없으며 몸이 잘 붓거나 쉽게 피곤함을 느낀다. 소변을 자주 보고 요통이 있고 염증과 탈모가 생긴다. 우리나라 사람들의 고혈압은 주로 이 경우 해당된다. 그러므로 염분과 수분 섭취를 충분히 하면서 허리 운동을 하고 등 뒤쪽을 풀어주면, 신장과 방광이 튼튼해지면서 탁했던 혈액이 맑아지고 혈류도 좋아져 몸 입장에서 혈압을 높일 이유가 없어진다. 실제 사례에서도 물과 소금 섭취를 늘리면 눈이 시원해지고 뒷목과 뒷골 당김이 편안해지면서 혈압이 좋아지는 경우가 많다. 같은 신장 이상 증상인 요통도 사라지고 전립선 기능도 좋아진다. 싱겁게 먹으면 혈압 수치가 떨어질 수 있지만 건강과는 점점 더 멀어질 수 있다. 싱겁게 먹는데 물은 열심히 마시면 이뇨 작용이 심해져 체액이 부족해지고 밀어내는 힘도 약해져 혈관이 막힐 수 있다.

50대 후반 K씨의 경우 50대 초반부터 고혈압약을 복용했다. 늘 뒷골이 당기고 눈이 뻑뻑한 느낌이 있었다. 신우염, 방광염을 앓았고 허리도 좋지 않았다. 고지혈증과 콜레스테롤 수치도 높은 편이었다. 만성위염이 있어 소화도 안 되고 잠을 자도 피곤이 풀리지 않아서 만성피로에 시달리고 있었다. 가족 가운데 뇌졸중 환자가 있어 혈압 수치에 늘 신경을 쓰며 지냈다. 고혈압 진단 이후 육류도 줄이고 채식 위주의 저염식을 계속해 왔는데 변비가 생기고 탈모가 심해지고 전립선에 문제가 있어 깊은 잠을 잘 수 없는 등 전반적으로 체력과 컨디션이 안 좋은 상태였다. 혈압약을 먹으면서부터 힘을 쓰지 못하는 것 같다고 했다. 그는 평생 혈압약을 먹어야 한다는 것은 약으로 고칠 수 없다는 것 아니겠느냐고 하면서 다른 방법을 찾다가 지인의 소개로 교육 과정에 참여하게 되었다. 그 후 평소 국물이나 찌개류를 좋아하고 돼지고기를 즐겼던 이유가 모두 몸이 필요로 하기 때문이라는 사실을 알게 되었다. 그래서 음식은 간간하게 먹고 좋은 소금을 따로 챙겨먹었다. 하루 30분 이상 바른 자세로 걷기 운동을 했고 틈틈이 허리 운동, 목 운동, 어깨 운동을 해주었다. 처음에는 수치가 살짝 오르는 듯해 불안하기도 했지만 혈액량이 늘고 혈관이 깨끗해지는 과정으로 여기고 지켜보기로 했다. 머지않아 무겁던 몸이 가벼워졌고 혈압도 안정적으로 되었다. 혈압약이 필요하지 않다는 생각이 들자 스스로 끊었다. 그리고 6개월 뒤 혈압계를 아예 잊어버리고 살 만큼 건강을 되찾았다. 이후로도 13년째 소금 섭생을 꾸준히 하면서 건강관리를 하고 있다.

◆ 조절력, 심포·삼초가 약해 생기는 고혈압

혈압 수치가 들쭉날쭉하다. 불안초조 증상이 심해 혈압계만 대면 일시적으로 높아지는 것이 특징이다. 병원과 집에서 잰 혈압 차이가 많이 난다. 손이 저리거나 어깨가 무겁고 아프다. 입맛이 없고 매사에 의욕이 없다. 목에 이물감이 있고 잔기침을 하고 항상 예민한 편이다. 적응력, 조절력이 약해 새로운 것을 받아들이고 적응하는 데 힘이 든다. 소량의 소금으로도 격한 반응이 나올 수 있으니 따로 소금을 먹기보다는 음식에 넣어 먹으면서 힘이 생기면 나중에 다시 시도해 보는 것이 좋다. 상화기운 음식으로 몸을 따뜻하게 하고 어깨 운동을 비롯한 관절 운동으로 심포·삼초 기능을 강화시킨다.

4장

소금은 어떻게 공공의 적이 되었는가
: 짠맛에 대한 치명적 오해

◇ 소금을 두려워하는 첫 번째 세대

의료계나 학계뿐 아니라 모든 매체가 총동원되어 나트륨 섭취를 경고하고 있다. 정부기관까지 나서서 저염식을 홍보하는 것을 보면 과학적으로 확실한 근거가 있을 거라는 생각이 든다. 그런데 관련 연구를 아무리 찾아봐도 논리적 근거를 찾아보기가 어렵다. 동물 실험에서 혈중 염도가 0.3%인 실험쥐에게 인간 기준으로 보면 수십 배에 달하는 소금을 주입하고 얻은 결과를 사람에게 그대로 적용하는 게 옳은지도 의문이다. 사람을 대상으로 한 역학 조사도 조사 방식에 문제가 많고, 다른 변수를 고려하지 못했다는 비판을 받는 것도 많다. 또한 혈압이 정상인 사람의 경우 소금 섭취가 늘어도 혈압에는 큰 변동이 없다.

여러 연구 결과를 보면 염감수성과 염저항성이 두 부류로 나뉘는데, 소금 섭취가 혈압을 올리는 경우도 있지만 전혀 영향을 미치지 않는 경우도 있다. 소금 섭취가 혈압을 올리는 데 영향을 미치는 사람이 절반, 소금 섭취를 줄여도 혈압에 아무런 변화가 없는 사람이 세상의 절반이라는 것이 최근 밝혀진 연구 결과다.

미국 음식평론가 제프리 스타인가튼^{Jeffrey L. Steingarten}은 지금 세대를 '세계 창조 이후 소금을 지나치게 두려워하는 첫 번째 세대'라고 부르며 소금에 대한 지나친 걱정을 비판한다. 또한 "미국의 공중보건기관이 소금을 싫어하는 이유를 알아야 되겠다고 마음먹고 지난 10여 년간 '소금과 고혈압 관련 의학 연구' 결과를 찾아 읽었지만 연구 결과를 다 읽은 뒤에도 그럴듯한 근거를 찾을 수 없었다"라고 하면서 이제는 소금에 대한 오해를 풀어야 한다고 말한다.[1] 굳이 그의 주장이 아니더라도 누구나 소금에 대해 알아보고, 소금과 건강 관련 연구를 주의 깊게 살펴보면 같은 결론에 도달하게 될 것이다.

소금을 고혈압과 관련시켜 다루기 시작했을 때 대부분의 학자는 나트륨보다 염화물에 관심을 두었다. 1940년대에는 소금 섭취를 줄이면서 나타난 긍정적 결과에 대해 "병상에서 휴식을 취하고 지속적으로 의학적 관심을 가졌기 때문이다"라고 결론지으면서 소금은 사람들의 관심에서 멀어졌다. 과학적 근거로 인용된 실험 가운데 당시 비판을 받고 폐기된 것도 많다.

1945년 '윌리엄 켐프너 실험'도 그런 사례 가운데 하나다. 그는 고혈압이 나트륨 때문임을 증명하기 위해 환자 500명을 대상으로 단백질과 지방, 소금, 물 등을 극도로 제한하고 칼륨 함량만 높인 채소와 과일 위주의 식단을 처방하는 치료를 실시했다. 켐프너는 이 치료로 환자들이 호전되었다고 보고했지만, 이후 많은 환자가 사망했고 수백 명의 환자가 증상이 악화되어 절반 이상 이 치료를 거부한 것으로 밝혀졌다.

소금과 고혈압 관련 연구로 '루이스 달Lewis Dahl의 실험'이 있다. 그는 소금이 인간에게 고혈압을 일으키는 원인이라고 공식적으로 선언한 첫 인물로 알려져 있는데, 1950년대 실험쥐에게 소금을 먹였을 때 고혈압이 어떻게 진행되는지 연구했다. 소금이 고혈압을 유발한다는 실험 결과를 발표했지만 실험 과정에서 미국인이 먹는 소금 양의 50배와 맞먹는 양을 쥐에게 먹였다고 알려지면서 실험 자체의 문제점이 공개되었다.

이후에도 국내외 실험에서 인간 기준으로 수십 배에 달하는 소금 양을 투여했던 것으로 밝혀졌는데, 심지어 수분 섭취를 제한하거나 배설을 할 수 없게 만드는 등 실험 설정 자체에 문제가 많았다. 실험 과정에 문제가 없었다고 하더라도 동물 실험이 인간에게만 존재하는 고혈압을 이해하는 데 과연 적절한지, 그 결과를 인간에게 그대로 적용할 수 있는지 생각해 봐야 할 문제다.

앞서 언급한 것 외에도 수많은 논란이 있었지만, 이런 동물 실험의 연구들은 1970년대 국립건강기관이 나서서 소금 섭취 제한을 권고하는 과학적 배경이 되었다. 이때부터 미국에서는 본격적으로 나트륨 섭취량을 제한하는 등 정책적 차원에서 개입하기 시작했다.

◈ 고혈압의 '발명' 또는 '발견'

과학적 사실로 증명되었다는 많은 연구는 그것을 반증할 새로운 연구 결과가 나오면 언제든지 뒤집힐 수 있는 유통기한이 짧은 지식이다. 연구와 실험 자체에 여러 오류가 있고 대체로 추측에 바탕을 둔 것이 많다. 다른 식습관과 비만 등 사회적 요소, 유전적 요소를 고려하지 않았으므로 무시해도 될 정도다. 소금에 대한 나쁜 평판이 만들어진 과정은 현대의학의 역사와 관련이 깊다. 특히 '고혈압의 발견'은 현대의학사에서 여러 가지로 주목할 만한 사건이었다.

고혈압을 질병으로 보고 관리할 것이냐 말 것이냐를 두고 계속 논쟁을 벌여 오다가 1954년 영국 의사 조지 피커링George Pickering이 논쟁에서 승리하면서 정상인이라도 혈압이 높으면 예방의학 차원에서 혈압약을 복용해야 하는 것으로 결론이 났다. 이전까지 의학계는 환자와 정상인은 구별되며, 의사는 환자만 치료하면 된다는 것이 정설이었다. 그러나 표준 혈압 개념이 등장하면서 별다른 증상이나 병이 없는 정상인도 혈압이 평균보다 높으면 무조건 약을 복용하게 되었다. 그 바람에 건강상 문제가 없던 수천만 명의 미국인이 하루아침에 고혈압 환자가 되었고, 평생 혈압약을 먹어야 하는 대상자가 되었다. 후일 피커링이 논쟁에서 승리하는 데 제약회사의 지원이 있었음이 드러났다. 지금까지도 고혈압약은 황금알을 낳는 거위로 불리며 전 세계에서 가장 많이 팔리는 약 가운데 하나다.

이런 과정을 들여다보면 저염식 정책이 소금 자체의 문제 때문만이 아님을 알 수 있다. 과학과 의학도 결국 사회의 일부분이다. 사회적 맥락을 벗어나 그것 자체로 존재하는 과학이나 의학은 없다. 소금의 유해성에 대한 '과학적' 증명으로 불리는 실험과 연구 결과는 그 자체로 오류가 많고 결과에 대한 반론도 늘 있어 왔지만, 그것에 대해서는 널리 알려지지 않았다.

1988년 이뤄진 대규모 연구 '인터솔트 스터디Intersalt Study'도 그중 하나다. 이 연구는 소금과 혈압의 상관관계를 부정하는 광범위한 역학조사로 불리는데, 소금 억제론의 관점에서 시작되었다. 32개 국 52개 지역에서 20~59세 남녀 10,079명을 대상으로 연구한 결과, 48개 센터를 통틀어 소금 섭취와 혈압 변화 사이에 일관된 관계성을 찾을 수 없었다. 심지어 소금 섭취량이 많은 지역에서 혈압이 더 낮은 결과가 나오기도 했다. 그러다 보니 소금 섭취와 고혈압은 상관관계가 약하다는 보고서를 내놓을 수밖에 없었다.

같은 해 《영국 의학회지BMJ, British Medical Journal》에 "소금이 고혈압에 미치는 영향은 매우 적다"라는 내용의 논문이 발표되었는데, 루이스 달에서 인터솔트 연구 결과에 이르기까지 소금 섭취와 혈압의 상관관계에 대한 많은 논쟁과 연구 결과를 보면 소금 섭취를 줄여 혈압을 낮춘다는 것은 그 근거가 빈약하다고 했다. 또한 소금 섭취를 줄이는 것에 대한 안전성이 확인되지 않았으므로 지나치게 낮은 소금 섭취에 대한 위험성 역시 고려해야 한다고 강조했다.

저염식을 주장하는 쪽에서는 소금은 적게 먹을수록 좋고 최소한의 소금으로 생명 유지가 가능하다고 주장한다. 그러면서 그 근거로 문명화되지 않은 원시부족은 만성질환에 걸리지 않는다는 사실과 그 원인으로 소금 섭취량이 적다는 점을 들고 있다. 그런데여기에는 중요한 허점이 있다. 원시부족에게 만성질환이 나타나지는 않지만 평균 수명이 30~40대로 너무 짧다. 고혈압 등 심혈관계 질환, 당뇨와 같은 만성질환은 보통 노화와 동시에 진행되는 경우가 많은데, 원시부족은 만성질환이 나타나기 전 이른 나이에 사망한 셈이다.

인류 조상의 소금 섭취량은 2.5g 정도였던 것으로 추정된다. 이 추정의 근거는 원시부족인 부시먼족, 에스키모인, 야노마모족 등의 하루 평균 섭취량이다. 특히 아마존 인디언 야노마모족은 하루 평균 섭취량이 0.25g으로 거의 무염에 가까우며, 평균 혈압이 95/57mmHg으로 아주 이상적이었다고 알려져 있다. 이런 원시부족은 소금 섭취량만 적은 게 아니라 식생활, 자연환경 등 모든 면에서 생활 자체가 현대인과 너무 다르다. 야노마모 인디언은 열대 우림에서 온종일 몸을 쓴다. 만성질환은 없을지 모르지만 잔인하고 호전적이며 인구의 절반이 폭력과 살인을 하고 학살 전쟁을 벌여 수명이 길지 않다. 오히려 소금 부족 때문에 그런 것이 아닌가 싶을 만큼 그 행동이 잔인하고 엽기적이다.

소금을 따로 먹지 않는다는 에스키모인도 고혈압이 없는 것으로 유명하지만 평균 수명이 40대를 넘기지 못한다. 고혈압이 생기기 전 나이에 모두 사망하는 셈이다. 그에 반해 소금 섭취량이 많기로 유명한 독일(하루 25g)과 일본의 장수 지역 주민들은 세계보건기구 권장량의 5~6배를 섭취하지만 오히려 건강하게 장수하는 것으로 알려져 있다.

⬡ 더 단순하게, 자극적으로 반복 재생

하루가 멀다 하고 온갖 건강 정보가 쏟아져 나오고 있다. 식품 가운데 만병통치약처럼 찬양의 대상이 되는 것도 있고, 만병의 근원처럼 비난 받는 것도 있다. 소금, 설탕, 지방은 후자의 대표 주자다. 그중 소금은 지난 수십 년간 공격의 대상이 되어 왔다. 관련 방송의 타이틀부터 대단히 자극적이다. 소리 없는 살인자, 나트륨 중독, 내 몸을 망치는, 죽음의 그림자, 백색공포, 밥상 위의 전쟁 등 제목만으로도 어떤 내용인지 짐작이 갈 정도다.

그러나 무시무시한 제목과 달리 막상 내용을 들여다보면 실소를 금하지 않을 수 없는 것이 많다. 실험자 한두 명의 사례를 일반화한 경우도 많고, 비교 대상이 적절치 않고 편파적인 것도 많다. '나트륨 섭취가 성인병의 원인'이라는 것을 보여주려면 모든 조건이 동일한 상태에서 나트륨 섭취량만 다르게 하고 그 차이점을 비교해야 신빙성이 있다. 그럼에도 대부분의 프로그램은 그런 기본을 지키지 않는다. '저염식은 건강식'이라는 인식을 심어주기 위해 저염식단은 유기농 채소와 신선한 과일 등으로 표현하고 소금은 육식이나 가공식품, 패스트푸드를 폭식하거나 과식해서 비만에 시달리는 모습으로 연결시켜 도식화한다.

종편의 한 프로그램에서 〈침묵의 살인자, 소금〉이라는 타이틀로 표본 실험을 했다. 실험 대상은 30대 직장인 남성으로 평소 햄이나 삼겹살, 가공식품 등 육식 위주의 식사를 하고 과체중이었다. 실험 전에 혈압을 쟀을 때 174mmHg이었는데 2주간 저염식 식사를 한 뒤 137mmHg로 떨어졌다. 이 결과를 갖고 혈압과 함께 다른 건강 지표도 좋아졌다면서 저염식의 효과라고 결론지었다.

사실 수치만 보면 그럴듯해 보이지만 그 내용을 좀 더 자세히 들여다보면 그렇지가 않다. 저염식이 혈압을 떨어뜨린다는 것을 보여주려면 다른 조건은 그대로 두고 염분 섭취량만 변화를 줘야 한다. 즉 똑같이 생활하고 같은 음식을 먹으면서 소금 양만 조절해야 비교가 가능하다. 그러나 실험에 참여한 남성은 가공식품과 육류를 위주로 하던 식단을 채소 위주로 완전히 바꾸고 소식을 했다. 같은 음식에서 염분만 줄이는 것이 아니라 음식의 종류 자체를 바꾸고 식사량을 대폭 줄였다. 또한 전혀 운동을 하지 않던 사람에게 하루 한 시간씩 운동을 하게 했다. 이런 경우 혈압이 떨어졌을 때 저염식 때문이라고 말할 수 있을까? 운동 효과일까, 아니면 소식 때문일까?

공중파의 인기 건강 프로그램에서도 비슷한 사례가 등장한다. 직업, 나이, 생활습관이 전혀 다른 20대와 40대 중반의 두 남성이 비교 대상이다. 같은 직업군에 연령과 생활 패턴이 비슷한 사람이라고 해도 또 다른 변수가 있기 마련인데, 극과 극이라고 할 만한 두 사람을 비교하는 것이 타당할까?

20대 남성은 헬스트레이너로 기본적으로 운동을 꾸준히 하고 규칙적인 생활습관을 가지고 있다. 비교 대상인 40대 중반의 남성은 사진 스튜디오를 운영하는데 거의 매일 밤늦게까지 작업하느라 식사 시간이 일정치 않고 배달 음식 위주로 급하게 식사를 한다. 또한 생활이 불규칙해서 따로 운동할 시간이 없다. 사례 실험은 이 두 사람이 먹는 음식에서 나트륨 양을 비교하고 혈압을 비롯한 각종 검사 수치를 비교한다. 40대 남성은 혈압이 높고 20대 남성은 정상 혈압이다. 누가 봐도 비교 대상으로 무리가 있지만 결론만큼은 단호하다. 답정너. "나트륨은 나쁘다. 짜게 먹으면 고혈압 생긴다. 건강하려면 저염식을 해야 한다."

객관적인 사실, 팩트를 보도할 것 같은 뉴스도 상황은 비슷하다. 의학 관련 뉴스는 일반 대중을 대상으로 하기 때문에 어느 정도의 단순화는 예상할 수 있다. 그렇다고 해도 전후 맥락은 생략하고 통계 수치만 내세우거나 데이터의 근거를 제대로 제시하지 않는 경우가 많다.

"짜게 먹으면 위암 발병률을 2.5배 높인다" "나트륨 5g 줄이면 건강 수명 10년 연장" "나트륨 3g 줄이면 연간 의료비 3조 원 절약" 같은 기사를 흔히 볼 수 있다. 하루에도 엄청나게 쏟아지는 기사 사이에서 눈길을 사로잡아야 하다 보니 제목이 모두 자극적이다. "비만의 적, 나트륨""짜게 먹으면 뼈에 구멍""짜게 먹으면 간도 망가진다"처럼 제목만 봐도 무시무시하다. 자극적인 제목에 비해 기사 내용은 빈약하기 짝이 없지만, 그렇게 보도된 기사는 공인된 사실처럼 여러 매체를 통해 복사되고 반복 재생된다. 논문의 실제 내용, 데이터의 이론적 근거가 얼마나 타당한가는 별로 중요하지 않다.

"짜게 먹으면 백내장 발병 위험 높아진다" 같은 기사의 경우를 살펴보면 어이가 없을 정도다. 제목만 봐서는 '짜게 먹으면 백내장까지 생기는구나'라는 생각이 든다. 그런데 제목과 달리 실제 내용을 살펴보면 그렇지가 않다. 실험한 네 그룹 가운데 최상위 그룹과 하위 그룹의 차이는 1.1배다. 즉 아주 짜게 먹는 그룹과 싱겁게 먹는 그룹의 차이는 1.1배로, 거의 차이가 없다. 이 기사의 제목처럼 짜게 먹으면 백내장 발병 위험이 높아진다고 단정지을 수 있을지 의문이다(《연합뉴스》, 2015년 9월 2일).

소금 공포증은 교양 프로그램이나 뉴스 기사에만 있는 것이 아니다. 드라마나 예능 프로그램도 예외는 아니다. 직접적으로 메시지를 전달하는 기사나 보도 형식의 프로그램이 아니라 드라마 대사나 예능 프로그램의 자막으로 은연중에 등장하다 보니 자연스럽게 소금에 대해 부정적 이미지를 갖게 된다.

나트륨줄이기운동본부에서는 언론사뿐 아니라 각종 대중 매체와 관공서, 생활 전반에 걸쳐 대대적으로 캠페인을 벌여 왔다. 시사교양, 정보, 예능, 드라마 등 다양한 포맷의 TV 프로그램과 라디오, 인터넷, SNS, 버스와 지하철 광고판에도 등장한다. 또한 방송작가협회와 협조하여 교양연예, 인기 드라마 등에서도 정책적으로 나트륨 줄이기 메시지를 계속 노출하고 있다.[2] 그 덕분에 일일드라마와 주말연속극에서도 "짜게 먹으면 안 돼"라는 대사를 심심찮게 들을 수 있었다. 한때 국민 드라마로 불린 〈넝쿨째 굴러온 당신〉 등 인기 드라마도 예외는 아니었다. 드라마를 보는 도중 자연스럽게 흘러나오는 메시지라 은연중에 머릿속에 각인된다. 나트륨 공포는 생각보다 우리 생활 깊숙한 곳까지 들어와 있고, 부정적 이미지로 반복 재생되다 보니 그 오해를 풀기가 쉽지가 않다. 가히 세뇌라 부를 만하다.

◇ 숫자로 보여주면 믿는다?

우리는 하루에도 수많은 숫자를 만난다. 뉴스나 인터넷을 통해 부동산 가격, 금리, 주가, 실업률 등등 대부분의 정보를 숫자로 얻는다. 이처럼 수치화된 정보에 너무 익숙해져 있다 보니 숫자로 되어 있지 않으면 그 내용을 파악하는 데 어려움을 겪는다. 레시피에서 제시하는 물의 양, 소금 양 등에 신경 쓰다 보니 정작 간을 보는 것에 둔감해졌다. 수치화된 정보는 있는 그대로 객관적인 사실을 보여준다고 생각하지만 나름 가공해 만들어낸 것들이다. 숫자를 들으면 쉽게 이해될지 모르지만 만든 쪽에서 살짝만 조작해도 알아차리기가 쉽지 않다.

통계의 허상과 오류

통계를 제대로 읽어내려면 내용도 중요하지만 누가 만들었는지, 왜 만들었는지도 함께 살펴봐야 한다. 데이터를 산출하는 데 드는 적지 않은 비용을 감수하고 통계를 만들었을 때는 반드시 목적이 있기 때문이다. 모든 통계는 일단 의심해 봐야 한다. 국가기관이 낸 통계라고 해서 예외가 될 수 없다. 국가 통계가 있는데도 이해당사자가 따로 발표한 통계라면 더욱 의심해 봐야 한다. 의학 관련 통계는 제약회사의 후원을 받은 것이 많다. 통계학에 대한 지식이 없는 일반 사람은 자신의 지능과 무관하게 반쪽짜리 통계와 의도적으로 잘못 해석한 통계에 기만당할 위험이 크다고 하겠다. 통계나 확률 문제는 상식이나 직관이 전혀 도움이 되지 않는 경우가 많다고 할 수 있다.[3]

황승식 인하대학교 의대 교수는 최근 서울대학교 의과대학에서 강연할 때 미국과 독일 병원에서 통계의 맥락을 몰라 벌어진 해프닝과 사고를 모아 발표했다.

그 사례 가운데 하나가 외국 병원들이 건강검진을 할 때 "유방

X선 촬영을 하면 유방암 사망자가 25% 줄어든다"라고 홍보한 경우다. 이 통계를 본 사람들은 보통 여성 100명 중 유방암 사망자를 25명이나 줄일 수 있다고 생각한다. 그러나 이는 통계를 잘못 해석한 오해일 뿐이다. 실제 줄어든 사망률은 불과 0.1%다. 그럼 백분율 0.1%가 어떻게 25%로 둔갑했을까? 독일에서 여성 28만 명을 조사했더니 유방 촬영술을 받지 않은 여성은 1,000명당 4명이 유방암으로 사망했지만, 유방 촬영술을 받은 여성은 1,000명당 사망자가 3명에 그쳤다. 유방 촬영술이 4명의 유방암 사망자를 3명으로 줄였으니, 유방 촬영술이 4분의 1에 해당하는 25%의 예방 효과가 있다고 주장한 것이다. 이는 완벽한 통계의 오류다. 유방 촬영술로 유방암 예방 효과를 입은 여성은 1,000명당 1명이므로, 백분율로는 25%가 아닌 0.1%에 불과하다.

황 교수는 "의사들이 통계에 무지한 '통계 맹'이어서 각종 질병 통계의 정확한 의미를 모르는 경우가 많다. 국내에서는 아직 정확한 실태조차 파악되지 않아서 우려된다"라고 말했다. 통계의 수치만 단순 비교하지 말고 맥락과 내용을 살펴볼 필요가 있다.

끊임없이 일어나는 데이터 조작

의사들이 처방이나 진단의 근거로 삼는 각종 통계나 데이터 가운데 상당수는 제약회사의 후원을 받은 학회나 연구기관에서 제공한 것이다. 실험이나 연구로 데이터를 확보하는 작업에는 막대한 비용이 들어간다. 그래서 자본의 영향에 따라 움직일 수밖에 없고, 그 연구비를 대는 집단의 이익에 유리하도록 결과가 만들어진다. 한때 세간을 떠들썩하게 만들었던 황우석 박사의 줄기세포 사건, 최근 수백 명을 죽음으로 몰고 간 가습기 살균제 사건 등 데이터 조작 사건이 끊이지 않고 일어나고 있다.

일본에서는 2013년 고혈압 수치와 관련된 조작 사건이 발생해 열도가 들끓었다.[4] 의과대학 4곳과 제약회사 노바티스 파머가 짜고 혈압약 데이터를 조작한 것이다. 일본에서 널리 판매된 혈압약 '발사르탄'의 데이터 논문이 조작되었으며, 그 연구팀에 제약회사 직원이 있었다는 사실도 밝혀졌다. 일본 고혈압학회는 "부정한 데이터 조작은 없었다"라고 부인했지만, 2014년 후생노동성은 노바티스 파머를 약사법 위반으로 도쿄 지검에 고발했다. 고혈압 가이드라인을 만드는 위원 전원에게 거액의 기부금이 전달되고(2004년), 고혈압과 고콜레스테롤의 가이드라인을 만드는 의사들 가운데 90%가 제약회사로부터 기부금을 받아서 논란이 된 적도 있다(2008년).

과학적 근거라는 이름 아래 화려한 통계 수치를 제시하지만 결국은 하나의 가설이자 추정이고 확률일 뿐이다. 목적에 따라 의도한 부분을 증명하기 위해 숫자는 얼마든지 재가공될 수 있다. 무엇을 부각시킬 것인가에 따라 실험 자체를 고안하고 표본을 선정하고 데이터를 얻는 과정에서 수치는 달라질 수밖에 없다.

제약회사, 대기업 등의 지원을 받은 대학과 연구소가 의뢰인의 입맛에 맞는 연구 결과를 내놓는다는 것은 공공연한 사실이다. 수치 조작 스캔들, 연구 부정, 엉터리 실험 같은 사건이 터질 때마다 사람들은 다시금 깨닫는다. 수치에 속으면 안 되고, 숫자를 믿지 말아야 한다고.

◈ 소금과의 전쟁, 이제는 끝내야 할 때

소금에 대해 비판 일색이던 분위기에 조금씩 변화가 감지되고 있다. 최근에는 저염식이 무조건 좋은 게 아니라는 연구 결과가 언론에 보도되기 시작했다. 우리나라에서는 최근에야 소개되고 있지만, 미국과 유럽을 비롯한 다른 나라에서는 소금 제한론을 우려하는 목소리가 있어 왔다. 저염식 정책은 건강에 전혀 도움이 되지 않으며, 심지어 위험하다고까지 주장하는 의료 전문가와 학자들이 점차 목소리를 높이고 있다.[5] 소금 섭취량을 인위적으로 제한한다는 것이 과학적으로 타당하지 않고, 무엇보다 현실적으로 불가능하다는 주장이 설득력을 얻고 있다. 소금의 위험성만 강조하다 보니 정작 염분이 필요한 사람마저 충분한 양을 섭취하지 못해 오히려 건강을 해치고 있다면서 저염식 정책을 중단해야 한다는 목소리가 날로 커지고 있는 상황이다.

"비타민 C의 결핍은 특정 질환을 일으킬 뿐이지만, 염분의 결핍은 생명을 위협한다. 일본인의 고혈압증은 98% 이상이 소금과 관계가 없다. 신장이나 호르몬, 혈관, 혈액의 문제다. 대다수 일본인에게 염분을 감량하는 것은 의미가 없고, 오히려 염분 감량은 건강에 큰 위험을 초래할 가능성이 높다."

미국 심장학회와 고혈압학회의 최고상이라 불리는 지바상을 수상한 아오키 규조 박사의 말이다.[6] 일본과 미국, 유럽의 의사와 영양학자, 건강 칼럼니스트 가운데서도 저염식 정책의 위험을 경고하는 사람이 많다. 일본뿐 아니라 우리나라도 블로그나 책을 통해 소금의 필요성을 강조하는 의사와 한의사가 늘고 있다.

해외 여러 매체와 연구에서도 과학적 근거가 없는 저염식 정책은 이제 그만둬야 한다는 주장을 어렵지 않게 볼 수 있다.[7] 미국의 학연구소[IOM]에서는 '하루 염분 섭취량 5.8g 미만'이라는 미국의 가이드라인이 근거 없이 만들어진 것이라고 발표했다. IOM 전문위원회는 염분 섭취와 건강 문제에 대한 최근의 연구 보고들을 검토한 뒤 염분 섭취량 측정법에 한계가 있으며, 증례수가 부족하다는 등의 문제점을 지적했다. 또한 특정 질환이 있는 환자에게 소금 섭취를 3.7g 미만으로 제한해야 한다는 미국심장협회[AHA]의 권장안도 부정해 논란이 일었다.

여기에 저염식이 오히려 심혈관계 질환을 악화시키며 사망률까지 높인다는 연구 결과가 꾸준히 나오고 있어 저염식 정책에 반대하는 주장에 힘을 실어주고 있다. 영국 의학 전문지 《랜싯[Lancet]》의

최신호에 영국 연구팀이 49개국 13만 명의 소금 섭취량과 사망의 연관성을 분석한 결과 소금을 너무 적게 먹으면 오히려 몸에 안 좋다는 연구 결과를 발표했다. 논문 저자인 앤드류 멘테^{Andrew Mente} 박사는 "나트륨 섭취를 줄이면 혈압이 상대적으로 낮아지기는 하지만 더 큰 악영향이 생긴다. 핵심은 소금을 줄여 혈압을 낮추는 것보다 건강이 좋아지느냐의 여부다"라고 강조했다.[8]

최근에는 고혈압이 소금 섭취보다 체중 증가, 비만 등 다른 원인으로 생긴다는 연구 결과가 나오고 있다. 고혈압이 질병의 위험인자 가운데 하나인 것은 맞지만 반드시 질병을 일으킨다고 볼 수 없다는 주장도 있다. 고혈압이 모든 심장병과 뇌졸중 사망률에 직접적인 영향을 끼친다는 가정도 입증된 바가 없다. 나이가 들면 혈압이 어느 정도 올라가는 것은 자연스러운 현상이며, 인위적으로 혈압을 떨어뜨릴 때 오히려 더 위험해진다는 견해 역시 힘을 얻고 있다.

혈압이 높아도 일상생활을 건강하고 활기차게 영위하는 사람이 많다. 사람에게는 저마다의 고유한 혈압이 있다. 정상 혈압이라는 것을 설정해놓고 그 범위를 벗어난 모든 경우를 비정상으로 보면서 끊임없이 합병증 이야기를 듣다 보면 질병에 대한 공포가 커질 수밖에 없다. 고혈압과 소금 섭취와의 관계에 대한 연구 결과들을 보면 우리가 소금과 인체에 대해 얼마나 많은 오해를 하고 있는지 깨닫게 된다.

앞서 언급했듯 소금이 부족했을 때 생기는 위험을 경고하는 연구 결과도 많다.[8] 심혈관계 질환의 주범으로 알려졌던 소금이 오히려 심장병의 위험을 낮추고, 소금이 부족할 경우 심장마비나 심장 질환에 따른 사망률이 증가한다는 연구도 심심찮게 볼 수 있다. 저염식은 심장병, 뇌졸중, 고혈압에 도움이 되지 않으며, 오히려 심장병 환자의 사망 가능성을 높인다는 연구도 있다. 고혈압 환자들 가운데서도 소금을 적게 먹은 환자 그룹이 많이 먹은 그룹에 비해 심장마비를 일으킬 위험이 4배나 높은 것으로 나타났다.

소금이 부족하면 몸속 지방을 밖으로 배출시키지 못해 중성 지방이 쌓이고 단백질 침착으로 고지혈증이 생길 수 있다. 그리고 당뇨 환자가 소금 섭취를 줄이면 심장질환으로 사망할 확률이 높아지며, 조기 사망률도 높아진다고 한다.

미국의학협회American Medical Association에 따르면 저염식을 하는 사람들이 콜레스테롤과 트리글리세라이드 (혹은 중성지방), 레닌 등의 수치가 높은 것으로 확인되었다. 저염식은 혈압을 낮추지 못할뿐더러 지질 수치의 증가, 혈액의 오염, 비만을 야기하는 원인이 될 수도 있다는 것이다. 저염식을 할수록 살이 찌고 당뇨병에 걸릴 확률이 높다는 하버드대학교의 연구 결과도 있다. 국내 연구팀 역시 갑상선 환자들이 싱겁게 먹을 경우 전해질 균형이 깨져 위험해질 수 있음을 경고하면서 적당한 염분 섭취를 권장하고 있다. 이들은 갑상선암이나 당뇨병, 신장병 환자도 지나치게 싱겁게 먹는 것을 피하라고 강조한다.

🔷 기계적·분석적 사고로는 알 수 없는 생명의 전체성

'소금이 좋다/나쁘다' '하루 얼마를 먹어야 한다/먹지 말아야 한다'를 논하는 것은 낡은 사고다. 화학 용어가 등장하고 통계 수치가 나온다고 해서 모두 과학이 아니다. 무늬만 그럴듯한 불량 과학 bad science, junk science과 구분해야 한다. 이미 현대과학은 물질 중심에서 시스템 중심으로 전환되고 있는데, 사물이나 물질 자체의 속성보다 관계성을 연구하는 쪽으로 나아가고 있다. 입자 하나하나에 초점을 맞추는 것이 아니라 입자 간의 상호작용에 주목하고 있는 것이다.

사실 '소금이 나쁘다/그렇지 않다' '하루 섭취량 5g은 많다/적다'는 의미 없는 논쟁이다. 소금 논쟁에 앞서 우리는 그 '소금이 누구의 몸과 만나느냐'에 초점을 맞춰야 한다. 섭취하는 사람이 누구인지, 소금에 대해 어떤 생각을 가지고 있는지에 초점을 맞춘 뒤 소금과 몸, 양자의 상호작용에서 답을 찾아야 한다.

첨단과학을 기반으로 한 것처럼 보이는 현대의학은 한편으로 보면 그다지 과학적이지 않다. 현대의학의 과학적 토대는 분자생물학과 인체공학이다. 여기서는 사람의 몸과 마음을 이원화하고 철저히 기계적 관점에서 바라본다. 첨단 기계로 조직을 더 세분화하고 쪼개어 분자 단위까지 분석하고 들여다보면서 이상을 찾아낸다. 치료는 물질적으로 이상이 생긴 부분을 찾아내어 도려내거나 다른 것으로 교체하는 방식으로 진행된다. 호르몬 등의 물질 분비가 되지 않으면 외부에서 만들어 약물로 넣어준다. 의학의 발달처럼 보이는 것이 사실 기계와 기술의 발달이었다.

몸이 스스로 균형을 잡기 위해 만들어내는 여러 가지 반응에 대해 사람들은 이상 증세나 오류로 보고 없애거나 눌러놓는다. 몸이 염증과 싸우기 위해 체온을 끌어올리느라 열을 내면 해열제로 떨어뜨린다. 콧물이 나고 비염 증상이 있으면 항히스타민제를 써서 몸속 수분을 말려버린다. 이처럼 원인 해결 없이 증상만 눌러놓으면 다른 부분에 이상이 나타날 수밖에 없다.

현대의학은 인체의 아주 미세한 단위까지 들여다보고 분석해 내고 있지만 정작 그들 간의 관계성은 이해하지 못한다. 과학이 분석해주기 이전부터 이미 스스로 살리며 살아가고 있는 생명의 힘에 대해서는 주목하지 않고 있다. 이런 관점은 뉴턴과 데카르트로 대표되는 기계론, 이원론으로 더 이상 유효하지 않은 300년 전의 낡은 이론이다. 부분의 합이 전체이며 인체를 기계의 부속품을 바라보듯 하는 환원주의적 발상이다.

현대물리학, 수학과 화학 등 현대과학은 양자론과 상대성이론으로 진일보했고, 기계론과 이원론을 벗어난 지 이미 오래다. 토머스 쿤은《과학혁명의 구조》에서 과학은 이전의 이론과 지식 체계 위에서 단계적으로 발전하는 것이 아니라 새로운 이론이 낡은 이론을 무너뜨리며 혁명적으로 전환되는 것이라고 말한다. 그런데 굳이 기계론, 이원론을 고집할 필요가 있을까?

양자역학에서는 관찰자가 무엇을 보고자 하는지에 따라 같은 빛이 입자도 되고 파동도 된다. 절대적으로 입자 또는 파동으로 구분되는 고정불변이 아니라는 말이다. 관찰자를 떠나 절대적으로 그 자체로만 존재하는 객관은 없다. 무엇을 보고자 하는지, 어떤 관점을 갖고 있는지에 따라 다른 결과가 나온다.

육체와 정신은 분리되어 있지 않고, 몸과 마음은 끊임없이 서로 영향을 주고받는다. 바라보는 관점에 따라 같은 소금이 독도 되고 약도 된다. 즉 소금을 먹는 사람의 몸과의 상호작용에 따라 그 효과가 달라지는 것이다.

이제 우리는 소모적이고 비현실적 논쟁을 끝내고 소금을 바로 볼 때가 되었다. 우리가 과학이라고 믿으며 상식으로 알아 왔던 소금에 대한 이야기는 근거가 충분치 않은 일방적 주장에 지나지 않는 것이 많다. 개인의 특성이나 맥락을 고려하지 않은 단편적 분석이 대부분이다.

고혈압 수치보다 더 중요한 사실은 힘 있고 건강하게 사는 것이다. 소금의 위험성만 강조하고 저염식이 누구에게나 좋다는 정책을 펴다 보니 정작 소금이 부족했을 때 어떤 문제가 생기는지 간과해 왔다.

문제는 소금이 아니다. 소금을 바라보는, 소금을 둘러싼 불량 과학, 가짜 지식이다. 맥락은 빼놓은 채 수치와 통계로 포장된 죽은 지식이 아니라 이치에 맞는 진짜 과학이 필요하다. 낡은 과학의 눈으로 보면 애매모호하고 복잡한 일이지만 생명의 입장에서 보면 명쾌하고 자연스러운 일이다.

정상 또는 표준 수치보다 중요한 것은 감각을 깨우는 일이다. 몸의 지혜가 스스로 하도록 돕기만 하면 된다. 감각을 일깨우고 입맛을 살려 몸이 원할 때 원하는 만큼 먹으면 된다. 삶에서 삶으로 전해져 온 살아있는 지혜를 깨워 다시 소금을 만날 때가 되었다.

물과 소금이
'꼭' 필요한 경우

- 땀을 많이 흘렸을 때

- 입에 침이 마를 때

- 식탐이 많아지고 과식할 때

- 밤에 야식의 유혹을 뿌리치기 어려울 때

- 자꾸 고기가 당길 때

- 자꾸 라면이 먹고 싶을 때

- 수시로 군것질을 할 때

- 소화가 안 되고 가스 차거나 더부룩할 때

- 먹었는데도 허기가 가시지 않을 때

- 커피 마시고 잠이 오지 않을 때

- 폭식하거나 자꾸 급하게 먹을 때

- 술 마시기 전과 후

- 얼굴색이 맑지 않을 때

- 피부가 건조하고 가려울 때
- 탈모가 있고 머릿결이 좋지 않을 때
- 몸에 염증이 있을 때(염증으로 열이 날 때)
- 여드름, 등드름 등 피부 트러블이 심할 때

- 가슴이 두근거리고 안정이 안 될 때
- 종아리가 당기거나 다리에 쥐가 날 때
- 정수리, 뒷목이 뻐근하거나 뒷골이 당길 때
- 귀에서 소리가 날 때
- 어지럽거나 빈혈이 있을 때
- 몸에 종양이나 덩어리가 생길 때
- 요통이 있거나 등, 허리가 아플 때
- 소변을 자주 보거나 소변발이 약하고 시원하지 않을 때
- 눈이 뻑뻑하고 빠질 것처럼 아플 때

- 이유 없이 피곤하고 무기력할 때
- 지구력이 떨어질 때
- 자궁 등 생식기에 문제가 생겼을 때
- 전립선에 이상이 있을 때
- 불임 수술을 했을 때

- 발목을 자주 접질려 약해졌을 때

- 수족냉증이나 추위를 많이 탈 때

- 가래가 있거나 가래를 내뱉기 위해 기침이 날 때

- 뼈에 이상이 있거나 골절이나 인대에 손상이 있을 때

- 기억력이 나빠졌거나
  머리가 굳은 느낌이 들 때

- 머리가 무거울 때

- 수학, 과학 등 논리적인
  공부를 할 때

- 깊이 생각해야 할 때

- 말을 많이 하고 나서
  상기되었을 때

- 자꾸 부정적인
  생각이 들 때

- 무섭고 두려울 때

- 창의적인 작업을 할 때

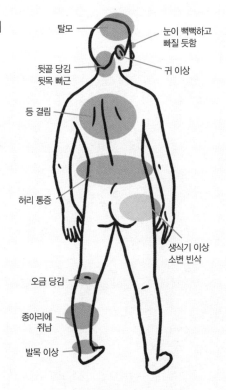

소금이 부족할 때 주요 신호

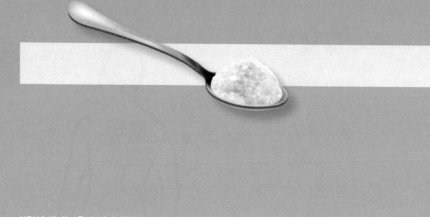

살면서 생기는 온갖 찌꺼기를 밖으로 짜낼 때도 소금과 물은 필수다. 소금과 관련된 수많은 사례 가운데서 특히 적극적으로 저염식을 하면서 건강을 잃었다가 소금 섭취를 늘리면서 건강을 되찾은 사례만을 모았다. 오행에서 수 기운, 신장·방광의 기운이 약해 생기는 증상들을 소금으로 다스린 사례라고 할 수 있다. 건강자립을 모토로 하는 센터의 특성상 단기간 스쳐 지나간 경우는 거의 없고 최소 3~6개월에서 10년 이상을 실천한 사례들을 지켜보고 관찰한 내용이다. 소금은 복잡한 퍼즐의 마지막 한 조각처럼 건강으로 가는 문을 여는 데 열쇠가 되어주었다. 보통 몸이 안 좋으면 여러 증상이 한꺼번에 나타나기 때문에 한 가지 병명이나 증상으로 인위적으로 분류하기가 쉽지 않아 한 가지 사례에 몇 가지 증상이 함께 섞여 있다. 소금이 아무리 중요하다고 해도 음식으로 다른 영양분을 고루 섭취해야 하는 것이 기본이다. 여기에 곡식 중심의 기본 영양과 입맛대로 먹고 싶은 것 먹기, 이 책에 간단히 소개하고 있는 운동법과 걷기, 몸속 체온 올리기 등 생활습관의 변화가 병행되어야 한다. 오행 원리가 생소한 사람은 앞서 언급한 맛의 원리를 참고하면 이해하는 데 도움이 될 것이다.

2부

내 몸을 살리는
최강의 '소금 사용설명서'

5장

내 몸은 소금을 원한다
: 맑고 깨끗하게, 염증 제로

병명이 무엇이든 간에 병을 고치는 것보다 건강하고 힘 있게 사는 것이 더 중요하다. 당뇨나 혈당 수치, 피부 반응 하나하나에 일희일비하지 않고 자기 몸을 통으로 이해하고 몸의 뿌리를 튼튼히 하면서 균형을 맞춰 나가다 보면 증상은 저절로 좋아진다. 체력이 있어야 투병도 할 수 있고, 체력을 키우려면 무엇보다 잘 먹어야 한다.

잘 먹는다는 것은 영양학 이론에 따라 먹는 것이 아니라 정말 몸이 원하는 것을 섭취하는 일이다. 몸과 소통하면서 입맛과 몸 맛을 살려 몸이 원하는 것을 먹자. 과하게 먹었거나 몸이 원하지 않는

엉뚱한 것이 들어와서 필요 없다 싶으면 몸이 알아서 빼낸다. '짜게 먹어야 한다'가 아니라 '짭짤한 것이 당긴다', '소금을 먹어야 한다'가 아니라 '내 몸이 소금을 원한다'가 맞다. 내 몸의 신호를 읽어 필요한 만큼 충분히 채워준다면, 그 조건만 만들어준다면 몸은 스스로를 살려낼 수 있다.

⬡ 소금, 생명의 바탕 재료

소금은 소곰에서 나온 순수 우리말이다. 나트륨의 다른 이름인 소듐sodium도 소곰과 발음이 비슷하다. 소금의 독일어인 짤즈salz는 우리말의 '짠' '짤'과 발음이 거의 같다. 소금은 한자로 小金이기도 하고 素金이기도 하다. 소금의 소素는 '희다'는 뜻뿐 아니라 근본, 본질이라는 뜻도 갖고 있다. 제품, 건축물의 소재素材, 원소元素처럼 주가 되는, 바탕이 되는 재료를 뜻한다. 이처럼 소금은 생명을 만드는 근본 물질, 바탕 재료로 우리 몸의 중요한 구성 원소이기도 하다.

동식물을 비롯해 생명 있는 모든 것은 정도의 차이만 있을 뿐 모두 염분을 가지고 있다. 소금이 물과 함께 우리 몸을 돌아 나오면 몸속은 깨끗이 정화되면서 맑아진다. 본래의 바탕을 회복하여 순수한素 상태가 되는 것이다.

우리 몸의 세포는 바다에서 왔다. 혈액이 바닷물과 비슷한 성분을 지니고 있는 것은 인체를 구성하는 세포가 바다에서 생겨났기 때문이다. 태아는 자궁 속에서 어류, 파충류, 포유류와 흡사한 단계를 거쳐 영장류로 자라난다. 지구상 모든 생명체는 바다에서 비롯되었고, 소금물에서 나고 자란다. 사람도 바닷물과 같은 성분인 양수에서 자라 세상에 나온다. 최초의 단세포 생물에서 세포 생물, 물고기뿐 아니라 사람까지 모두 소금물에서 자라는 셈이다.

이런 몸속 바다를 정상적으로 유지하려면 반드시 소금이 필요하다. 사람의 체액 염도는 원시 바다와 같은 0.9%다. 혈액과 림프액, 눈물, 콧물, 땀, 오줌, 침, 정액까지 사람 몸에서 나오는 모든 체액과 분비물에는 소금이 들어 있다.

소금은 그 자체로 세포와 체액의 원료이면서 모든 생명 현상을 일으키는 매개체 역할을 한다. 사람을 살아있게 하고 흐르게 하고 움직이게 한다. 소금은 물을 부르고 물을 움직이게 만든다. 세포 내액과 세포 외액으로 물이 넘나들게 만들고, 삼투압을 일으켜 농도가 낮은 곳에서 높은 곳으로 물을 이동시킨다. 그 물이 세포막을 이동하려면 소금이 있어야 한다. 소금은 단단한 입자를 녹여 이동시키고 생명 활동에 필요한 물질을 들고나게 한다. 지구의 70%가 바다이고, 우리 몸의 70%가 물이다. 신생아 때는 몸에 수분이 많은데, 나이가 들수록 그 비율이 점점 줄어들다가 생명이 다하면 급

속도로 빠진다.

물과 소금은 뗄 수 없는 관계다. 인체는 소금 없이 물을 보유할 수가 없다. 물을 많이 마시면 항상성을 유지하기 위해 인체는 몸 밖으로 물을 빼내게 된다. 소금과 물의 양은 비례하여 함께 늘어나고 줄어든다. 소금이 들어가 체액의 농도가 진해지면 세포 속에 있던 수분이 밖으로 빠져 나와 혈액량이 늘어나고, 세포 속에 부족해진 수분을 채우기 위해 몸은 자연스럽게 물을 필요로 하게 된다.

염분이 부족해지면 물도 먹히지 않아 체액이 탁해지고 순환이 원활하지 못해 몸 여기저기서 이상이 생긴다. 탁한 혈액은 잘 흐르지 못해 대사 속도가 둔해지고 몸속 어딘가 막히고 뭉치고 굳게 된다. 혈액 공급이 원활하게 이루어지지 않으면 그 부분이 냉해질 수밖에 없다. 일시적으로는 저린 증상이나 어지럼증 등의 증상이 나타나고 시간이 지나면 암, 중풍, 류머티즘 등 심각한 병에 걸릴 수 있다. 흐르지 못한 채 고이고 뭉치고 굳고 딱딱해지는 모든 육체적·정신적 문제에 짠맛, 소금이 필요하다.

짠맛, 오행五行의 수기
: 물과 소금

◈ 모든 것의 바탕이 되는 기운

지구 내부의 용암과 뜨거운 핵이 폭발하지 않는 이유는 바닷물이 있기 때문이다. 우리 몸은 뜨거운 엔진을 식히는 냉각수처럼 물과 불의 균형을 맞춤으로써 생명을 잉태할 수 있는 조건을 만들어낸다. 물은 생명의 모태로 물과 생명체는 따로 떼놓고 생각할 수 없다. 물은 우리 몸을 구성하는 요소로 가장 큰 비중을 차지한다. 물과 소금은 오행으로 수水 기운이다. 깨끗하고 새롭게 재생시키는 힘, 우리 몸의 뼈대와 힘줄 등 기본 구조를 만들고 진액을 생성하는 정기精氣 또는 정력精力이기도 하다.

수 기운은 드러나지 않고 눈에 띄지 않지만 모든 것의 바탕이 되어주는 기운이다. 호수에 돌을 던지면 그만큼의 물결, 파장이 일어난다. 물은 정보가 가장 잘 새겨지는 물질이다. 물에 커피를 타면 커피가 되고, 물에 녹차를 넣으면 녹차가 된다. 어떤 재료든 녹여내어 그것의 맛과 기운을 드러나게 해준다. 고정된 형태가 없으니 담는 그릇에 따라 모양을 달리하는 자유자재함을 가지고 있다. 흐르는 물로(액체), 때로는 딱딱한 얼음으로(고체), 가벼운 수증기로 (기체) 변신하며 차원을 달리하기도 한다.

또한 더러운 것을 닦아내고 깨끗이 씻어내어 정화하고 새롭게 재생시킨다. 수 기운은 연하고軟 말랑말랑하며 미끌미끌한 기운이 다. 단단하고 딱딱한 것을 풀어내고 녹여낸다. 떠 있던 것을 가라앉혀 고요하고 맑게 하는 힘이 있다. 소우주인 인체에서 이런 수기水氣

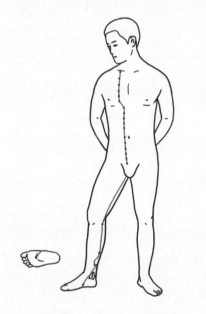
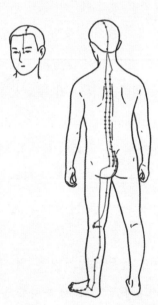

신장 경락足少陰腎經**과 주요 혈자리**   **방광 경락**足太陽膀胱經**과 주요 혈자리**

를 만들고 저장하는 곳이 바로 신장과 방광이다. 신장·방광을 비롯해 자궁, 전립선 등 생식기를 모두 주관한다.

- **수 기운이 주관하는 부분:** 신장, 방광, 자궁 등 생식기, 정수리, 뒷머리, 뒷목, 등, 허리, 모발, 허벅지 뒤쪽, 오금, 종아리, 발. 뼈, 힘줄, 인대, 사타구니, 턱, 치아, 대뇌 등
- **관련된 힘:** 지구력, 뒷심, 인내력, 포용력, 판단력, 논리적 사고력, 지혜로움智
- **자연에서 수기:** 하루 중 밤, 계절은 겨울, 방향은 북쪽, 색깔은 검은색, 아래쪽이 넓은 물방울 형태, 사람의 일생 중에서는 노년기와 죽음에 해당됨

◈ 수 기운, 신장·방광이 약해지면 나타나는 신호

1) **물과 소금 부족으로 신장·방광 기운이 약해지고 유연한 힘이 부족해지면서**
   - 굳고 딱딱해져 생기는 증상이 나타나는데 허리, 등, 뼈, 힘줄이 굳는다.
   - 몸속 윤활유, 분비물의 점성이 높아져 끈적거리고 뻑뻑해진다.
   - 눈이 뻑뻑하고 관절이 아프다.
   - 소변을 자주 본다.

2) **혈액, 체액의 점성이 높아지면서**
   - 침이 잘 생기지 않거나 끈적거리고 가래가 끓기도 한다.

- 생식기의 분비물이 부족해지거나 탁해진다.

- 소화액 분비가 잘되지 않아 소화시키는 데 문제가 생기고 양치질
  을 해도 구취가 올라온다.

3) 몸이 단단하게 굳고 탄력을 잃고 뼈와 힘줄이 약해지거나 굳는 증상이 생기
   면서

- 탈모가 일어나고 머릿결에 윤기가 없고 가늘어지거나 푸석거리고
  심한 곱슬머리가 되기도 한다.

- 뼈와 힘줄이 약해져 골절되거나 삐는 일이 생긴다(특히 발목).

- 건염이나 석회화가 오기도 한다.

- 귀에 이상이 와서 중이염, 이명, 난청이 생기기도 한다.

- 수용하는 힘, 듣는 힘이 약해 남의 이야기를 경청하는 것이 어렵고
  자신의 얘기만 한다.

4) 신장·방광의 수 기운이 심장의 화 기운을 다스리지 못해 불이 나도 꺼줄 수
   없는 상태가 되면서

- 비염, 중이염, 편도선염, 아토피, 위염, 질염 등 부위를 달리하며 몸
  의 안팎으로 염증이 생긴다.

- 심해지면 부패가 일어나고 조직이 괴사하기도 한다.

5) 경락으로 보면 뒷목, 등, 허리, 오금, 발 등 몸의 뒷면에 방광 경락이 흐르다 보니 아픈 부위가 광범위해지고 통증이나 증상도 나타나면서

- 뒷목이 뻐근하고 당기며 눈알이 뻑뻑하고 심하면 빠질 듯하다.
- 혈압이 높아질 수 있고 등이 아프고 결리고 당기기도 한다.
- 허리가 아프거나 굳고 디스크 등이 올 수도 있다.
- 오금이 당기고 저린다.
- 발바닥이 아프고 때로는 열이 나는 느낌이 들 수도 있다.
- 새끼발가락이 이상해진다(발가락이 굽거나 발톱 모양이 이상해진다).

6) 신장은 심장에서 만들어진 화기를 아래로 끌어내리고 시원한 기운은 머리로 보내어 열기를 조절한다. 수기가 약해지면 머리는 뜨겁고 몸이 차가운 상태가 되어 균형이 깨지고 육체와 정신이 모두 불안정한 상태가 되면서

- 열이 위로 뜨고 상기되는 증상이 나타날 수 있다.
- 머리가 맑지 않고 기억력도 떨어진다.
- 멍한 상태로 지내는 시간이 많아진다.
- 숙면을 취하기가 어렵다.

7) 몸이 굳으면 생각도 굳는다. 신장과 방광은 유연함과 지혜로움이 들어차 있는 곳인데, 이곳에 문제가 있으면 유연하지 못하고 굳고 뻣뻣해지고 어리석어지면서

- 매사에 부정적이고 비판적이며 다른 사람의 말에 무조건 반대부터 한다. 때로는 반대를 위한 반대를 하기도 한다.
- 아집, 독선에 빠지거나 관계성을 이해하기가 어렵다.
- 다른 사람의 입장을 살피지 못하고 공감능력이 떨어지기도 한다.
- 머리가 굳어 생각이 잘 떠오르지 않는다.
- 다른 사람의 말을 듣지 않게 되어 수용하고 포용하는 능력이 떨어진다.
- 기억력 감퇴, 건망증, 치매가 생기기도 한다.

8) 생식기를 주관하고 있어 자궁이나 전립선 등에 문제가 생기면서(생물학에서도 부신에서 심장박동조절 호르몬과 성호르몬이 나온다고 밝히고 있음)
- 생리불순, 자궁내막비대증, 난소 물혹, 자궁근종이 나타난다.
- 전립선 이상이 온다.
- 발기부전이나 조루, 성욕 감퇴가 나타난다.

9) 해독과 정화 작업이 안 되면 안색으로 드러나면서
- 얼굴색이 거무튀튀해지고 윤기가 없어지고 잡티가 많이 생긴다.
- 정혈 작용에 문제가 생기면 몸에서 고린내, 썩은 내, 기타 악취가 나기도 한다.
- 소변, 대변, 생리혈, 땀 등 분비물의 냄새가 심해질 수 있다.

- **신장·방광을 영양하는 음식:** 짠맛, 지린 맛, 고린내 나는 맛

  소금, 된장, 간장, 청국장, 치즈, 기타 소금 발효식품, 장조림, 장아찌, 짠지, 동치미/김, 미역, 다시마, 파래 등 해조류, 돼지고기, 젓갈, 밤, 수박, 마, 함초, 녹용/곡식으로 콩, 검은콩, 약콩, 서리태

◈ 수기와 다른 기운들의 관계

봄에 만물이 소생하기 위해선 씨를 품고 기다리는 겨울이 있어야 한다. 수기는 수생목^{水生木}하며 생명을 잉태하고 생육하는 일을 한다. 성장, 탄생, 희망, 봄, 생명을 의미하는 목기를 만들어낸다. 물 오른 나무처럼 싱그러운 생동감과 활기, 생기를 불어넣어 준다. 목기인 간담을 튼튼하게 만들어 해독력, 면역력, 소화액 분비를 돕는다. 또한 사람을 여유롭게 하며 인자한 마음, 화와 분노를 조절할 수 있도록 해준다.

불 기운인 심장의 화기는 열을 만들고 확산시키는 역할을 하고, 수기는 이런 열기를 다스리는데 신장의 수 기운으로 수극화^{水克火}시켜 수렴하고 가라앉힌다. 반면에 수기가 힘을 잃어 화기^{火氣}를 제어하지 못하면 기운이 위로 떠서 얼굴과 머리로 쏠리고 손발은 차가워질 수 있다. 수^{水}와 화^{火}는 순환기의 핵심이기도 하다. 심장은 분출시키고 신장은 수렴해서 끌어들인다. 심장으로 내뿜는 동맥은 피를 공급하고 말단의 모세혈관까지 그 피를 사용한다. 정맥이 사

용한 피를 받아 신장으로 보내면 신장은 깨끗하게 걸러 다시 몸으로 보내준다.

기질적·환경적으로 수기가 약한 사람은 그렇지 않은 사람보다 소금을 더 많이 필요로 한다. 수기가 약하면 단단하게 뭉치는 기운인 토기土氣가 상대적으로 강해진다. 토극수土克水되어 단단하게 굳고 정체되고 맺히기가 쉽다. 단단한 기운인 토기가 수기를 눌러버리면 굳고 경직되면서 몸과 마음 그에 따른 증상이 나타난다. 토극수에 눌린 수기를 살려주려면 수기 자체를 보충해주는 방법도 있지만 단단한 토기를 목극토木克土시키는 것도 방법이다.

흐르지 못한 채 고이고 뭉치고 굳고 딱딱해지는 모든 육체적·정신적 문제에는 소금이 필요하다. 이런 수기는 금생수金生水 폐, 대장과 관련이 있다. 산소 공급을 충분히 해주고, 대장에서 적당히 수분 흡수를 해준다면 신장도 편안하게 정수 기능을 다할 수 있다.

◈ 소금으로 염증을 다스린다

상담하다 보면 자신을 '걸어 다니는 종합병원'이라고 말하는 사람이 많다. 멀쩡한 곳이 없고 여기저기 아플 때마다 부위별로 다른 과를 찾아 검진과 진료를 받아야 한다. 그런데 그 내용을 가만히 들여다보면 결국은 온갖 '염증'으로 고생하고 있다. 비염, 중이염에서부터 편도선염, 구내염, 기관지염, 질염, 관절염, 간염, 위염, 대장염, 아토피 피부염까지 온갖 염증을 달고 산다. 병명과 정도의 차이가 있을 뿐 온갖 염증이 부위를 달리한 채 돌고 돈다. 부위별로 가야 할 병원이 다르다 보니 안과, 피부과, 정형외과, 내과, 산부인과 등 여러 병원을 전전한다. 그러나 이 모든 병은 염증이 잡히지 않아서 생긴다. 비염에 피부염도 있고 구내염도 자주 걸리고, 심할 때는 중이염까지 앓게 된다. 아이들이 감기에 걸리면 인후염이나 편도선염으로 시작해 모세기관지염이 되고, 그것이 심해지면 폐렴으로 가기도 한다.

정확한 원인은 아직 알려져 있지 않지만 면역력 결핍으로 불리는 크론병이나 베체트병 등 신종 질병도 결국 염증을 제어하지 못해 생기는 것이다. 최근에는 만성염증을 앓는 사람들이 치매 발병률이 높다는 연구 결과가 나오고 있어 염증은 그야말로 만병의 근원이 되고 있다.

소금은 살균, 소염, 제독, 부패 방지 역할을 한다

염증炎症의 염炎은 불 화 자가 두 개다. 외부의 균이 침입하면 우리 몸은 그쪽으로 긴급하게 혈액을 보낸다. 혈장과 백혈구가 치료를 하기 위해 상처난 지역으로 이동하면서 세포가 뜨거워지고 부어오르며 통증 신호를 보낸다. 영어로 염증은 inflammation으로 불을 의미하는 flamma(라틴어), 즉 불꽃 속에 있는 상태다(inflamed 염증 있는). 이 불을 끄려면 당연히 물이 필요하다. 화기火氣가 성하면 수기水氣로 수극화水克火해야 한다. 물로 불을 다스리듯 계속해서 깨끗한 혈액이 공급되어야 염증이 사라진다. 염증이 있을 때는 그 어느 때보다 수기가 절실히 필요하다. 몸에 수 기운이 충분하다면 불이 나도 금방 진화되지만 수기가 모자라면 불길은 걷잡을 수 없이 커진다.

평소 수기가 약한 사람이라면 염증에 시달릴 가능성이 그만큼 높다. 저수지나 물탱크에 물이 풍부해야 진화 작업이 수월한 것처럼 우리 몸에도 물과 소금이 풍부해야 염증이 잡힌다. 소금기가 부족해 체액의 염도가 낮은 사람은 염증에 시달린다. 혈중 염도가 낮아지면 세균이나 바이러스 활동이 강해진다. 백혈구의 활동성이 약해지고 면역 기능도 떨어진다. 모기한테 물려도 상처가 덧나고 크게 다치지 않았음에도 상처가 쉽게 아물지 않는다. 비염, 중이염, 결막염, 피부염, 위염, 인후염 등 몸 여기저기서 염증이 생긴다. 온갖 병명과 증상에도 병원에서는 항생제 또는 스테로이드를 처방할 뿐이다. 그러다 보니 항생제 내성과 스테로이드 부작용을 걱정하지 않을 수 없다.

소금으로 염증을 다스렸다는 기록은 여러 곳에서 나온다. 한의학 문헌에는 소금으로 고창병, 종기, 부스럼을 다스린다거나 독충을 제거하고 상처에 살이 나게 한다는 내용이 곳곳에 기록되어 있다. 《동의보감》을 보면 소금의 여러 효능을 설명하며 "소금을 끓여 창瘡을 씻으면 종독腫毒을 던다"라는 내용이 나온다. 《본초강목本草綱目》을 보면 "독기를 죽이며 온갖 상처에 살이 나게 하고 피부를 보호한다"라는 내용이 있다. 민간에서도 상처 난 곳에 소금물을 발라주거나 다치면 된장을 발라주는 등 소금을 일상생활에서 활용해 왔다.

최근 소금이 염증을 제어한다는 사실을 밝힌 흥미로운 연구 결과가 나왔다. 미국과 독일 공동 연구진이 《셀 메타볼리즘Cell Metabolism》(2015년 5월)에 기고한 논문을 보면 소금이 인체에 침입한 세균을 물리치는 면역력을 기르는 데 기여한다는 내용이 나온다.[1] 소금 섭취가 인체에 미치는 영향을 실험하던 도중 상처가 난 피부에 고농도의 소금이 축적된다는 것을 발견했다. 소금을 많이 먹인 쥐들이 세균 감염에서 빨리 회복되었고, 소금을 적게 먹인 쥐들은 상처 부위에 고농도의 소금이 축적된다는 것이다. 연구진들은 "인체는 감염된 피부로 소금을 보내 침입자를 물리치게 한다"는 가설을 세우고 "인간의 경우에도 감염 부위에 소금이 축적되는데 인체는 자신을 방어하기 위해 면역세포에게 소금을 공급한다"라고 결론을 내렸다.

소금에서 살아남는 균은 없다

소금물에서 살아남을 수 있는 세균은 없다. 바닷가에서 놀 때는 조개껍질이나 바위에 상처가 나도 덧나지 않고 잘 아물었던 것도, 옛날 할머니들이 상처 난 아이에게 된장을 발라주었던 것도 모두 소금기 때문이다. 동서양을 막론하고 전염병, 역병이 돌면 소금으로 막았다. 다치거나 찢어지고 베었을 때 소금을 먹거나 뿌리면 빨리 아문다. 잇몸이나 치아의 염증으로 통증이 심할 때도 소금이 도움이 된다. 여드름이나 종기, 뾰루지, 농, 아토피, 류머티즘, 간염, 결막염 등 모든 염증에는 소금이 필요하다. 간이 안 된 음식은 빨리 상하는데 간간하게 절여놓으면 잘 썩지 않듯 사람의 몸도 싱거우면 염증에 시달린다.

소금으로 염장하면 잡균이 생기지 않아서 오랜 기간 저장할 수 있다. 가을에 김장을 하고 젓갈과 장아찌를 만드는 이유도 마찬가지다. 냉장고가 없던 시절에는 식품을 장기간 보존하기 위해 이런 음식이 필수였다. 인류가 다른 지역으로 이동할 수 있었던 것도 소금으로 염장한 식량이 있어서 가능했다. 상갓집에 다녀오거나 전염병이 성행하는 지역을 지날 때, 시체를 염하거나 만질 때면 소금으로 손발을 씻고 이를 닦고 몸을 씻게 하고 소금물을 마시게 하여 부정을 방지하고자 했다. 소금이 가진 살균력을 이용한 조상들의 지혜로운 풍습이었다. 그늘지고 습하고 불결한 곳, 하수구 주변, 쓰레기장 등에 소금을 뿌리면 파리나 모기의 번식을 막는 데 도움이 된다. 벌에 쏘이거나 지네에 물렸을 때도 된장이나 소금물을 환부에 발라주면 효과를 볼 수 있다.

식물에 이상이 생기면 뿌리를 살피듯이 사람도 겉으로 드러난 이상 증상의 뿌리부터 다스려야 한다. 우리 몸은 뿌리에 해당하는 장부를 상하지 않게 하기 위해 부단히 애쓴다. 간이나 신장에서 미처 해독할 수 없는 것들은 밖으로 내보낼 수밖에 없다. 그런 찌꺼기가 피부염증 형태로 드러나고 잇몸이나 눈, 혀, 코 등의 감각기관으로 나오기도 한다. 그처럼 짜서 밖으로 배출할 힘이 없을 때는 내부 어딘가에 노폐물을 쌓아둔다. 그러면 위염, 대장염처럼 몸속에 염증이 생기기도 하고 굳어 덩어리나 종양이 되기도 한다. 눈과 코, 입, 치아, 피부처럼 밖으로 드러난 부분의 염증부터 뼈와 힘줄, 장기까지 염증을 달고 사는 몸이 될 수밖에 없다.

모닥불이면 양동이 하나로도 쉽게 끌 수 있겠지만 집에 불이 나고 산과 들에 불이 났다면 소방차가 몇 대씩 오고 헬기가 동원되어도 몇 시간, 며칠이 걸릴지 모른다. 염증의 심각성에 따라 필요한 소금과 물의 양은 당연히 다를 수밖에 없다.

염증이 있을 때는 생각보다 많은 양의 소금이 들어간다. 염증이 심하거나 만성염증에 시달리는 경우 음식으로 필요한 염분을 채우는 데 한계가 있다. 이때는 식사 외에 따로 소금이나 소금물을 먹어주는 것이 좋다. 평소 식사 외에 소금을 먹던 사람이라면 양을 더 늘릴 필요가 있다. 염증은 겉으로 보면 열감이 있어서 몸을 시원하게 해주어야 할 것 같지만 실제 몸속은 체온이 떨어져 있는 경우가 많다. 찬 것을 피하고 따뜻한 국물이나 소금차 형태로 마시고 몸을 따뜻하게 해주면 혈액 순환이 좋아지고 땀과 소변으로 노폐물을 배출하는 능력이 좋아진다. 모든 염증에는 기본적으로 소금이 필요하지만 어디에 염증이 있는지에 따라, 장기나 부위에 따라 추가해준다.

⚠️ **염증의 종류, 소금과 함께 추가로 먹으면 좋은 음식**

1) **목기(간담)**: 결막염, 눈 짓무름, 눈곱, 인후염, 편도염, 고관절염, 아토피 피부염, 건선, 식도염
   → 소금 + 신맛(레몬즙, 오미자, 깔라만시, 오렌지주스, 발효식초, 팥가루 등)
2) **화기(심장·소장)**: 얼굴 여드름, 혀 갈라짐, 혓바늘, 다래끼, 눈 충혈, 광대뼈의 뽀루지, 가려움증, 팔꿈치 관절이나 날갯죽지(견갑골) 부위의 염증이나 통증
   → 소금 + 쓴맛(쑥차, 수수, 민들레, 다크초콜릿, 커피)

3) **토기**(비장·위장): 위염, 무릎 관절염, 트고 갈라진 입술, 수족구, 이마 여드름

→ 소금 + 단맛(마스코바도 원당, 유기 원당, 조청, 기장, 식혜)

4) **금기**(폐·대장): 콧물이 줄줄 흐르는 비염, 대장염, 콧물감기, 물집이 생기고 진물이 흐르는 피부염, 맹장염, 손목 염증

→ 소금 + 매운맛(생강차, 계피차, 얼큰한 국물, 고추장, 현미, 율무)

5) **수기**(신장·방광): 중이염, 질염, 전립선염, 등드름, 방광염, 신우염, 지루성 피부염, 건염, 발목 주변 염증, 족저근막염

→ 소금 + 국물(소금차, 된장차, 간장차, 소금물)

6) **상화기**(심포·삼초): 손의 습진, 염증, 잔기침, 회전근개파열 등 어깨 염증

→ 소금 + 떫고 생내 나는 맛(데운 요구르트, 뽕잎차, 감잎차, 감자, 녹두, 조)

사례 ▶ **고관절 괴사와 어깨 염증, 역류성 식도염**

문화예술 관련 일을 하는 50대 초반의 J씨는 고관절 괴사 진단을 받은 뒤 인공관절 치환술밖에 치료 방법이 없다는 소리를 듣고 크게 실망했다. 주기적으로 병원에 다녔지만 갈 때마다 어떤 치료나 시술을 하는 것이 아니라 검사만 하기에 이유를 물었더니 진행 정도를 보고 수술 시점을 결정하기 위한 것이라고 했다. 더 진행되기를 기다리는 것 말고는 답이 없다는 의사의 말에 답답해하다가 다른 길을 찾게 되었다. J씨는 중학교 때부터 편두통으로 고생했고 만성소화불량과 불면증 등에 시달리고 있었다. 시력도 약하고 눈이 쉽게 피로

해져 컴퓨터나 핸드폰 화면을 보기가 힘들어 주변에서 문자나 메일의 내용을 읽어줄 정도라고 했다. 타고난 예민한 기질 때문에 어쩔 수 없는 거라 생각하며 포기하고 지내 왔지만 고관절 문제는 그럴 수가 없었다. 통증도 심했고 걷기도 힘들어 활동 자체가 불가능하기에 더 절망스러웠다.

우리 몸의 모든 조직과 세포는 끊임없이 재생되는데, 몸이 그 일을 잘할 수 있도록 조건을 만들어줘야 한다. 재생에 필요한 재료를 공급(영양)해주고 몸을 따뜻하게 만들어 혈류가 잘 흐르도록 해주고 충분한 휴식과 잠도 필요하다. 염증이 있거나 손상당한 부위는 회복될 때까지 가능한 쓰지 않는 것이 좋다. 염증을 잡는 깨끗한 소금을 비롯해 고관절 기운의 뿌리에 해당하는 장부인 간담을 튼튼하게 하는 음식으로 섭생하기로 했다. 팥, 보리, 밀, 귀리 등 간담을 풀어주는 곡식을 바탕으로 신맛과 고소한 맛을 가진 음식으로 영양을 해주면서 힘을 만들었다. 그리고 소금은 하루 15~20g 정도 꾸준히 먹었고, 물은 필요할 때마다 더 먹어주고 따뜻한 차도 곁들였다. 이틀에 한 번 정도 찜질을 하면서 혈액 순환을 돕고 몸의 긴장감을 풀어주었다. 그러자 염증이 나으면서 통증도 눈에 띄게 줄었고 걷는 것도 편해져 두 달 후에는 아픈 것을 거의 느끼지 못할 만큼 회복되었다.

그 후 3개월 정도 꾸준히 섭생하면서 몸의 균형이 잡히고 어깨와 목의 통증, 주기적으로 찾아오던 편두통까지 없어졌다. 역류성 식도염도 사라지고 소화력이 좋아지면서 체력도 좋아져 그해 가을에는 히말라야 트레킹을 갈 만큼 모든 기능이 정상을 되찾았다. 몸이 좋아진 후에도 소금은 늘 지니고 다니면서 스스로 섭취량을 조절하며 건강을 유지하고 있다.

감기, 물과 소금이 필요하다

몸이 냉하면 면역 기능이 약해져 염증이 잘 생긴다. 몸에 염분이 부족하면 감기에 걸렸을 때 잘 낫지 않고 오래 간다. 감기 기운이 있다 싶으면 몸을 따뜻하게 하고 깨끗한 소금을 챙겨먹는 것이 좋다. 염증으로 열이 나거나 통증이 있을 때는 평소보다 물과 소금 양을 늘릴 필요가 있다. 이때는 평소의 몇 배를 먹어도 소금이 잘 먹힌다. 감기 예방 차원에서 소금 양치를 하고, 비염의 경우 소금물로 코 청소를 하는 등 바르거나 뿌리는 방법도 도움이 되지만 소금을 먹어 몸속에서부터 면역력을 기르는 것이 더 근본적인 해결 방법이다.

자주 염증에 시달리는 사람은 질 좋은 소금을 구해 평소에도 꾸준히 먹는 것이 좋다. 된장국이나 미역국, 콩나물국 등에 소금이나 조선간장을 타서 뜨겁게 먹고 땀을 내줘도 좋다. 물과 소금을 충분히 보충해주고 몸을 따뜻하게 해주면 염증이 더는 진행되지 않아서 회복이 빠르다. 그렇지 못할 경우 콧물, 코막힘, 가래 같은 증상이 심해져 기관지염, 중이염, 폐렴 등으로 진행될 수 있다. 몸을 따뜻하게 해서 땀을 내고 수분을 보충할 때도 맹물보다 간간한 소금물을 마시면 탈수를 예방할 수 있다.

1) **목감기(소양감기):** 목이 쉬거나 아프고 부음, 가래, 가래 섞인 기침, 근육통, 한열 왕래
   - 소금과 함께 새콤한 음료(오미자, 유자차, 레몬차, 모과차, 오렌지주스)를 마신다.
   - 요구르트를 뜨겁게 데운 뒤 식초를 약간 타서 마신다.
   - 목도리, 스카프 등으로 목을 보호한다.
2) **코감기(양명감기):** 살통, 콧물, 재채기, 코막힘
   - 소금과 함께 설탕이나 꿀을 넣은 달달한 생강차를 마시는데, 코감기에는 매운맛도 필요하다.
   - 고춧가루를 넣은 얼큰하고 칼칼한 콩나물국이 좋다.
   - 마스크를 착용하여 따뜻하고 습도가 적당한 공기를 몸속으로 넣어준다.
3) **몸살감기(태양감기):** 두통, 요통, 삭신이 쑤시고 눈이 뻐근하고 땀 조절이 제대로 안 됨
   - 소금과 함께 커피 또는 된장국, 조선 간장차, 미역국을 먹는다.

체온이 떨어지면 염증에 취약해지고 면역력도 약해진다. 어떤 감기든 공통적으로 소금을 잘 챙겨먹고, 땀을 내주어 냉기를 빼준다. 땀이 나면 땀구멍이 열린 상태이므로 다시 냉기가 들지 않도록 땀을 잘 닦아주고 젖은 옷은 갈아입는다.

류머티즘은 관절 염증이다

관절염이 생기면 염증으로 인해 몸이 붓고 열이 나고 심한 통증에 시달리기도 한다. 염증이 진행되면 온몸에 문제가 생긴다. 처음에는 손가락에서 시작했다 하더라도 그 혈액이 온몸을 돌아다니다 보니 나중에는 무릎, 어깨 등 안 아픈 곳이 없을 정도로 통증에 시달린다. 류머티즘은 남성보다 여성이 많은데 냉기로 인한 저체온과 밀접한 관련이 있다. 특히 출산 전후에 냉기가 들거나 산후 조리를 제대로 못 한 경우 몸의 회복력이 떨어지고 관절 등에 통증과 염증이 생기는 경우가 많다.

염증을 잡기 위해서는 소금이 필요하지만 몸이 냉하다 보니 흡수가 잘되지 않는다. 마치 꽁꽁 얼어붙은 겨울 땅과 같은 상태여서 물을 부어도 겉돌기만 한다. 이때는 몸을 데우고 체온을 올리는 찜질과 운동을 병행해야 소금이 잘 흡수될 수 있다. 처음에는 소금차 형태로 따뜻하게 마시면서 곡식주머니 찜질팩 등으로 배를 데우고 족탕, 각탕으로 굳은 몸을 풀어준다.

사례 ▶ 류머티즘

교사인 30대 후반의 L씨는 두 아이의 엄마다. 둘째 출산 이후 일상생활이 안 될 정도로 몸이 좋지 않아서 병원을 찾았다가 류머티즘 진단을 받았다. 자고 일어나면 온몸이 부어 있었다. 특히 손가락을 구부리거나 펼 수 없을 만큼 굳는 조조강직이 왔고, 비명이 절로 나올 만큼 심한 통증에 시달렸다. 손목이 아파서 간단한 집안일도 하기 힘들고 손가락 마디가 굵어지고 색깔이 검게 변해 있었다. 무릎이 퉁퉁 부어 걷거나 몸 움직이는 것도 힘들었는데, 아이들이 아직 어려 엄마 손이 필요해 매달리니 너무 속상하고 마음이 아파서 눈물로 하루하루를 보냈다. 통증이 너무 심해 2년째 약을 먹고 있지만 증상은 더 심해지고 고관절과 어깨에도 통증이 생겼다. 출산 후 조리가 제대로 되지 않았고, 임신하면서부터 무염에 가까운 저염식을 해 온 것이 큰 이유 중 하나였다.

여성의 몸은 임신과 출산을 전후로 큰 변화를 겪는다. 특히 출산과 산후 조리 과정에서 자칫하면 건강을 해칠 수도 있다. 요즘은 임산부나 산모들이 저염식을 하는 것을 상식으로 여겨 임신 기간 중 싱겁게 먹으려고 하며, 출산 후에도 미역국 등 음식을 싱겁게 먹고, 모유 수유를 하면서도 염분을 제한하는 경우가 많다. 그러나 염분과 수분이 부족하면 몸속의 정화하는 힘이 약해진다. 낡은 기운이 잘 빠져나가지 못해 혈액 순환이 제대로 안 되고 몸이 냉해지면 면역력이 떨어지고 염증에 취약해진다.

L씨는 곡식 위주의 기본 식사로 영양을 잘하면서 식사 외에 소금을 따로 챙겨먹었다. 몸속의 냉기를 빼기 위한 찜질도 병행했다. 얼마 지나지 않아 "통증이 사라지니 약이 필요 없더라고요"라고 하면서 2년 가까이 먹어 왔던 약을 끊는 등 주변 사람들이 깜짝 놀랄 정도로 빠르게 회복되었다. 꾸준히 섭생하며 3개월 정도 지나자 일상

생활을 무리 없이 할 정도로 좋아졌다. 언제가 될지 기약하기 어려웠던 직장에도 생각보다 빨리 복직했고, 6년 넘게 재발하는 일 없이 건강하게 생활하고 있다.

염증에 강한 몸이 면역력의 핵심이다

사례 자가 면역 이상으로 인한 류머티즘

미국에서 생활하는 H씨는 류머티즘으로 손가락이 틀어지고 마디가 굵어지고 어깨와 무릎 통증, 부종으로 고생하고 있었다. 착색이 심하고 통증과 발열도 심했다. 류머티즘은 자가 면역 질환이기 때문에 면역억제제를 써야 한다는 담당 의사의 말을 듣고 이해가 되지 않아서 "모든 병은 면역력이 약해져 생기는 건데 면역력을 떨어뜨리면 어떻게 하느냐"라고 물었다고 한다. 의사가 의학적으로 설명해주었지만 선뜻 받아들이기가 어려웠고, 무엇보다 몸이 이런 반응을 보이는 데는 분명 이유가 있을 거라는 생각이 들어 자연요법을 찾게 되었다고 한다. H씨 역시 냉증이 문제였는데 공기는 덥지만 바닥이 따뜻하지 않은 서양식 주택에서 15년 정도 생활하면서 여러 가지 건강 문제를 겪게 되었다. 두통, 위장병, 편도선염 등으로 고생하다가 결국 류머티즘 진단까지 받았다.

H씨는 직장생활을 시작하면서 간단하게 먹을 수 있는 빵이나 샐러드, 과일 위주로 식사를 해왔다. 국이나 찌개처럼 따뜻하고 칼칼한 국물을 먹고 싶을 때가 있었지만 이러저런 이유로 먹지 못했다고 한

다. 방학 때 한국에서 상담을 받고 '몸공부 프로그램'에 참여하면서 자신의 잘못된 생활습관, 생각습관을 스스로 돌아보게 되었다.

그 후로 입맛을 살려 필요한 영양을 적극적으로 하면서 걷기를 비롯해 운동, 따뜻한 찜질로 몸의 냉기를 빼고 체온을 올렸다. 그 과정에서 소금도 꾸준히 먹었는데, 얼굴색이 점점 환해지고 고목나무 같던 손이 부드러워지고 툭툭 굵어지던 손마디도 원래대로 돌아왔다. 또한 소화불량, 만성피로, 두통 등 다른 문제도 자연스럽게 사라졌다. 미국으로 돌아가서도 꾸준히 섭생을 했고 정기 검진에서 주치의가 깜짝 놀랄 정도로 많이 좋아졌다. 10년이 넘은 지금까지도 자연 섭생과 소금 섭취를 꾸준히 하고 있는데, 현재는 자신이 한때 류머티즘 환자였다는 사실조차 잊고 지낼 만큼 건강하게 지내면서 왕성하게 활동하고 있다.

자가 면역 이상으로 인한 병이라면 면역력을 높여야 할까, 낮춰야 할까? 만약 두 돌밖에 안 된 유아의 경우라면 어떻게 해야 할까? 이에 대해선 전문가들도 마땅한 해법을 제시하지 못하고 있는 실정이다.

사례 ▶ 자가 면역 이상에 의한 소아 탈모

머리숱이 많았던 24개월 Y는 어느 날 머리가 갑자기 머리가 모두 빠져버렸다. 자고 일어나면 베개에 머리카락이 묻어 있는 등 하루 종일 술술 빠지더니 심지어는 대변에 나올 정도로 심각하게 머리카락이 빠졌다고 한다. 너무 놀라 동네 병원부터 시작해 우리나라에서 가장 저명한 탈모 전문의가 있는 종합병원까지 찾아다녔는데, 병명은 '자가 면역 이상에 의한 소아 탈모'였다. 청천벽력 같은 소리에다가 소아 탈모는 중증으로 악화될 수 있어 면역 균형을 잡아주는 치료가 진행되어야 한다는 진단을 받았다. 그런데 희귀병이라 마땅한 치료법이 없다면서 스테로이드 연고와 발모 스프레이만 줬다는 것이다. 원형 탈모가 아닌 전두 탈모이다 보니 연고를 머리에 떡칠할 수도 없어 바르다가 포기하고 말았다고 한다.

원인을 모르는 불치병이라는 소리에 부모의 가슴은 무너져 내렸다. Y의 엄마는 자신이 뭘 잘못해서 아이가 이렇게 되었을까 원망도 하고 절망도 하면서 백방으로 치료법을 찾았다고 한다. 그러다가 센터를 찾아왔고 상담을 통해 머리카락만이 아니라 아이의 상태를 좀 더 종합적으로 바라볼 수 있게 되었다. 머리카락이 붙어 있거나 자라기 힘들 만큼, 아이가 감당하기 버거운 어떤 일이나 상황이 있었으리라는 이야기를 듣고 어린이집에서 일어난 일이 아이에게 엄청난 스트레스가 되었다는 사실을 알게 되었다.

Y의 엄마는 머리카락만 보고 있을 때는 무엇이 문제인지 몰라 눈물만 나왔는데, 아이의 몸과 상황을 전반적으로 살피면서 신기하게도 실타래가 풀리듯 상황이 보이기 시작했다고 한다. 원래 밝고 애교 많은 아이가 어느 순간부터 자다가 심하게 땀을 흘리거나 갑자기

울고 화를 많이 내고 돌발적인 행동을 하고 손톱과 발톱이 쪼그라들고 설사도 계속했다고 한다. 물을 많이 마셔도 소변으로 다 빠져나가다 보니 밤마다 기저귀가 터질 듯이 오줌을 쌌다고 한다. 머리 쪽으로 열이 올라 식히느라 땀은 나지만 금방 수분을 잃고 사막화가 되어버렸던 것이다.

깨끗한 소금을 기본으로 하여 위쪽으로 떠 있던 열을 내려주기로 했다. 긴장감을 풀어주는 새콤달콤한 맛과 고소한 맛이 나는 것을 잘 챙겨먹이면서 미역국도 간간하게 먹이고, 계란과 나물 등 먹고 싶어 하는 음식에 소금 간을 해서 주고, 식사 외에도 깨끗한 소금을 하루 2~3차례 먹였다. 또한 다리 마사지를 해주고 잠잘 때는 배에 곡식주머니 찜질팩도 올려주었다. 그러자 아이의 상태는 한결 편안해졌고 새싹이 돋듯 머리카락이 나기 시작하더니 잔디인형처럼 되었다가 풍성하게 자랐다. 머리카락뿐 아니라 몸도 건강해져 애교 넘치는 막내의 모습을 되찾았다.

다섯 살이 된 지금은 검고 윤기 나는 숲 같은 머리카락을 찰랑이면서 개구쟁이로 잘 자라고 있다. Y의 엄마는 "머리카락만 보고 무리한 치료 방법을 시도했다면 지금 어떻게 되었을까 상상만 해도 아찔해요"라고 말했다. 그녀는 몸의 뿌리인 장부를 튼튼히 하면 겉으로 드러난 문제도 자연스럽게 해결된다며 주변 사람들에게 소금의 은혜를 전하고 있다. Y네는 식탁에 항상 소금통을 놓고 누구나 원하는 만큼 충분히 간을 해먹을 수 있게 해두었다. 식사 외에도 하루

2~3번 따로 소금을 챙겨먹고 필요할 때는 어린이집에 소금물을 싸서 보내는 등 상황에 맞춰 양 조절을 하면서 소금 섭생으로 가족 건강을 챙기고 있다.

소금이 부족하면 신장과 귀에 이상이 온다

모든 감각기관은 물과 소금의 영향을 받는다. 소금과 물이 부족하면 특히 신장과 밀접한 감각기관인 귀에 이상이 생길 가능성이 높다. 중이염, 이명, 청력 이상, 이석증, 메니에르병 등 귀와 관련된 문제는 오행에서 수기인 신장과 관련이 있다. 신장의 문제라고 해도 현대의학에서 진단 받는 병의 개념과는 다르다. 신장이 지닌 힘, 신장의 생명력이 약해졌다는 것이지 조직 이상이나 손상이 있는 것은 아니다.

물과 소금의 수기를 보충해주면 귀의 뿌리 격인 신장이 튼튼해지면서 관련된 증상이 사라진다. 감기에 걸렸을 때도 염분과 수분 보충을 잘해주고 따뜻하게 해주면 초기에 진화되지만, 그렇지 못하면 진행되어 중이염까지 갈 수 있다.

사례 **중이염과 청력 이상**

중학생인 K는 어렸을 때부터 감기만 걸리면 중이염으로 넘어가 고열에 시달렸고, 통증이 심해 잠을 제대로 자지 못하고 자지러지듯 울며 힘들어했다고 한다. 감기에 걸리면 수시로 입원했고 중이염 시술도 받았다. 그러다가 농이 심해져 고막이 녹을 정도로 손상을 입었고, 결국 청력 손상으로 한쪽 귀는 인공 와우(달팽이관) 수술을 받아야 했다. 반대쪽 귀 역시 계속 염증이 생겼고 약으로도 제어되지 않을 만큼 상태가 계속 나빠졌다. 결국 나머지 귀까지 청력을 잃게 될지 모를 지경에 이르렀다. 약으로도 염증이 쉽게 잡히지 않았고 성격도 산만해지고 짜증이 심해졌다.

K는 체형상 수 기운, 신장 기운이 약한 체질이었고 어렸을 때 신우신염으로 입원한 전력도 있었다. 비염과 아토피도 있어 면역력이 약한 아이라고 생각한 K의 어머니는 건강에 민감해지기 시작했고, 몸에 좋다는 것을 구해 먹이고 유기농 채식 위주로 식단을 짰다고 한다. 이처럼 애를 썼는데도 왜 이런 일이 일어난 것인지 모르겠다면서 눈물을 흘렸다.

상담을 통해 K의 어머니는 아이가 좋아하는 음식보다 자신이 생각하기에 좋은 음식을 주고 있었음을 알게 되었다. 아이가 좋아하는 음식을 보면 모두 짭짤한 맛이 나는 것이었다. 아이는 몸에서 소금기가 필요해 그런 음식이 당겼고 본능적으로 찾았는데 엄마는 통제할 생각만 한 것이다. 그러다 보니 온몸이 싱거운 상태라 염증이 생겨도 속수무책일 수밖에 없었다.

소금에 대한 오해를 풀고 아이가 원하는 대로 장조림, 젓갈을 주고 음식 간도 짭짤하게 하기로 했다. 염증이 심하고 오래된 상태라 음식만으로는 부족해 별도로 깨끗한 소금을 하루 3~4번씩 먹기로 했다. 소금 기운이 들어가면 몸에 쌓여 있던 노폐물을 밖으로 밀어내는데, 이때 염증의 잔해라고 할 수 있는 고름이나 뻑뻑한 콧물 같은 것이 쏟아지기도 한다. 걱정하는 엄마와 달리 아이는 힘들거나 아파하지 않고 시원한 느낌이 든다며 신기해했다.

몇 주 지나지 않아 염증이 잡혔고 얼굴색이 환해지고 맑아지기 시작했다. 짜증과 화로 가득했던 성격도 차분해졌다. 중이염뿐 아니라 비염도 좋아졌고 염증과 싸우느라 못 자라던 키도 크고 살집도 올라서 인물이 달라졌다.

같은 장면이라도 소리 없이 화면만 보는 것과 소리를 듣는 것은 엄청난 차이가 있다. 공포영화를 만들 때 유독 사운드에 공을 많이 들이는 이유도 공포심과 소리가 밀접하게 관련되어 있기 때문이다. 소리는 파장이라 보이지 않지만 공기의 진동으로 직접 느낄 수 있다. 그러다 보니 소리만 듣고도 소름이 돋고 등골이 오싹해진다. 이명의 종류나 빈도는 사람마다 다르지만 자신만 느끼는 소리여서 불안함이 크고 삶의 질을 떨어뜨리는 증상 중 하나다.

감각기관은 그 어떤 곳보다 많은 수분을 필요로 하며, 수분이 풍부해 촉촉해야 제 기능을 다할 수 있다. 오행의 원리에서 청각과 귀는 신장과 관련된 감각기관으로 보는데, 그 모양도 신장의 축소판이다. 신장이 약해지면 혈류의 흐름이 원활하게 이루어지지 않는다. 물이 부족해지면 혈관이 수축되고 오그라붙을 수 있고 좁아진 부위를 지날 때 '쎄' 하거나 '쎅' 하는 소리를 낸다. 압력이 맞지 않아 '윙' '삐' 하는 소리가 들리기도 한다. 뒷목이 굳고 머리 쪽으로 혈류의 압력이 높아지면 귀에서 심장박동처럼 맥박 뛰는 소리가 들리기도 한다. 귀에 물이 들어간 것처럼 먹먹해 소리가 울리고 답답할 때도 있다.

귀를 살리려면 뿌리가 되는 신장이 제 기능을 해줘야 한다. 신장을 튼튼하게 해주는 섭생과 소금 섭취를 잘하면 이명과 청력 이상도 훨씬 좋아질 수 있다. 이명 치료를 위해 별의별 방법을 시도해봐도 효과가 없었다고 한 사람들도 염분과 수분 섭취로 신장 기능을 살리고 수화水化 잘되는 몸으로 만들어놓으면 증상이 사라진다. 삶의 질이 달라지는 경험을 하게 된다.

> **사례** ▶ **이명과 탈모**

50대 사업가 L씨는 당뇨 진단을 받고 금주와 금연을 비롯해 규칙적인 운동을 하면서 나름 건강관리를 철저히 해 왔다. 혈당 조절은 그런대로 되고 있었지만 이명이 잡히지 않아서 고민이었다. 심했다가 덜했다가를 반복했지만 늘 이명이 있었고, 병원에서 처방 받은 수면제를 계속 복용하고 있었다. 양방과 한방으로 검사도 받고 원기에 좋다는 것도 먹어 봤지만 그다지 효과가 없었다. 이명뿐 아니라 탈모, 허리병도 있었는데 모두 수 기운과 신장 기운이 약했을 때 오는 증상이었다. 그가 가장 좋아하는 음식은 젓갈류와 게장 같은 짭짜름한 반찬으로, 해마다 장아찌를 직접 담글 만큼 짭짤한 것을 좋아하면서도 정작 마음껏 먹지 못하고 있었다. 당뇨 진단을 받은 뒤부터 식단에 신경 쓰며 무염에 가까운 저염식을 하고 있었던 것이다.

상담을 통해 자신의 체질과 현재 몸 상태에 대해 알고, 왜 그런 음식을 좋아했는지 이해하게 되었다. 질 좋은 소금을 하루에 3번 정도 먹고 입맛대로 간을 충분히 해서 먹기로 했다. 곡식 위주의 섭생과 찬물 안 마시기 등 생활습관을 바꾸고 꾸준히 걷기를 하고 허리 등 신장을 튼튼히 하는 운동법도 배워 꾸준히 실천한 결과 이명이 조금씩 사라지기 시작했다. 소금과 물로 수 기운이 좋아지자 고집스럽던 성격도 유해졌다. 전립선 기능도 좋아지고 머리숱도 많아져 나이보다 젊어 보이자 자신도 놀라고 주변 사람들도 신기해했다.

몸으로 느낀 변화로 소금의 효과를 확신하게 되자 온 가족이 함께 참여하게 되었고, 운영하는 사업체의 구내식당에 소금통을 비치해 직원들이 마음껏 간해서 먹도록 했다. 지금은 건강이 안 좋은 직원에게 좋은 소금을 선물하는 등 소금 전도사를 자처하고 있다.

비염과 천식, 소금이 필요하다

요즘 비염 없는 아이를 찾는 것이 더 빠를 만큼 비염은 흔한 질병이 되어버렸다. 비염도 염증이기에 소금 부족이 큰 원인이기도 하지만 대표적인 냉증이라고 할 수 있다. 찬물을 즐겨 마시면서 몸을 별로 쓰지 않는 생활습관은 체온을 떨어뜨리고, 아래는 차갑고 위쪽은 뜨거운 상태를 만든다. 비염 치료를 하기 전에 먼저 생각해 봐야 할 것이 있다. 왜 내 몸이 콧구멍을 막고 있을까? 왜 콧물을 수시로 흘려보낼까?

비염의 종류에 따라 대처법이 좀 다르지만 공통적으로 해당되는 사항은 바로 속이 차고 건조하다는 것이다. 다른 사람들에게는 괜찮을지 몰라도 이 바람, 이 공기가 자신에게는 버거울 수 있다. 그래서 조금이라도 막아 보기 위해 분비물을 만들어 계속 점막을 촉촉하게 하려고 한다. 그렇게 해서라도 뿌리인 폐와 다른 내장기관을 보호하려는 자연스러운 방어 작용인 것이다. 체온을 올려주고 염분과 수분을 공급해주면서 해당 기관을 튼튼하게 하는 섭생을 계속하면 속이 따뜻해지고 촉촉해지면서 비염 증상도 사라진다.

비염은 종류에 따라 소금 섭생도 다르다.

첫째, 흐르지 않고 뒤로 넘어가는 비염인 경우 콧물이 흘러나오지 않고 달라붙어 있다. 뻑뻑한 코가 뒤로 넘어가서 특히 잘 때 괴롭다. 심하면 염증이 쌓이고 밖으로 배출되지 않아 축농증이 되기도 한다. 이런 경우 염분과 수분으로 염증을 잡고 농도를 희석시켜줘야 한다. 뻑뻑한 코를 부드럽게 만들어 밖으로 배출하려면 소금과 함께 목기인 신맛 나는 것들을 보충해줘야 하는데, 소금차에다 레몬즙이나 레몬차, 오미자차를 섞어 마시면 좋다.

둘째, 콧물이 줄줄 흐르는 비염인 경우 콧물이 끊임없이 흐르고 재채기를 자주 한다. 이때는 소금과 함께 폐·대장 기운을 튼튼히 하는 금기의 매운맛으로 영양해준다. 소금차는 기본이고 여기에 맵고 화한 생강차를 함께 마시면 효과를 볼 수 있다.

셋째, 알레르기성 비염인 경우 환절기에 자고 일어났을 때 심하고 신경 쓰이는 일이 있으면 더 심해진다. 체온이 떨어져 있고 체온 조절이 잘되지 않아서 생기는데, 상화기에 해당하는 떫은맛을 보충해주면 좋다. 소금차와 함께 꾸지뽕차나 따뜻한 요구르트가 도움이 된다.

사례 ▶ 비염과 천식, 피부 건조, 가려움증

40대 중반의 L씨는 중학교 때부터 비염으로 고생해 왔다. 환절기에 심해졌다가 한겨울에는 조금 덜한 것 같다가 봄이 되면 재발하고 여름에 에어컨 바람을 쐬면 걷잡을 수 없을 정도로 비염이 심했다. 비염도 비염이지만 한번 시작하면 발작하듯 멈추지 않는 천식은 삶을 내려놓고 싶을 만큼 고통스러웠다고 한다. 자다가 발작처럼 천식이 시작되면 흡입기로 겨우 버티는 악순환이 반복되었다.

비염약을 먹고 나면 신기하게도 콧물이 멈추는데, 이때 온몸의 피부가 죄는 듯한 느낌을 받았다고 한다. 몸속의 수분이 다 말라버리는 느낌이 들고 피부가 너무 건조해 긁다 보면 피가 나고 그 상처가 쉽게 아물지 않고 다른 곳이 또 가려워 피부병까지 생겼다. 피부과에서는 비염약을 먹으면 어쩔 수 없는 일이라고 했다. 피부가 너무 건조해 주름도 늘어나고 외모도 나이보다 더 들어 보여 의식적으로 물을 많이 마시려고 애썼다.

그러나 아무리 먹으려고 해도 생각처럼 물이 먹히지 않았고 몸은 자꾸 무거워지기만 했다. 비염과 천식으로 숨이 차서 편히 잠을 잘 수 없다 보니 두통에 시달렸고 신경이 극도로 예민해져 있었다. 목도 잘 쉬고 수시로 가라앉아 목소리가 나오지 않는 날도 있었다. 이렇게는 도저히 살 수 없다는 생각에 힘들어도 근본적인 치료법을 찾고 싶어 자연 치유로 눈을 돌리게 되었다고 한다.

L씨 역시 저염식하던 식습관을 바꾸고 입맛대로 간을 해서 먹기로 했다. 곡식 위주의 섭생으로 영양을 하면서 깨끗한 소금을 하루 3~4번 정도 먹고 비염이 심할 때는 소금 양을 더 늘려 먹었다. 소금을 먹으니 물도 자연스럽게 당겼고 소변량도 늘어 부기가 빠지면서 몸이 가벼워졌다. 물이 먹고 싶다는 생각이 들면 따뜻한 물이나 상온의 물을 충분히 마셨다. 찬물을 먹던 습관도 바꾸고 천천히 걷는 운동도 병행했다.

그러자 차츰 코가 시원해지더니 비염이 좋아지면서 코로 숨을 쉬고 잠도 깊이 잘 수 있게 되었다. 건조하고 푸석하던 피부도 윤기가 나고 마음의 여유도 생겼다. 그 후 자신의 경험을 살려 가족들을 보살폈는데, 비염과 여드름이 심했던 아들과 딸도 건강해지고 통풍과 탈모로 고민하던 남편도 건강을 찾았다. 지금은 온 가족이 10년 넘게 소금 섭생을 꾸준히 실천하고 있다.

입병 치료에는 소금이 필요하다

구내염, 입병, 잇몸병, 구취, 베체트병 등 입병으로 입안이 자주 헐고 혓바닥이나 혀가 갈라져 고생하는 사람이 의외로 많다. 심하면 말하기도 힘들고 음식을 먹는 것도 두려울 정도다. 오행의 원리를 단순 적용하면 입은 위장이 다스리고 혀는 심장과 밀접하게 연결되어 있지만 염증이 어느 부위에 있든지 간에 모두 소금이 기본적으로 필요하다.

사례 ▶ 입병과 구취

성직자인 40대의 Y씨는 어렸을 때부터 입안이 잘 허는 입병으로 고생해 왔다. 단체 생활을 하다 보니 먹는 것이나 생활에 제약이 많았다. 혀가 움푹 패기도 하고 입안에 구멍이 뚫리기도 했다. 본인은 먹지도 못하고 말도 제대로 할 수 없어 너무 힘든데 주변 사람들은 입병 정도로 뭘 그러냐고 하면서 너무 예민한 것 같다고 은근히 눈치를 주었다. 온갖 검사 끝에 베체트병 진단을 받았지만 별다른 치료 방법이 없었다. 입병으로 잘 먹지 못해 영양 상태도 부실하고 스트레스로 마음도 많이 다친 상태였다. 염증을 잡으려면 염분이 필요하지만 다른 영양도 부족한 상태라서 소금 섭취만 해서는 안 되는 경우였다.

기본 영양인 곡기를 채우기 위해 곡물 가루를 불렸다가 먹고, 다른 음식도 입맛에 맞춰 간을 해 먹으면서 별도로 좋은 소금과 물을 섭취하기로 했다. 계속되는 긴장감을 풀기 위해 레몬즙과 꿀을 섞은

차도 마시고 시간을 내어 걸으면서 머리 쪽으로 쏠렸던 기운을 내려주었다. 목과 어깨의 긴장감을 푸는 운동도 꾸준히 해주고 배도 따뜻하게 해주었다.

소금과 물을 충분히 먹으면서 서서히 염증이 잡히고 변비와 위염, 얼굴에 열이 뜨는 증상 등도 좋아지기 시작했다. 침이 충분히 생기면서 입 냄새도 사라지고 소화도 잘되어 가스 차는 일도 없어지고 무엇보다 고질적이던 구내염에서 해방될 수 있었다. 이후에도 곡식으로 기본 식사를 하면서 입맛을 살리기 위해 원하는 음식을 적극적으로 먹어 건강과 활기를 찾았다.

소금은 늘 가까이 두고 양 조절을 하면서 필요할 때마다 먹고 있는데, 염증을 스스로 다스릴 수 있어 든든하다며 건강의 버팀목으로 삼고 있다. Y씨의 영향으로 같은 단체의 다른 동료들도 소금에 대한 오해를 풀고 적극적으로 섭생하면서 건강을 찾았다. 신자들에게도 소금 건강법을 전하면서 빛과 소금의 의미를 늘 되새긴다고 한다.

⚠ **소금과 함께하면 좋은 아이템**

- 온열 찜질로 냉기와 노폐물을 빼고 소금의 효과를 높여주는 **곡식주머니 찜질팩**
- 입맛에 따라 간을 할 수 있는 **휴대용 소금통**

- 몸이 찬 사람들이 언제든 따뜻한 소금차를 마실 수 있는 **보온 주전자나 외출할 때 휴대 가능한 보온병 또는 텀블러**
- 몸의 긴장감이 너무 심해 소금을 먹어도 흡수하지 못하고 겉도는 경우 **팥가루, 레몬즙, 오렌지주스, 깔라만시, 오미자청**
- 소금을 급하게 먹고 속이 울렁거릴 경우 **새콤달콤한 젤리, 마스코바도 원당**
- 소금을 먹고 얼굴만 붓는 경우 **수수 가루, 커피, 쑥차, 다크초콜릿**

▨ 굳고 딱딱한 것을 연하고 말랑말랑하게

뭉치고 굳은 것을 풀어낸다

짠맛은 연견軟堅, 즉 단단한 것을 연하게 만들어준다. 소금이 들어가면 뻣뻣했던 배추가 야들야들하게 숨이 죽고 단단한 매실은 장아찌로 태어난다. 소금 기운이 부족하면 몸과 마음이 뻣뻣해져 여기저기 당기고 결리는 곳이 많아진다. 허리와 등이 결리고 장딴지가 당기거나 쥐가 나고 순환이 제대로 되지 않아서 여기저기 저린 증상이 나타난다. 단단하게 뭉치는 기운이 지나치면 몸속이나 피부에 덩어리 같은 것이 생길 수도 있다. 가래가 삭지 않아 달라붙을 수도 있고 천식이 생길 수도 있으며 침이 끈적거려 입가에 고여 잘 떨어지지 않는다. 또한 피부 조직이 부드러움을 잃고 두꺼워지거나 굳은살이 생기고 손톱과 발톱이 딱딱해진다. 특히 방광 경락이 지나가는 새끼발가락이 구부러지거나 발톱이 굳어 찌그러지는 경우가 많다.

그러나 깨끗한 소금을 먹고 몸의 냉기를 빼주면 단단하게 굳어 있던 덩어리가 물렁물렁하게 풀린다. 뭉쳐 굳어 있던 부분이 풀어지면서 자연스럽게 좋아진다. 기침이 심하거나 폐가 안 좋은 사람들은 폐 속에 점액과 끈적거리는 가래痰를 없애는 데 짠맛이 필요하다.

《의학입문》을 보면 "소금은 한기와 열기를 능히 제거하며 끈질긴 담을 삭게 한다"라는 구절이 나온다. 물과 소금은 굳은 것을 풀어줌으로써 끈끈하게 굳어 달라붙은 상태를 유동적이고 느슨하게 만든다. 물과 소금이 들어가면 처음에는 기침이 더 심해지는 것 같지만 점차 점액이 묽어지고 몸속에 있던 가래를 뱉어내게 해서 천식도 사라지고 폐와 기관지도 시원해진다. 극심한 변비로 고생하는 사람의 경우 물과 소금을 충분히 먹고 배를 따뜻하게 하면 막대기처럼 굳은 변이 풀리고 몸속에 쌓여 있던 변을 시원하게 볼 수 있다.

애 낳기보다 힘들다는 공포의 시간

짭짤하게 먹으면서 느끼는 가장 빠른 변화는 쾌변이다. 소금을 먹고 오랜 숙원사업이었던 숙변을 봤다는 사람이 많은데, 사실 변비로 고생하는 사람의 고통은 말로 표현하기 어려울 정도다. 어린 아이들 가운데도 변을 볼 때 땀까지 흘려 가며 힘을 쓰거나 자지러지게 울며 괴로워하는 아이가 있다. 변비는 기질적으로 잘 뭉치는 체질인 아이들의 경우 특히 심한데, 그렇지 않은 아이의 경우에도 소금기가 모자라면 변을 밀어내지 못해 힘들어한다.

육아서나 인터넷을 보고 아기들에게 무염식이나 저염식을 시키는 것이 건강하게 키우는 방법이라고 생각하는 부모가 많은데, 사실 그렇지 않다. 이유식을 할 때도 간을 하는 것이 좋다. 엄마젖을 먹을 때야 자연면역이 되지만 외부 음식을 먹기 시작할 때, 이유식을 할 때는 간을 해야 소화가 잘되고 탈이 나지 않는다. 옛날 할머니들은 조선간장으로 간을 적당히 해서 먹였다. 소금기가 없으면 소화도 안 되고 변이 막힌다는 것을 너무 잘 알고 있었기 때문이다.

노인들의 변비는 더욱 심각하다. 동식물이 그렇듯 나이가 들수록 몸속의 물기가 마른다. 거기다 염분까지 부족하면 물이 먹히지 않아 억지로 먹는다 해도 몸속에서 수분을 품고 있을 수 없다. 고혈압, 당뇨 진단을 받고 저염식을 하거나 이뇨제 성분이 들어 있는 약을 장복하는 경우 더 심하다. 염분이 부족하면 혈액이 탁해지고 몸이 단단하게 굳는데, 이런 상태가 계속되면 변이 딱딱해져 밖으로 내보내기가 어려워진다. 돌처럼 단단하게 굳어버리기 때문이다.

굵고 딱딱하게 굳어 나오지 않으면 관장을 해야 하고 손으로 파내지 않으면 안 되는 경우도 많다. 그렇게 억지로 변을 봐도 또다시 막혀 심하면 산소 부족으로 정신을 잃기도 한다. 항문이 찢어지고, 심한 경우 변을 보다 사고를 당하는 경우도 있다. 특히 평소 머리 쪽으로 기운 쏠림이 심한 사람은 아래쪽으로 에너지가 잘 내려가지 않는데 변을 보기 위해 심하게 힘을 주다가 기운이 위로 솟구치면 머리 혈관이 터지면서 뇌출혈이 생길 수도 있다.

소금과 물은 조직을 연하고 말랑말랑하게 한다. 소금이 들어가면 단단해진 변이 풀리고 미끌미끌하게 쑥 밀려나와 쾌변을 볼 수 있다. 저염식을 하면서 물만 많이 먹을 것이 아니라 입맛대로 짭짤하게 충분히 간을 해서 먹어야 한다. 김, 미역, 다시마, 된장, 조선간장, 젓갈 등 염분이 많은 음식도 좋다.

변비가 심한 경우에는 따로 소금을 먹으면 빠르게 효과를 볼 수 있다. 깨끗한 소금을 물과 함께 충분히 먹고 열을 만들어준다. 좋은 소금을 구해 하루 2~3번 정도 물, 주스 등과 같이 먹어도 된다. 또한 소금차 형태로 뜨겁게 먹는 것도 좋고 된장국이나 조선간장을 따뜻한 물에 타서 먹는 것도 괜찮다. 평소 굳은 부분이 풀어지도록 배를 따뜻하게 해준다. 이렇게 염분을 충분히 보충해주면 변비에 시달리는 일이 없어진다.

사례 **극심한 변비와 장무력증**

70대 P씨는 변비로 오랫동안 고생하다가 장이 더 이상 제 기능을 할 수 없다는 진단을 받았다. 변비약을 계속 먹어 왔지만 효과가 없었고 주기적으로 관장을 해야 변을 볼 수 있었다. 그렇게 억지로 변을 봐도 또 막혀 심한 경우 의식을 잃기도 했다. 평소 저염식을 했고 섬유질이 많아 변비에 좋다는 과채즙도 꾸준히 마셔 왔다. 물을 많이 마시면 건강에 좋다고 해서 공복에 냉수를 마시고, 가스가 차서 속이 답답할 때면 얼음물을 자주 마셨다. 그러나 건강을 위한 저염식과 차가운 과채즙, 냉수 등은 몸을 냉하게 만들어 변을 막히게 하는 주된 원인이 되었다. 병원에서 장 절제 수술 날짜를 받아놨지만 인공 항문을 단 채 구차하게 살고 싶지 않다는 생각이 들어 수술을 포기했고, 다른 방법을 찾다가 상담을 받게 되었다.

변부터 통하게 해야 해서 찬물은 일체 금하고 따뜻한 물을 마시게 했다. 또한 소금을 하루 3번씩 챙겨먹기로 했다. 짠맛에 해당하는 음식인 김과 미역, 다시마, 조선간장을 반찬으로 먹고 식사 외에 따로 소금을 하루 3~4번 이상 물과 함께 먹고 배에 곡식주머니를 올려놓고 찜질을 했다. 그러자 꽉 막혀 있던 변이 이틀 만에 뚫렸고, 그날 이후 매일 변을 볼 수 있었다. 약물이나 관장 등 외부의 도움 없이 자력으로 시원하게 변을 본 것이 수십 년 만에 처음이라고 했다.

소금의 힘을 체험하고 나서 소금을 잘 챙기게 되었고, 무염에 가깝던 음식을 입맛대로 간을 하면서 먹는 즐거움도 찾았다. 그 후로 변비 낌새가 있으면 물과 소금 양을 늘리고 배를 따뜻하게 해주었더니 변비로 고생하는 일 없이 건강하게 생활하고 있다.

사례 ▶ 만성치질과 감기, 염증

출산 이후 변비가 심해져 만성치질에 시달리던 K씨는 서 있으면 통증이 너무 심해 외출도 못 하고 엎드려 지내야 했는데, 이로 인해 우울증까지 왔다. 아토피가 있는 아이 때문에 유기농 재료를 써서 나름 음식에 신경을 쓰고 있었지만 채식 위주에다 저염식까지 해서 염분이 턱없이 부족한 상태였다. 엄마가 건강하지 않은 상태에서 아이들도 감기와 염증을 달고 지내며 변비도 심했다.

자연섭생법을 공부하면서 온 가족이 염증에 시달렸던 이유를 알게 되었고, 입맛대로 먹는 것이 얼마나 중요한지 깨닫게 되었다. 곡물 중심의 식사를 하면서 좋은 소금을 챙겨먹기로 했다. 먹는 것과 병행해 따뜻한 찜질팩을 깔고 앉아 환부를 따뜻하게 해주었으며, 끓인 소금물로 좌욕이나 훈증을 하기도 했다. 짭짤하게 먹고 물도 충분히 먹자 변이 부드러워져 변비가 없어지고 빠져나와 있던 환부도 제자리를 찾았다. 아이들도 음식을 간간하게 해서 먹이고 필요할 때면 소금을 따로 챙겨먹으면서 변비도 없어지고 감기와 염증도 눈에 띄게 좋아졌다. 먹고 싶은 것을 먹으면서 엄마와의 관계도 원만해지고 피부도 좋아졌다.

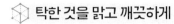

탁한 것을 맑고 깨끗하게

어혈을 풀고 피를 맑게

소금을 먹고 건강을 찾은 사람은 주변에서 달라졌다는 이야기를 많이 듣는다. 소금과 물이 우리 몸에서 하는 대표적인 역할 가운데 하나가 정혈淨血 작용, 즉 피를 맑게 하는 일이다. 노폐물이나 중금속, 불필요한 지방질을 배출하지 못하면 여러 가지 문제가 생기는데, 안색이 탁해지고 몸에서 불쾌한 냄새(썩은 내, 고린내)도 난다. 몸의 여러 조직이 딱딱해지고 여기저기 당기거나 결리는 곳이 많아지고 쉽게 지치고 피곤할 뿐 아니라 오래된 세포의 교체가 늦어져 피부가 거칠어지고 윤기도 없어진다. 주근깨나 기미는 죽은 세포의 일종이며, 깨끗한 물과 소금은 세포 재생을 도와 새로운 세포를 생성시킨다.

몸속에서 정수기 역할을 하는 신장이 일을 제대로 하려면 충분한 물과 소금이 필요하다. 소금은 물과 함께 신장을 통해 몸속의 독소를 밖으로 배출한다. 중금속, 지방, 유해가스를 흡착해 밖으로 빼내고 요산, 요소, 활성산소 등 찌꺼기도 소변과 땀으로 배출한다. 신장의 200만 개에 달하는 네프론의 구성 요소 가운데 하나인 사구체는 하루 160ℓ 이상의 혈액을 걸러 깨끗한 피는 재흡수하고 나머지는 오줌으로 내보낸다. 그런데 배설이 원활하게 이루어지지 않으면 몸속에 독소가 쌓여 방광염, 신우염, 요로결석, 신장병이 생길 수 있다.

물과 소금이 부족해 신장이 제 역할을 못하면 피가 끈적거린다. 탁한 혈액은 가는 모세혈관을 통과하기 어렵고, 깨끗한 피를 공급받지 못한 세포는 제 역할을 할 수가 없다. 시력이 약해지고 뇌혈관이 막히고 노폐물이 혈관 벽에 달라붙어 고혈압이나 동맥경화, 고지혈증 등 문제를 일으킬 수도 있다. 뼈와 근육, 피부가 약해져 성장과 재생도 둔화된다. 혈액이 맑아지면 피의 흐름도 좋아지고, 산소와 영양분이 잘 전달되어 에너지가 생긴다. 탁한 혈액을 밀어내기 위해 혈압을 높일 수밖에 없던 고혈압 상태도 좋아져 혈압이 자연스럽게 조절된다.

골절이나 타박상, 교통사고 등 사고를 당했을 때도 물과 소금은 꼭 필요하다. 멍은 그 부분에 어혈이 고여 있는 것인데, 이때 소금을 먹으면 고인 피가 흐르도록 만들어준다. 다치거나 사고를 당했을 때 평소보다 물과 소금을 넉넉히 먹으면 회복도 빠르고 후유증도 덜하다.

소금으로 피부 미인 되기

클레오파트라와 양귀비 등 절세 미녀들이 소금으로 목욕했다는 사실은 널리 알려져 있다. 소금은 피부를 윤택하게 만든다. 자신에게 맞는 방식으로 소금 섭취를 꾸준히 한 사람들은 피부 트러블이 잘 생기지 않고 잡티 없는 깨끗한 피부로 바뀐다. 소금은 노폐물과 찌꺼기를 밀어내고 짜내어 혈액을 맑게 해준다. 또한 수분을 적당하게 조절해 건조함을 막아주고, 염증을 없애주어 피부 트러블이나 뾰루지 등을 막아준다. 정기적으로 피부관리를 받았던 사람, 화장품 하나에 수십 만 원을 썼던 사람이 로드숍의 저렴한 화장품을 쓰고도 피부 좋다는 소리를 듣게 만들어준다. 커버력 좋은 화장품을 덧발라야만 외출이 가능했던 사람이 스킨과 로션만 바르고 맨얼굴로 외출할 수 있을 정도다.

소금이 가진 살균, 정화, 보습력은 피부 걱정 없이 지내게 해준다. 수분이 차올라서 탄력이 생기고 주름이 펴지는 일까지 생긴다. 외부에서 바르는 화장품이 아무리 좋아도 속에서부터 채워지는 것을 따를 수는 없다.

사례 홍조와 모세혈관확장증, 좁쌀 여드름

40대 초반의 교사 P씨는 홍조와 모세혈관확장증, 여러 가지 피부 트러블로 레이저 치료를 받고 병원에서 주는 약(스테로이드, 항히스타민, 항생제 등)을 장기간 투약하면서 육체적·정신적으로 힘든 시간을 보냈다. 피부 문제뿐 아니라 극심한 피로, 과체중, 두통, 폭식, 야간뇨, 수면장애 등의 불균형 증상에 시달려야 했고 항상 머리가 멍해서 집중이 안 되는 등 걸어 다니는 종합병원이라는 말을 들을 정도였다.

밤에 소변을 보느라 잠에서 깬다는 말에 지인이 소금을 권해서 자기 전에 3g 정도 먹고 잠자리에 들었다. 늘 새벽에 깨서 몇 번씩 화장실을 가느라 숙면을 취하지 못했는데 소금 먹은 날은 화장실 가는 일 없이 통잠을 자는 놀라운 경험을 했다. 그 후 소금에 대한 믿음이 생겼고 본격적으로 소금 섭생을 하게 되었다.

상담을 통해 자신에게 나타났던 각종 증상이 소금 부족 때문이라는 것을 알게 되면서 곡식 위주의 기본 식사를 잘 챙기면서 입맛대로 간을 해서 먹기 시작했다. 식사 외에 따로 소금을 10~20g 이상 꾸준히 먹으면서 놀라운 변화가 나타났다. 우둘투둘하던 좁쌀 여드름이 싹 들어가고 홍조가 사라졌다. 두 달 뒤에 6kg이 빠지고 항상 고민이었던 코끼리 다리와 발목 부종도 좋아졌다.

무엇보다 소금을 챙겨먹으면서부터는 소식을 하게 되었다. 그동안 먹어도 뭔가 허전하고 채워지지 않은 기분에 자주 과식했는데, 소금을 먹고 입맛을 살려서 몸이 원하는 것을 먹으면서부터 자연스럽게 소식을 하게 되었다. 피부는 물론 다른 증상도 모두 좋아졌다. 4년차인 지금도 섭취량의 변동은 있지만 꾸준히 소금을 먹고 음식 조절을 하면서 건강관리를 해오고 있다.

요즘은 아토피가 있는 사람을 심심찮게 볼 수 있다. 아토피, 지루성 피부염, 화폐상 습진 등의 피부 질환은 드러나는 양상이 다르고 대처법도 조금씩 다르지만 모두 염증이다. 염증에는 소금이 필요한데 피부염도 마찬가지다. 피부가 안 좋다 보니 가려야 할 것이 너무 많다. 그래서 어떤 것을 먹고 반응이 나타나면 그 음식은 바로 경계 대상이 된다. 그처럼 가려먹고 금하는 것이 많아도 생각처럼 피부가 좋아지지 않는다. 심한 경우 영양실조 진단을 받기도 한다.

피부를 고치는 것보다 건강해지는 것이 먼저다. 건강해지면 피부는 저절로 좋아진다. 입에 맞게 간을 해서 간간하게 먹어야 소화도 잘되고 속도 편하다. 아토피가 있는 경우 몸은 짭짤한 음식이 당긴다. 짭짤한 김이 좋고 장조림이나 장아찌, 짭조름한 반찬이 맛있다. 특히 아이들은 입맛이 살아있고 음식에 대한 편견이 없다 보니 밥상에 소금을 두면 깜짝 놀랄 만큼 짭짤하게 간을 해서 먹는다.

음식을 짭짤하게 먹는 것만으로 좋아지는 경우도 있고, 식사 외에 따로 좋은 소금을 먹어야 하는 경우도 있다. 소방차 몇 대만으로 금방 진화되는 불과 몇날 며칠을 꺼야 하는 불이 있는 것처럼 말이다. 필요한 소금 양은 사람마다, 현재 상태에 따라 다를 수밖에 없다.

사례 > 아토피와 화폐상 습진

30대 중반의 Y씨는 결혼 전에도 피부 문제로 고생했는데 첫아이 출산 후 손등에서부터 시작해 목, 발등, 정강이까지 화폐상 피부염(원형 또는 동전 모양 습진)이 생겼다. 스테로이드 로션과 연고를 발라도 그때뿐이고 다시 가렵고 갈수록 심해져 양방과 한방, 민간요법 등 안 가리고 시도했다. 가려워 잠을 못 자다 보니 머리가 맑지 않고 기운이 없고 일상생활이 안 될 정도로 지친 상태였다.

책과 인터넷 카페 등에서 얻은 정보로 싱겁게 먹고 고기와 생선을 금하고 하루 물을 2ℓ 이상 먹었지만 습진은 갈수록 심해져 목까지 울긋불긋할 정도로 악화되었다. 초등학생부터 알레르기 비염으로 약을 달고 살아서 평소 건강 프로그램을 챙겨 보고 몸에 좋다는 현미밥에다 채식을 하고 몸에 안 좋다는 '짜고 기름진' 음식은 피해 왔다. 그렇게 가려서 먹었지만 피부는 오히려 더 나빠졌고 건강 상태도 안 좋아지면서 다른 길을 찾게 되었다.

상담을 받으면서 그동안 의식적으로 먹는 것을 통제하면서 몸이 원하는 것을 주지 않았다는 것을 깨닫고 긴장된 기운을 풀어주는 신맛 나는 것들과 함께 깨끗한 소금을 먹기 시작했다. 처음에는 퉁퉁 부어 깜짝 놀랐지만 설거지나 빨래를 할 때 찌든 때를 불리는 것처럼 처음 소금이 들어가면 물이 당겨 일시적으로 붓는 현상이 생길 수 있다는 설명을 듣고 나서는 크게 걱정하지 않았다. 3일이 지나자 부기는 사라졌고 두껍고 단단하게 부풀어 있던 환부에 딱지가 앉고 다시 벗겨지기를 10번 가까이 하면서 새살이 돋기 시작했다. 가려울 때는 새콤한 것으로 간담을 풀어주었고 진물이 날 때는 소금 양을 늘리고 충분히 쉬어주었다. 머리 쪽으로 떠 있던 기운을 내려주기 위해 걷기 운동을 했고, 잘 때는 곡식주머니 찜질로 배를 따뜻하게 해주었다. 또한 입맛대로 새콤한 과일도 먹고 기름진 음식과 좋아하는 초콜릿도 마음껏 먹었다. 카페인에 민감해서 커피 한 잔만 먹어도 가슴이 쿵쾅거리고 밤을 꼴딱 새야 했는데 소금을 먹고 나서부터는 커피도 즐길 수 있게 되었다. 소금 양이 좀 지나쳤다 싶으면 위장이 힘든 신호로 입술이 가렵거나 속이 불편해지면서 자연스레 단맛을 가진 음식이 당겼다. 이때 입맛대로 달달한 마스코바도 원당을 따뜻하게 타서 마시면 신기하게도 증상이 사라졌다.

한 달 정도 지나면서 피부가 꼬들꼬들해지더니 상처가 아물었다. 변화가 생길 때마다 상담을 통해 거기에 맞춰 섭생하다 보니 스스로 감을 잡게 되었다. 증상이 사라지는 것은 금방이지만 세포와 조직이 다시 살아나려면 시간이 필요하다. 꾸준히 실천한 결과 3개월 정도 지나면서 피부가 몰라보게 좋아졌다. 그 후로도 계속 좋아져 6개월이 지난 뒤부터는 피부 미인이라는 소리까지 듣게 되었다. 비염과 소화불량, 심장 두근거림, 탈모, 어지럼증 등 소금 부족으로 생겼던 다른 증상도 자연스레 좋아졌다.

무엇보다 그는 그동안 피부에 좋다는 것만 가려먹고 안 좋은 것은 통제해 왔는데 입맛대로 먹고 싶은 것을 마음껏 먹는데도 피부까지 좋아지니 진정한 자유를 찾았다며 해방감을 느낀다고 했다. 이후 셋째를 임신하고 출산했는데 아토피가 있던 두 아이와 달리 셋째 아이는 피부뿐 아니라 여러 면에서 더 건강하고 힘도 좋다고 했다. 올해 소금 섭생 5년차로, 본인의 경험을 살려 남편 건강과 아이들 육아에서도 늘 소금을 챙기며 꾸준히 건강관리를 하고 있다.

소금 부족이 불러온 당뇨병, 간염, 축농증

당뇨병은 인슐린 분비가 제대로 안 되어 당을 분해하지 못하는 췌장이 약한 당뇨가 있고, 신장 기능이 약해져 노폐물과 영양소를 구분하지 못해 소변이나 혈액으로 당이 돌아다니는 신장성 당뇨가 있다. 특히 소금 부족과 관련된 당뇨병은 운동을 해도 혈당 조절이 안 되고 마른 체형인 경우가 많다는 특징이 있다. 혈당 수치보다 중요한 문제는 신장이 약해지고 있다는 것이다. 검사를 통해 병명으로 진단 받을 상황까지 아니라고 해도 몸은 이미 여러 가지 신호를 보내고 있다.

이때 잡곡 중심의 식사로 기본 영양을 하면서 소금을 잘 챙겨먹으면 신장의 기능이 살아나 영양분을 돌리고 노폐물을 배출하는 능력이 좋아져 혈당은 저절로 조절된다. 운동할 때는 달리기보다 걷기가 좋은데, 서서히 워밍업을 해서 열을 내고 서서히 식히는 운동이 좋다. 그렇게 해주어야 뒤쪽으로 힘이 생기면서 신장의 수 기운이 좋아져 혈액이 맑아지고 피로도 덜하고 요통이나 부종 등도 차츰 나아진다.

> ### 사례 ▶ 간염과 축농증
>
> 40대 남성 P씨는 축농증 수술을 하려고 병원에 가서 검사하다가 1형 당뇨, C형 간염 진단을 받았다. 1형 당뇨는 선천적으로 인슐린이 분비되지 않는 경우로 평생 인슐린을 주사해야 한다. 그때부터 매일

혈당을 재고 주삿바늘을 꽂아야 했는데, 그렇게 몇 년을 지내다가 더는 이렇게 살 수 없다는 생각이 들어 건강자립 프로그램에 참여하게 되었다. P씨의 경우 축농증과 당뇨, 간염 모두 소금 부족의 영향이 컸다. 체질상 신장 기운이 약하기도 했지만 업무 때문에 술을 많이 마시고 몸관리를 제대로 하지 못해 간과 신장이 더 약해진 상태였다. 그러다 보니 신장의 정화 기능이 약해져 있었고, 당뇨 진단으로 단것과 짠 것을 가려 먹다 보니 증상이 더욱 심해졌다. 굵은 여드름 같은 염증이 얼굴을 덮었고 등과 다리에도 염증이 계속해서 올라왔다.

혈당 수치 조절보다 중요한 일이 건강해지는 것, 신장을 튼튼하게 하여 원인을 해결하는 것이라는 데 공감했다. 기본 곡식을 챙겨 먹고 섭생을 하면서 깨끗한 소금을 먹게 되었다. 2주 정도 지나면서부터 얼굴과 입 주변의 여드름이 사라지더니 등과 다리의 피부도 깨끗해졌다. 몸의 변화를 느끼고 인슐린 주사를 과감히 끊고 나서 혈당 체크를 했는데, 주사 맞으며 조절할 때와 혈당에 큰 변화가 없었다. 그렇게 한 달, 두 달, 일 년까지 주사를 완전히 잊고 살았다. 그새 축농증이 없어졌고, 잠을 자도 개운치 않았던 증상과 극심한 피로감도 사라지고 몸이 가벼워졌다. 수시로 가던 화장실 횟수도 줄고 많이 먹어도 허기가 지는 일도 없어졌다. 안색도 맑고 환하게 바뀌고 머릿결도 좋아졌다.

그 후로도 꾸준히 섭생을 하면서 소금도 먹고 있다. 염증이 있거나 피곤할 때는 평소보다 소금 양을 대폭 늘리고 괜찮을 때 줄이는 등 몸의 신호를 통해 스스로 조절하면서 인슐린 주사 없이 5년 넘게 건강을 유지하고 있다.

사례 당뇨와 부종, 요실금

60대 중반의 J씨는 당뇨 진단을 받고 나서 꾸준히 건강관리를 해오고 있었다. 식이요법과 규칙적인 운동으로 혈당관리를 해왔는데, 언제부턴가 약을 써도 혈당이 조절되지 않아서 고민 중이었다. 온몸에 부기가 있고 잠을 자도 개운하지가 않았다. 밤에 한두 번은 소변 때문에 잠이 깨는 야간뇨가 있었고 요실금 증상, 어지럼증, 손발 저림, 머리숱이 가늘어지고 숱이 없는 것 모두 전형적인 소금 부족 증상이다.

소금의 중요성을 알고 나서는 그동안 해왔던 채식 위주의 저염식 식이요법이 자신에게 맞지 않는다는 것을 알게 되었다. 전에는 건강을 생각해 외식은 거의 하지 않았고 음식을 할 때도 재료 본연의 맛을 살리기 위해 나물이나 국 등에도 간을 거의 하지 않았다. 그런데다 반찬은 채식 위주로 먹다 보니 염분이 많이 부족했던 것이다. 노폐물과 수분을 배출하는 힘이 약해 있어서인지 음료수나 물을 많이 마시지 않는데도 늘 부기가 있었다고 한다. 이런 경우는 신장의 기능이 약해져 생기는 당뇨다.

혈당 수치를 맞추기보다 뿌리인 신장을 튼튼하게 하기로 했다. 혈당 조절이 안 되는 이유도 신장의 힘이 약해져 있었기 때문이다. 신장의 힘부터 키워놓으면 혈당 조절은 저절로 된다는 것을 이해한 뒤 물과 염분 섭취를 하기로 했다. 억지로 싱겁게 먹다가 입맛에 맞춰 간을 해서 먹으니 맛도 좋고 소화도 잘되어 속이 편해졌다. 식사 외에 하루 2번 정도 소금차를 마셔 몸을 따뜻하게 하고 부족한 염분과 수분을 보충해주었다. 그 후로는 혈당 수치를 잴 때마다 본인도 깜짝 놀랄 만큼 혈당 조절이 잘되었다. 잡곡으로 기본 영양을 잘하고 있었으며 걷기, 취미활동 등 건강한 생활습관을 가지고 있어 여기에 소금이 더해지니 효과가 빨리 나타났다. 밤에 일어나 화장실 가는 일이 없어지고 요실금과 어지럼증도 사라졌다. 부기가 빠지자 몸도 가벼워졌다.

얼굴이 자꾸 커져 고민이었는데 턱선이 생겼다면서 나이를 거꾸로 먹는 것 같다고 기뻐했다. 전체적으로 몸에 힘이 도니 짜증이 줄고 웃는 날도 많아졌다. 급하던 성격도 느긋해져 가족들과 부딪힐 일도 줄었다. 소금이 이렇게 큰 변화를 가져올지 몰랐다면서 이제 건강관리에 자신이 생겼다고 말한다. 70대 중반인 지금까지도 식사 외에 별도로 하루 9~12g 정도의 소금을 꾸준히 먹고 있는데, 당뇨와 혈압 등 지표상의 수치가 좋을 뿐 아니라 실제로도 건강하고 활기차게 생활하고 있다.

40대 중반의 교사 J씨는 건강 문제로 퇴직까지 고려할 만큼 안 좋은 상태였다. 몸이 축 가라앉아 무기력하고 힘이 빠져 일하는 게 힘들었고 소화불량, 부종, 스트레스, 강박증 등 여러 증상이 있었지만 특히 어지럼증이 심했다. 길에서 쓰러져 응급실에 실려 가기도 했다. 어지럼증으로 귀 검사도 하고 뇌 사진도 찍어 봤지만 별다른 이상이 없었다. 직장생활에 대학원 공부까지 하고 있어 체력적으로 감당하기 버거울 만큼 무리하고 있었다. 사실 J씨는 아버지가 고혈압에다 뇌졸중이라 저염식을 하며 엄격하게 염분 제한을 하고 있었다. 그러나 몸에 염분이 없으면 신경 전달에 문제가 생기고 조절능력이 떨어지고, 물과 소금 부족으로 산소 공급이 원활하지 않으면 몸의 입장에서는 자꾸 쉬려고 하거나 누우려고 한다.

소금에 대한 오해를 풀고 입맛대로 짭짤하게 먹고 음식으로 부족한 부분은 깨끗한 소금을 따로 챙겨먹었다. 걷기와 허리 운동 등도 병행하면서 거짓말처럼 어지럼증이 사라졌다. 소화불량, 부종, 강박증이 없어지고 체력도 좋아졌다. 건강을 되찾게 되어 생각보다 빨리 복직했는데 몸뿐 아니라 정신적으로도 여유가 생겼다. 매사를 긍정적으로 보게 되었고 아이들을 대할 때도 몸을 함께 살피고 행동의 원인을 이해하려고 하다 보니 교직 생활이 재미있고, 점점 좋아지는 아이들을 보며 보람도 느낄 수 있었다고 한다. 현재 7년 넘게 온 가족이 소금 건강법을 실천하고 있다.

◈ 사람을 따뜻하게 해주는 빛의 입자

소금물은 물보다 어는점이 낮다. 그래서 대동강 물은 얼어도 바닷물은 얼지 않는다. 김장김치가 담긴 김칫독을 묻어두면 -20℃에서도 얼지 않아 춥고 긴 겨울에도 채소를 먹을 수 있다. 소금물은 물보다 어는점이 낮아 더 오랫동안 액체 상태로 남아 있는데, 제설제로 쓰이는 염화칼슘은 소금의 이런 성질을 이용한 것이다. 몸에 염분이 부족하면 몸이 냉해지고 뼈가 약해져 추위를 많이 타게 된다. 염분과 수분으로 체액이 풍부해야 에너지원의 소화, 분해, 흡수가 잘 이뤄지고 체온도 일정하게 유지할 수 있다.

냉증, 저체온, 상기되는 증상

물과 소금은 수기水氣, 가라앉히는 기운으로 위쪽에 떠 있는 열을 아래로 고루 돌게 해준다. 소금과 물이 부족해 피가 탁해지면 혈관에 노폐물이 쌓이고 가느다란 모세혈관이 막히고 혈액 공급이 원활하게 이루어지지 않는다. 모세혈관이 막히면 실핏줄로 노폐물이 빠져나가지 못해 산소와 영양분이 제대로 공급되지 못한다. 이때 깨끗한 혈액을 공급받지 못한 몸은 낡고 묵은 기운만 계속 쌓아두게 된다. 나이 들면 손발이 차가워지는 수족냉증이 생기는 것도 이런 이유 때문이다. 뜨거운 피가 흘러야 몸도 따뜻해진다. 몸이 차면 복통, 설사, 손발 시림, 피부에 문제가 생기고 뼈마디가 아픈 증상 등이 나타난다.

몸이 냉해지면 본능적으로 생명은 체온을 끌어올리기 위해 심장 박동이 격해진다. 그러다 보니 가슴에서 열이 나면서 얼굴과 상체로 열이 뜨게 된다. 심장에서 만들어진 열이 아래쪽으로 내려가지 못하고 피부 표면과 상체에서 쉽게 떠버린다. 스스로 열이 많은 체질이라고 착각하는 사람들 가운데 의외로 냉증인 사람이 많다. 염분과 수분 부족으로 체액이 부족하면 정해진 양을 가장 중요한 곳에 먼저 공급할 수밖에 없다. 뇌와 중요한 장기에 먼저 보내고 손발처럼 몸의 말단은 혈액 순환량을 줄이게 되어 수족냉증이 생기기도 한다. 냉기가 쌓이면 장기나 조직에 이상이 생기고 대표적 냉증인 암이 생기기도 한다.

냉증과 저체온으로 여러 질환에 시달리던 사람이 소금을 먹으면서 몸이 따뜻해져 열이 온몸에 골고루 퍼지게 되었다는 말을 많이 한다. 민감한 사람은 소금을 먹기 시작하면서 바로 손발이 따뜻해졌다고 말한다. 특히 상체 쪽으로 열이 쏠려 고생하는 사람에게는 소금이 꼭 필요하다. 수水가 화火를 다스려 떠 있던 열을 아래로 내리고 온몸을 고루 따뜻하게 만들어준다.

몸속의 체온 올리기

나이와 관계없이 자궁근종을 가진 여성이 많다. 자각 증상이 없어 정기검진을 하다가 알게 되는 사람도 있고 하혈이나 극도의 피곤함 등의 증상으로 고생하다가 진단 받는 경우도 많다. 자궁이 차면 혈액 공급이 제대로 되지 않아서 근종이나 물혹, 자궁내막염, 자궁내막증식증 등이 생길 수 있다. 남성은 전립선비대증, 전립선염, 전립선암 등 전립선에 문제가 생길 수 있다. 남성은 여성보다 냉기의 폐해가 덜하지만 나이가 들면 혈액 순환이 안 되면서 몸속, 손발 등이 냉해진다.

깨끗한 소금과 물, 곡식으로 영양을 잘하고 걷기 운동으로 몸속 체온을 올려주면 차서 덩어리지고 뭉치고 굳은 것들, 흐름이 좋지 않았던 것이 좋아진다. 머리는 시원해지고 몸은 따뜻해져 굳은 것이 풀리면서 덩어리가 말랑말랑해지거나 없어지고 손발까지 따뜻해지고 깊은 잠을 잘 수 있다.

사례 ▶ 전립선 이상과 요통

60대 중반의 H씨는 규칙적인 식사와 운동으로 건강관리를 잘하고 있다고 생각했지만 나이 들면서 허리가 안 좋고 다리가 저리고 청력이 약해지는 증상으로 불편을 겪고 있었다. 특히 소변이 마려우면 참기가 어려웠는데 막상 화장실에 가면 볼일을 시원하게 보지 못하고 밤에도 소변이 마려워 몇 번씩 깨는 등 전립선 문제로 고민이 많았다. 소변에 문제가 생기자 외출을 하거나 사람 만나는 것도 꺼려지고 우울감도 생겼다.

하루에 커피를 2~3잔 마시고 빵과 과자 같은 단맛 나는 간식을 즐겨 먹는 데 비해 소금 섭취가 부족하다 보니 몸의 입장에서는 몸속 염도를 맞추기 위해 소변으로 수분을 배출하고 있었다. 더위를 많이 타고 창문을 열어놓아야 잠을 잘 수 있어 스스로 열이 많다고 생각했다. 평소 냉장고에 넣어둔 시원한 물을 꺼내 마시거나 정수기의 냉수를 즐겨 마셨다. 그런데 나이 들수록 혈액 순환이 안 되면서 몸속 체온이 떨어져 여기저기 굳거나 뭉치는 데가 생겼다. 일부러 싱겁게 먹는 편은 아니었지만 식사만으로는 염분이 많이 부족한 상태여서 소금 섭취가 필요한 상황이었다.

비대해진 전립선을 부드럽게 풀어주기 위해 식사 외에 따로 하루 2~3번 깨끗한 소금과 물을 먹었다. 3g 정도의 소금을 털어넣고 미지근한 보리차, 생수 등을 마셔 넘겼다. 아침 한 끼는 육기 잡곡으로 만든 곡물 식사를 했다. 찬물은 피하고 상온에 놓아둔 물이나 따뜻한 물을 마시고 아랫배 쪽에 온열 찜질을 꾸준히 했다. 잘 때는 바닥에 불을 넣어 등과 허리를 따뜻하게 하고 공기는 선선하게 했다. 평소 찜질방이나 사우나는 답답해서 싫어했는데 바닥은 따뜻해도 공기가 서늘하니 잠도 잘 오고 답답함도 없었다. 자주 화장실 가는 문제가 신경 쓰여 언제부턴가 물이나 과일 등 수분 섭취를 꺼렸는데, 소금을 함께 먹고 나서는 물을 많이 먹어도 소변을 보는 횟수가 오히려 줄었고, 한번 볼 때 시원하게 볼 수 있었다. 단단했던 아랫부분이 부드러워졌고 밤에도 깨지 않고 숙면 취하는 날이 늘었다.

소변 문제로 꺼렸던 외출과 여행을 하면서 생활의 활력도 되찾았다. 외출하기 전에 미리 소금을 잘 챙겨먹는데, 특히 장거리 여행을 갈 때면 잊지 않고 소금을 꼭 챙겨 가서 섭취하고 있다. 80대인 현재 10년 넘게 소금 섭생을 꾸준히 하면서 전립선의 불편함이 사라졌을 뿐 아니라 고혈압, 당뇨 등 다른 만성질환도 없고 건치를 유지하고 피부와 외모도 10년 이상 젊어 보인다. 체력도 좋아 주위에서 비법이 뭐냐고 물을 만큼 건강을 유지하고 있다. 입맛대로 식사하면서 찌개나 국 같은 국물 음식을 즐겨 먹고 식사 외에도 하루 3~6g 정도의 소금을 꾸준히 섭취하고 있다.

건조함을 잡아라!

탈모, 건선, 노화, 주름

아기 피부의 핵심은 수분이다. 신생아는 몸에서 수분이 80% 가까이 된다. 어린 나무일수록 물기가 많고 나이 들수록 물기가 줄어들 듯이 사람도 나이가 들면 몸속 수분이 줄어든다. 이런 이유로 무작정 물을 많이 먹는다고 해서 다 흡수되는 것도 아니다. 물을 보유하려면 소금이 필요하다. 수분을 보유하지 못한 몸은 건조해져 쉽게 주름이 생긴다. 뜨겁고 건조한 사막에서 꽃나무가 자랄 수 없듯 건조하고 열기가 많은 두피에서는 머리카락도 뿌리 내리기가 쉽지 않다. 염분이 많이 부족하면 물이 당기지 않는다. 물이 건강에 좋다고 해서 억지로 많이 마시는 사람들이 있는데, 이때 몸은 물을 보유하지 못하고 다시 빼낼 수밖에 없다. 염분과 수분이 부족하면 노폐물이 빠지지 못해 피부 톤이 칙칙해지고 뾰루지나 잡티도 많이 생긴다.

무염식으로 살을 빼는 과정에서 피부 노화가 급격히 진행되기도 한다. 단기간에 살을 빼려고 무염식 다이어트를 하면 체중은 금방 줄어든다. 그러나 단기간에 빠진 것은 수분이지 살이 아니다. 수분이 빠지면서 피부와 근육은 탄력을 잃어 실제보다 더 나이 들어 보이고 갑자기 노화가 찾아온 것처럼 보인다. 어지럼증이나 이명, 소화장애가 올 수 있고 생리불순이 생기는 등 후유증도 있다.

그런데 소금과 물을 잘 섭취하면 부지런히 수분크림을 바른 효과와 비교할 수 없는 탄력 있는 피부를 가질 수 있다. 머리 쪽에 떠 있던 열을 내려주면 두피에 힘이 생겨 탈모가 멈추고 머리카락에도 힘이 생긴다. 염분과 수분이 부족하면 전반적으로 탈모가 진행되는데, 특히 정수리와 뒷머리 부분의 탈모가 심해진다. 또 심한 곱슬머리가 되기도 하는데, 소금이나 소금이 들어간 발효식품을 충분히 먹으면 머릿결이 많이 펴진다.

심한 가래, 비염, 턱관절 이상이 온다

사례 턱관절 이상과 알레르기 비염, 거친 피부

턱관절 이상으로 고생하는 사람이 의외로 많다. 30대 후반 주부 M씨도 엄청난 공포 속에서 살았다. 음식을 먹거나 말을 하다가도 턱이 빠지는 일이 종종 있었기 때문이다. 입을 크게 벌릴 수 없어 웃거나 노래하는 것도 그렇고, 치과 치료는 엄두도 못 냈다고 한다. 또한 가래가 항상 목에 달라붙어 있어서 너무 고통스러웠고, 알레르기 비염과 만성두통으로 일상생활이 불가능할 정도였다. 오랜 기간 항생제를 써서 병원에서조차 걱정할 정도였으며, 3년 넘게 무월경 상태로 조기 폐경 진단까지 받았다. 전형적인 냉증에다 염분과 수분 부족 증상을 보였다. 게다가 극도로 피곤함을 느끼고 잠시도 앉아 있기 힘들 만큼 체력이 바닥이었다.

이런 경우 소금이 필요하지만 몸이 너무 냉하고 혈관이 수축되어 있다 보니 흡수하는 것이 쉽지 않다. 소금만 먹으면 몸에서 반발 작용이 심해 구토나 설사를 할 수도 있다. 이때는 찜질과 족탕으로 몸을 따뜻하게 해서 냉하고 굳어 있는 부분을 부드럽게 풀어주고 간담과 심포·삼초 기운을 회복할 수 있는 신맛, 떫은맛 나는 음식과 함께 소금, 물을 먹어야 굳은 부분이 풀린다. 그래서 곡식으로 영양을 잘하고 질 좋은 소금을 먹으면서 일주일 단위로 양을 조금씩 늘려 가기로 했다.

며칠 지나자 단단히 막혀 뒤로 넘어가던 콧물이 앞으로 쏟아지기 시작했다. 소금을 꾸준히 먹으면서 눈에 띄게 상태가 좋아지기 시작하더니 거칠던 피부에 윤기가 돌고 턱 움직임도 많이 부드러워졌다. 소금이 들어가 염증이 잡히자 비염 증상도 없어지고 가래는 묽어지더니 없어졌다. 입에 침이 나오고 소화액도 만들어져 식욕이 생기고, 음식을 먹은 뒤에 속이 편해 먹는 시간이 즐겁다고 했다. 그 후로는 턱 빠지는 일이 한 번도 없었다. 그래서 크게 말하고 웃을 수 있고, 기운이 나서 육아와 살림은 물론이고 여행과 취미활동까지 할 수 있게 되었다.

◈ 소금은 정력제, 신腎과 정精

사랑에 빠진 사람, 살락스salax는 '소금에 절여진 상태'라는 뜻이다. 소금은 생식 기능과 밀접하게 관련되어 있다. 소금이 다산多産에 영향을 미친다는 것은 세계 전통 문화 곳곳에 나타난다. 짠 바닷물에 사는 물고기가 육지 생물보다 새끼를 더 많이 낳고, 소금을 운반하는 배에는 쥐가 들끓는다. 로마와 프랑스 일부 지역에서는 결혼식 때 신랑 신부가 소금을 밟고 지나게 하는 전통이 있다. 독일에서는 아직까지 신부의 신발에 소금을 뿌리는 전통이 남아 있으며, 이집트의 성직자들은 성욕을 자극한다는 이유로 소금 섭취를 금지당했다.

생산과 풍요의 상징, 소금
소금은 생산과 풍요의 에너지를 가졌다. 그래서 사람들은 임신이 안 되는 부부는 소금기가 부족하기 때문이라고 생각했다. 소금 장수는 성욕과 정력이 강한 사내의 상징이었고, 마을의 신당에 있는 소금이나 성주 단지에 든 소금을 먹고 불임을 해결하려는 풍습도 전해진다.

니카라과 인디언은 옥수수씨를 뿌리고 추수할 때까지 소금을 먹지 못하게 했다. 소금을 먹으면 성욕을 참기 어려워진다고 생각했기 때문이다. 또한 멕시코의 후이촐Huichol 인디언은 신과 교류한 뒤에는 소금을 먹지 않고 성관계도 갖지 않았다. 파리국립도서관이 소장하고 있는 판화 〈남편에게 소금 뿌리는 여인들〉(1157년)을 보면 여인들이 원을 그리고 서서 남편의 엉덩이에다 소금을 뿌리고

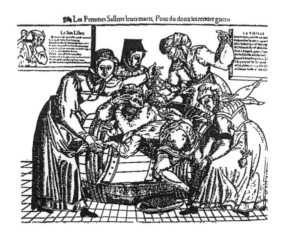

남편에게 소금 뿌리는 여인들, 파리국립도서관 소장

출처: Mark Kurlansky, *The Story of Salt*, PenguinGroup USA, 2014

있는데, 그림 위에 "이 소금과 더불어 튼튼한 체력은 부족함이 없을지어다"라는 시구가 있다. 과거 아내들은 남편의 정력을 높이기 위해 소금을 뿌렸던 것이다. 이렇듯 동서양을 막론하고 소금은 정력의 상징으로 여겨졌다.

짠맛의 소금은 수 기운인 신장腎臟과 연결된다. 여기서 신腎은 신장만 가리키는 것이 아니라 해구신海狗腎처럼 생식기를 가리키기도 한다. 신장과 방광뿐 아니라 자궁, 전립선 등 생식기를 모두 포함한다. 혼례를 치른 새 신랑의 발을 때리는 것은 발바닥에 있는 족소음신경足少陰腎經의 용천혈을 자극해 첫날밤을 잘 치르라는 뜻이 담겨 있다. 수기가 부족하면 아예 욕구가 생기지 않거나 의욕은 있지만 몸이 따라주지 않기도 한다. 마른 장작에 불을 붙이듯 금방 타올랐다가 사그라지는 것이다. 너무 마른 장작은 빨리 타고 금세 꺼지지만 적당하게 젖은 장작은 오래 타는 법이다.

물과 소금 부족으로 탁해진 혈액이 심장으로 흘러가면 쉽게 지친다. 빨리 흥분은 되지만 오래가지 못하고 이내 불이 꺼지고 만다. 수기의 신장이 튼튼해야 아래쪽으로 기혈을 끌어오고 당겨올 수 있다. 물과 소금이 부족한 상태에는 수승화강水升火降이 되지 않아서 열이 계속 위로 뜨다 보니 생식기로 혈액 공급이 잘 안 되어 발기부전, 조루증, 정력 감퇴가 온다. 혈관이 굳거나 불순물이 많이 끼면 혈액 순환이 원활하지 않고 혈관 노화로 탄성이 떨어진다.

또한 수 기운인 연하고 미끌미끌한 기운이 약해져 단단하고 뻑뻑해진다. 진액이라고 할 수 있는 정액이 잘 만들어지지 않고 정자수가 감소하고 분비물의 점성이 높아진다. 여자의 경우에는 호르몬 분비에 문제가 생기기도 한다. 수분이 부족하면 분비물이 충분히 나오지 않거나 성욕이 없어져 성관계 자체가 힘들어지기도 한다.

소금이 들어가면 물을 충분히 보유할 수 있고 호르몬과 분비물 등의 진액을 만드는 원료로 쓰인다. 신장이 제 역할을 해주어 혈액이 맑아지면 순환이 원활하고 건강한 성생활이 가능해진다. 실제로 자궁근종, 건선, 탈모, 전립선, 관절염 등 다른 문제로 소금을 먹기 시작한 사람들이 기대하지 않던 부부관계까지 좋아졌다면서 감사인사를 하곤 한다. 정력은 생명력의 자연스러운 발현이다. 일본의 초식남처럼 우리나라에서도 연애나 결혼에 관심 없는 사람이 늘어나는 데는 사회구조적 문제도 있지만 소금 부족도 그 원인 중 하나가 아닐까 싶다.

드러내놓고 말하지 못하는 발기부전, 성욕 감퇴

젊은 남성들 가운데도 발기부전으로 고민하는 사람이 많다. 심한 경우 혈기왕성한 고등학교 때부터 발기부전이었다는 남성도 있다. 특히 학창 시절에 모범생 소리를 들으면서 입시 공부에 올인했던 사람들 가운데 이런 사람이 꽤 있다. 머리 쪽으로 기운이 너무 쏠리고 몸을 거의 쓰지 않다 보니 상상이나 꿈속에서는 가능해도 현실에서는 안 되는 것이다. 대부분 대학에 가거나 취업을 하면 자연스럽게 해결될 거라 생각했지만 그렇지 않았다고 한다. 그러면서 탈모, 비염, 고혈압, 통풍 등 더 심각한 문제가 생겨 그 부분은 아예 포기하며 산다고 쓴웃음을 짓기도 한다.

또한 정력에 문제가 없다고 얘기하는 사람들 가운데 발기는 쉽게 되지만 지속 시간이 너무 짧아서 고민하는 경우도 많다. 여성의 경우 물과 소금 부족 상태가 계속 되면 욕구가 전혀 생기지 않거나 몸속 진액 부족으로 성생활이 고통스러워진다. 그러다 보니 부부 사이에 잠자리를 피하게 되어 오해를 사기도 하는데, 이런 때일수록 상대방의 몸 상태에 대한 깊은 이해가 필요하다.

수 기운이 부족하면 이처럼 성별과 상관없이 성생활이 힘들어지고 즐겁지가 않다. 이런 문제는 물과 소금을 기본으로 부족한 수 기운을 채워주고 균형을 잡아 가면서 자연스럽게 해결된다.

사례 〉 발기부전과 탈모

30대 후반의 직장인 S씨는 디스크와 탈모, 만성피로 등 크고 작은 문제가 있어 나름 건강관리를 신경 써서 하고 있었는데, 가장 큰 고민 중 하나가 발기부전이었다. 그는 상담을 통해 탈모, 허리병, 발기부전, 약한 지구력, 땀 조절이 안 되는 증상 등이 모두 무관하지 않다는 것을 알게 되었다. 그러면서 그동안 몸이 보내는 신호들을 유기적으로 이해할 수 있게 되었다.

육기잡곡 중심의 식사를 한 끼 이상 꾸준히 하면서 입맛대로 간을 해서 먹고 소금은 식사 외에 하루 3번 정도 따로 챙겨먹었다. 소금을 시판되는 보리차 음료에 1% 농도로 타서 점심때부터 물 대신 마시기도 하고 이온음료에 타서 먹기도 했다. 그냥 물보다 잘 넘어가서 먹기도 수월했다. 또한 걷기로 체력을 기르고 뒷심을 기르는 허리 운동, 등과 뒤쪽을 풀어주는 체조 등을 틈틈이 했다. 소금을 먹고 나서 얼마 지나지 않아 피곤함이 덜하고 야간뇨가 없어지고 수시로 화장실을 들락거렸던 일이 줄어드는 등 여러 긍정적인 변화가 나타났다.

그리고 2주일 정도 지나자 발기부전이 해결되었다면서 금방 효과가 나타나 자신도 놀랐다고 했다. 이 외에도 음식을 먹을 때 허겁지겁 급하게 먹던 습관이 사라지고 식사량이 전반적으로 줄었다. 체질적으로 수 기운이 약한데다가 아버지가 고혈압이 있어 온 가족이 저염식을 해온 탓에 그동안 염분 부족이 심각했음을 알게 되었다.

꾸준히 섭생한 결과 몇 개월 뒤에는 머리숱도 많아지고 두피도 깨끗해졌다. 윤기와 핏기 없이 허옇던 얼굴에 생기가 도는 등 피부가 좋아지고 탈모가 해결되면서 자신감도 생겼다. 아침에 일어났을 때 푹 잤다는 느낌이 들면서 피로감이 사라졌다. 체력이 좋아지면서 실행력도 향상되어 업무와 인간관계 등 모든 면에서 적극적으로 바뀌었고 실제 성과로 나타났다. 5년차인 지금도 스스로 소금 양을 조절하며 건강관리의 기본으로 잘 활용하고 있다.

난임, 유산으로 고민하고 있다면

난임의 경우 건강한 몸을 만드는 것이 먼저다. 난임 문제로 상담하러 오면 우선 임신에 대한 생각은 내려놓고 몸을 건강하게 만들자고 이야기한다. 잉태하려면 물기, 온기, 거름기(영양분)가 필요하다. 이 중 물기와 온기에서 중요한 역할을 하는 것이 소금이다.

빛이 없는 곳에서 사는 생명체는 있어도 물이 없는 곳에서 사는 생명체는 없다. 오행의 기운이 모두 조화를 이루어야 하는데, 특히 수 기운을 튼튼하게 하는 것이 중요하다. 수 기운이 튼튼해지면 남자는 정자수가 많아지고 활동성도 좋아지며, 여성은 적당한 온기와 물기가 있어 생명을 잉태할 수 있는 몸이 만들어진다. 난임 검사를 한 결과 정자수가 턱없이 부족하거나 활동성이 떨어진다는 진단을 받으면 인공수정을 고민하게 된다. 한편 정자수에 이상이 없고 활동성도 괜찮다는 진단을 받았지만 수정이 안 되는 경우도 있다.

남녀는 음양 관계로 모든 면에서 상대적이다. 여성은 질이나 외음부를 외부로부터 보호하기 위해 강한 산성을 띤 분비물이 나온다. 반면 남성의 성기에서는 알칼리성 분비물, 중탄산나트륨이 나와 산성을 중화시키고 정자가 살아남도록 해서 무사히 수정에까지 이르게 한다. 남성의 경우 사정을 하더라도 나트륨이 부족하면 수정으로 이어지지 못할 가능성이 크다.

사례 **자궁근종과 생리통, 난임**

40대 중반의 J씨 부부는 결혼한 지 10년이 다 되어가지만 아기가 생기지 않아서 고민이 많았다. 양방과 한방 클리닉도 다니고 어렵게 시험관 아기 시술까지 했지만 아기는 찾아와 주지 않았다. 부부는 너무 지쳐서 임신은 포기한 상태였다. 부부 중 아내 J씨가 건강이 너무 안 좋았는데 자궁근종과 갑상선 이상, 불면증, 과민성대장증후군, 알레르기 비염을 비롯해 자다가 온몸이 저려 소리를 지르며 깨는 등 여러 가지 증상에 시달리고 있었다. 중학교 때부터 생리통이 너무 심해 학교에 가지 못한 적도 있었는데, 성인이 되고 나서도 진통제 없이 지내기 어려울 정도였다.

혈액 순환이 안 되다 보니 푸석푸석하고 몸이 늘 부어 있었다. 직업상 머리 쓸 일이 많았지만 운동할 시간이 없다 보니 냉증이 더 심해졌다. 머리 쪽으로 기운이 쏠려 안압이 높아져 눈이 빠질 듯이 아프고 두통에 시달렸다. 몸이 냉하면 소화흡수력도 떨어져 조금만 먹어도 잘 체하거나 가스가 찼다. 음식을 먹고 나면 두드러기가 올라오거나 구역질이 나는 등 못 먹거나 안 먹는 것이 많아서 절대적으로 영양도 부족했다. 자궁에 근종이 여러 개 있어 제거했지만 몇 년 뒤 또다시 생겼다. 온몸이 종합병원인 것처럼 이곳저곳에서 증상이 나타났는데 모두 냉증과 무관하지 않았다.

J씨처럼 열이 떠 있는 경우 신장의 기운을 잘 다스려 열이 온몸으로 고루 갈 수 있게 해줘야 한다. 몸이 냉해서 기운의 흐름이 정체되

어 있으면 몸을 따뜻하게 해준 뒤 소금을 먹으면 순환이 되고 부기가 빠진다. 이런 경우 심장을 영양하는 쓴맛과 간담을 영양하는 신맛도 함께 영양해주는 것이 좋다. 수수와 팥 생식이 좋고 쑥차, 보이차, 익모초 등 쌉쌀한 차나 레몬즙도 도움이 된다. 업무 중에 수시로 허리 운동과 어깨 운동, 앉았다가 일어나는 동작을 천천히 반복하고 하루 최소 30분 이상 걷기 운동을 해서 열을 내도록 했다. 그리고 사무실에서 일할 때도 배나 허벅지에 핫팩을 올려놓도록 했다.

그렇게 꾸준히 실천한 결과 안색이 밝아지고 푸석했던 얼굴도 좋아지고 몸도 많이 가벼워졌다. 몸이 따뜻해지니 생리통도 없어지고 자주 체하던 증상도 나아졌다. 위쪽으로 떠 있던 기운이 내려오자 잠도 편안히 잘 수 있게 되었다. 그리고 6개월 무렵 기대조차 안 했던 아기가 생겼다. 생명이 잉태되려면 물기와 온기, 거름기가 필요한데 차가웠던 자궁에 온기가 돌고 아기가 살 만한 환경이 되자 부부에게 아기가 찾아온 것이다. 임신 기간 중에도 입맛을 잘 살펴서 먹고 싶은 것을 먹으며, 간도 충분히 해서 먹었다. 소금 부족 신호가 오면 소금을 따로 챙겨먹으며 열 달을 잘 보냈다. 늦은 나이에 초산이라 걱정이 많았지만 원하던 딸을 건강하게 자연분만했다.

이후에도 J씨 부부는 자연섭생법에서 배우고 경험한 대로 아이가 감기에 걸리거나 염증으로 열이 나면 평소보다 더 짭짤하게 먹이고 배를 따뜻하게 해주면서 건강하게 키우고 있다. 이처럼 소금은 육아에도 필수품이 되고 있다.

◈ 소금은 천연 소화제

소금이 부족하면 소화액이 만들어지지 않고 삼투압 작용이 원활하지 않아서 세포에 영양이 제대로 전달되지 않는다. 소화가 시작되는 입에서부터 침 분비가 충분치 않다 보니 입맛이 없고 소화시키기도 어렵다. 소금의 나트륨은 췌장액, 쓸개즙, 장액 등 알칼리성 소화액의 성분이 된다. 그래서 소금이 부족하면 소화액 분비가 감소해 식욕이 떨어질 수밖에 없다.

소화, 분해, 흡수에 꼭 필요한 소금

소금의 염소는 위산의 주성분으로 소금이 부족하면 위액이 충분히 만들어지지 않는다. 또한 음식물을 살균하거나 분해하지 못해 식중독에 걸릴 가능성도 높다. 위액의 재료인 염화물이 부족하면 특히 단백질 소화가 어려워 짭짤한 콩국수는 좋아해도 단맛 나는 두유는 소화가 안 된다는 사람이 있다.

소화 효소가 지방을 이용하기 위해선 쓸개즙산염bile salt에 의해 지방이 유화되어야만 한다. 간에서 나오는 쓸개즙은 작은창자에서 지방을 유화시켜 지방이 소화 효소에 의해 처리되도록 한다. 이처럼 소화시키고 나면 장에서 분해된 뒤 혈류로 흡수된다. 염분과 수분이 부족하면 간에서 만드는 쓸개즙 분비가 제대로 되지 않아 지방의 소화 흡수에 문제가 생길 수 있다. 기름기 있는 것을 먹으면 소화를 잘 시키지 못해 복통이 생기거나 설사를 하기도 한다. 염분이 부족하면 칼슘과 철분 등을 아무리 섭취해도 이온화시킬 수 없어 몸에 흡수되지 않는다. 잘 챙겨먹는다고 하는데도 먹는 것이 피가 되고 살이 되지 못하는 것이다.

옛 문헌을 보면 소금이 소화를 돕는다는 기록을 심심찮게 볼 수 있다. 《본초강목》에는 소금은 "위장을 튼튼하게 하고 묵은 음식을 소화시킨다" "식욕을 촉진하고 소화를 도우며 답답한 속을 풀고 뱃속의 덩어리를 터트리며 부패를 방지하고 냄새를 없앤다" 라고 기록되어 있다. 또한 《향약집성방鄕藥集成方》에는 "오장육부를 조화롭게 하고 묵은 음식을 소화시켜 사람을 장건하게 한다"라고 되어 있다.

음식의 간이 맞지 않으면 맛이 없고, 먹고 나서도 소화가 잘되지 않는다. 장에 가스가 차서 답답하고 더부룩하고 심할 때는 구역질이 나기도 한다. 소금은 음식을 소화, 분해한 뒤에 반드시 남게 되는 이산화탄소를 밖으로 배출시키는 역할을 한다. 실제 소금을 먹고 나면 한동안은 방귀가 시원하게 잘 나온다. 고혈압이나 당뇨, 관절염 등 만성질환 진단을 받고 저염식을 하다가 소화가 안 돼서 고생하는 중년과 노년층이 의외로 많다. 소금의 중요성을 알고 입맛대로 음식을 간간하게 먹고 소금을 잘 챙겨먹으면서부터 속도 편해지고 입맛도 살아나 살맛난다는 말을 자주 듣는다.

음식의 간이 짭조름해야 소화도 잘된다

음식에 소금을 많이 쓰는 것은 단순히 오래 저장하기 위해서만이 아니다. 과거에는 냉동냉장 기술이 발달하지 않아서 소금을 썼다고 하지만 집집마다 냉장고가 몇 대씩 있는 지금도 사람들은 여전히 간장, 된장, 장아찌 같은 염장식품을 먹는다. 소금의 삼투압 작용은 수분은 빼내고 적당한 염도를 배게 한다. 그리고 부패성 미생물 작용을 억제하고 유익한 균의 발효 기능을 활성화한다. 짠맛은 입맛을 돋우는데, 입맛이 없을 때 간장게장은 밥도둑이 되고 참기름에 간장을 넣어 쓱쓱 비벼먹거나 장조림, 장아찌 등 짭조름한 것이 들어가면 없던 식욕도 생긴다. 여름에 오이지, 짠지 같은 것을 먹고 나면 피곤이 가시고 기운이 나고 더위에 지친 입맛도 돌아온다.

소화 기능이 떨어져 있고 몸이 안 좋을 때는 입맛에 따라 짭조름하게 먹는 게 좋다. 소금기는 독소를 중화시키고 썩는 것을 막고 발효시켜 효소 활동을 활발하게 해주기 때문이다. 수십 년을 먹어왔던 소화제를 끊고, 입이 짧은 아이가 먹성 좋은 아이로 바뀌고, 늘 가스가 차서 더부룩했던 속이 편안해져 세상이 달라 보일 정도다. 짭조름하게만 먹어도 속은 훨씬 편안하고 가벼워진다.

옛 문헌들의 기록에서 알 수 있듯 소금은 오래된 체기를 없애는데 도움이 된다. 평소 입맛대로 짭조름하게 먹고 필요한 경우 식사 외에 소금을 따로 챙겨먹으면서 소화제 먹을 일이 없어졌다는 사람이 많다. 우리 몸은 받아들이기 어려운 재료가 들어오거나 음식을 소화하고 흡수시킬 수 없는 상태가 되면 밖으로 밀어내는데, 이때 두드러기나 뽀루지 같은 형태로 드러난다. 피부 트러블의 상당수가 소화와 관련이 있다.

사례 소화불량과 가스, 가려움증, 두드러기

70대 중반인 M씨는 30년 넘게 소화제를 먹어 왔으며, 두드러기도 자주 일어났다. 평소 잘 체하고 조금만 먹어도 명치에 음식이 걸린 것처럼 답답하고 소화가 안 돼 너무 힘들었다고 한다. 또한 혈압약을 복용하고 있었으며 무릎 관절이 안 좋고 불면증으로 고생해 왔다. 혈압이 높아 음식을 싱겁게 먹기 시작하면서부터 가려움증이 더 심해졌고 몸에 각질까지 생겼다. 자연섭생법을 공부하고 소금의 중요성을 알게 된 자녀들이 어머니께 소금을 권했더니 별다른 거부감 없이 잘 드셔서 놀랐다고 한다. M씨는 어렸을 때 소화가 안 되면 부뚜막의 소금을 집어 먹거나 조선간장을 타서 먹었다고 하면서 "원래 소금이 소화제다"라고 말했다.

그렇게 소금을 잘 챙겨먹은 뒤로는 소화제 없이도 식사를 할 수 있었고 속도 한결 편해졌다. 가렵거나 잠이 오지 않을 때, 속이 불편할 때면 어김없이 소금을 챙겨먹고 양 조절도 스스로 잘하고 있다. 요즘도 가렵지 않으니 살 것 같다는 말을 자주 한다. 매일 소금 챙겨먹은 지 10년이 지났고 80대 중반인 현재까지 큰병 없이 건강하게 생활하고 있다.

환자와 염분 섭취

식이요법을 하는 환자들은 제한이 많은데, 특히 염분 제한을 하는 경우가 많다. 그러다 보니 입원 환자들 가운데 장아찌나 김, 물김치 등 간이 된 반찬을 숨겨놓고 몰래 먹는 사람이 많다. 간이 안 된 음식은 억지로 먹으려고 해도 잘 넘어가지 않는다. 의학적 판단은 다를 수 있겠지만 환자의 입장에서 보면 먹어야 체력이 생기고 체력이 있어야 투병도 할 수 있기 때문에 식사 문제는 정말 중요하다.

특히 암환자는 암 때문에 죽는 것이 아니라 못 먹어 죽는다는 말이 나올 만큼 먹지 못해 고통스러워하는 경우가 많다. 염분이 있어야 침도 생기고 위액, 췌장액, 쓸개즙 등의 소화액도 만들 수 있다. 특히 수술 전후로 체력이 떨어지지 않도록 신경 써야 한다. 이때 빠르게 회복하고 노폐물을 잘 빼내려면 염분과 수분 섭취가 중요하다.

사례 ▶ 항암치료로 체력이 떨어진 경우

수술과 연이은 항암치료 후 체력이 떨어지고 거의 먹지 못해 6개월 넘게 고생하던 50대 여성 L씨는 장기의 힘이 약해져 몸이 음식을 거부하는 듯했고 억지로 한술 떠도 제대로 소화시키거나 흡수시킬 수가 없었다. 구역질이 나고 답답해서 먹고 싶은 것도 없고 먹으려고 해도 목구멍으로 잘 넘어가지 않아 먹을 수 없다 보니 사는 것 자체가 고통이었다. 아무리 좋은 음식을 넣어줘도 소화, 흡수시킬 수 없는 상태여서 당연히 체력이 떨어질 수밖에 없었다.

죽이나 환자영양식도 제대로 먹지 못하던 L씨에게 조선간장을 물에 타서 한 모금씩 먹게 했다. 국물처럼 죽염간장을 따뜻한 물에 타 먹으면서 양을 조금씩 늘려 가자 입맛이 돌아오기 시작했다. 밥과 반찬을 먹을 수 있게 되었고, 안 먹히던 과일도 먹을 수 있게 되었다. 먹고 싶은 음식이 생기자 가족들이 적극적으로 공수해 왔고, 그렇게 차츰 기운을 되찾았다. 환자라고 싱겁게 먹었던 것이 어리석었다고 하면서 간이 되어야 소화도 되고 입맛도 살아나는 것 같다고 말했다. 그 후에도 꾸준히 소금차를 마시고 기본 영양을 챙기고 30분 이상 걷기 등 섭생법을 실천하면서 체력을 회복해 산악자전거를 탈 만큼 건강해졌다. 산에 가거나 주행할 때도 언제나 소금을 먼저 챙긴다. 알갱이 죽염, 용융소금 등 다양한 소금을 준비해놓은 뒤 용도에 맞춰 먹고 양도 스스로 조절하며 건강관리를 하고 있다.

L씨처럼 잘 먹어야 투병도 할 수 있다. 이것저것 가리느라 못 먹고 안 먹기보다 입맛을 살려 적극적으로 먹는 것이 힘을 키우는 방법이다. 그 시작은 자신에게 맞는 '간'이다.

머리에서 발끝까지, 소금 활용법

소금은 살균제와 방부제뿐 아니라 해독제, 성수로도 쓰인다. 건설, 공업, 축산업, 의료, 제약, 미용 등 쓰이지 않는 곳이 없을 정도다. 토질 개선, 도로 제설, 비누, 비료, 종이, 건전지, 염료, 안료를 만들 때도 쓰인다. 생리식염수, 소화제, 소다를 만들 때도 쓰이고 얼룩을 빼고 녹을 제거하고 염색할 때도 쓰이고 세제를 만들 때도 사용된다. 예전부터 나무로 집을 지을 때는 기둥 밑에 소금을 뿌려 나무가 썩지 않게 했으며, 병충해가 심하면 밭두렁에 소금을 뿌렸고, 궂은 것이 범하지 않도록 부엌과 샘에 소금을 한 주먹 놓아두기도 했다. 먹는 용도 외에 일상생활에서 소금을 활용한 예를 몇 가지 소개하겠다.

◆ 소금 양치

아침저녁 소금으로 양치하면 살균 작용 효과를 볼 수 있다. 소금만으로 구석구석 닦거나 치약과 같이 사용해도 좋은데 충치를 예방하고 잇몸을 보호할 수 있다. 양치한 뒤 소금물로 가글을 하거나 평소 소금물을 스프레이 통에 넣어 필요할 때 사용하는 것도 좋다. 식후 양치를 하기 어렵다면 소금 알갱이나 가루를 입에 넣어 침으로 녹여 먹으면 입안이 깔끔해진다.

◈ 머리 감기, 두피 마사지

머리 감을 때 소금물을 이용하면 각질과 비듬 제거, 보습, 탈모, 습진에 도움이 된다. 고운 소금으로 마사지하듯 문지른 뒤 물로 헹구거나 소금물로 헹구는 것도 괜찮다. 소금물을 분무기에 담아 두피에 뿌려주면 가려움증이 가시거나 습진을 예방할 수 있다.

◈ 소금 목욕

소금 목욕의 효과는 널리 알려져 있고 이를 응용한 제품도 많다. 각질이나 부종, 건선, 피부염(상처가 없을 경우)에 효과적인데 염도 20%의 짠 바다인 사해는 해마다 전 세계에서 피부병 환자들이 효과를 보기 위해 찾는 곳으로 유명하다. 소금은 기름기와 먼지, 노폐물을 흡착해 떨어뜨리는 역할을 한다. 또한 소염과 항균 작용, 보습에도 도움이 된다. 따뜻한 물에 소금을 녹여 몸을 담그는 것도 좋고, 고운 소금으로 마사지를 하고 씻어내는 것도 괜찮다. 몸이 부을 때, 특히 다리가 부었을 때 소금으로 목욕하거나 족욕을 하면 피곤이 풀리고 부기도 가라앉는다. 미인의 대명사인 양귀비와 클레오파트라도 목욕할 때 소금을 사용했다고 전해진다.

◈ 소금 세안

고운 소금이나 죽염을 손에 놓고 물을 떨어뜨려 개어준다. 그리고 얼굴에 문질러준 뒤 씻어낸다. 세안할 때 마지막 헹구는 물에 소금 한 숟갈 정도를 넣어 녹인 뒤 그 물로 얼굴을 두드려 흡수시켜 준다.

◈ 소금 스프레이

모기나 벌레 물린 곳에 살짝 발라주거나 스프레이를 만들어 뿌려주면 가려움증이 가시고 상처가 덧나지 않는다.

◈ 좌욕

질염이나 방광염, 치질이 있거나 생리와 출산 이후 소금으로 좌욕을 하면 도움이 된다. 좌욕기를 써도 되고 끓인 소금물을 식혔다가 좌욕해도 괜찮다.

◈ 소금 족욕

발이 피곤하거나 각질이 있거나 무좀이 생겼거나 발 냄새가 심할 때 소금 족탕을 하면 좋다. 따뜻한 물에 소금을 풀고 식초를 약간 타서 담그면 염증과 각질이 줄어들고 피부도 부드러워진다.

◈ 소금 커피

원두를 볶거나 내릴 때, 커피를 마실 때 소금을 약간 넣어주면 커피의 쓴맛이 부드러워지고 향이 살아난다.

◈ 숙취 해소

술을 마시기 전이나 마시고 나서 소금을 먹으면 술의 불 기운, 즉 화기火氣를 다스려 숙취 해소에 도움이 된다. 술은 강력한 화기로 확산시키는 성질이 있어 몸속 수분이 빨리 고갈되기 때문에 물과 소금이 더 필요하다. 평소 소금을 꾸준히 먹으면 숙취로 고생할 일도 없고 과음도 하지 않게 된다.

6장

뇌를 바꾸는 소금의 힘
: 머리를 맑게 만드는 짠맛

몸이 굳으면 정신도 굳는다

신외무물 심신일여身外無物 心身一如다. 몸 없이는 마음도 없다. 뇌에 산소와 영양을 공급하는 것은 몸속 장기다. 뇌는 우리가 섭취하는 영양분의 20%, 산소의 25%를 소비하는 것으로 알려져 있다. 영양과 산소 공급이 안 되면 뇌 활동에 문제가 생길 수밖에 없다. 뇌의 영양 불균형이 정신분열, 치매, 자폐, 공황장애 등 각종 뇌 관련 질환을 유발한다는 것은 널리 알려진 사실이다.

술을 마시면 혀도 풀리고 다리도 풀린다. 먹는 대로 그 기운이 표출되는 것이다. 자기 의지와 무관하게 심장이 요동치고 있을 때는 그렇게 하지 않으려고 해도 차분해질 수가 없다. 또한 불안과 두려움에 휩싸여 있을 경우 아무리 긴장하지 않으려고 해도 근육이 수축되어 자기 뜻대로 입이 떨어지지도, 몸이 원하는 대로 움직여주지도 않는다. 소금이 부족하면 근육 수축 조절이 안 돼서 딱딱해지고 쉽게 지치고 수동적이 되고 무기력해지고 의욕이 사라진다. 그러다 보니 의기소침해지고 주변 사람이나 일에 흥미가 없고, 자꾸 짜증이 나고 답답함을 느낀다. 제대로 해독되지 않아서 산소 공급이 원활하지 않으면 쉽게 피곤해져 지구력도 떨어진다.

에너지나 기운은 피에 실려 움직인다. 소금은 피를 맑게 해서 정신을 명료하게 한다. 깨끗한 피가 몸 구석구석 전달되면 쉽게 지치지 않아서 어떤 일을 꾸준히 할 수 있는 지구력이 생긴다. 신장은 심장을 다스려 심장이 편안하게 뜀박질하도록 돕는다. 이를 돕는 역할을 하는 물과 소금은 사람을 지혜롭게 하고 차분하게 하며 두려움을 없애준다.

유럽의 암흑기라 불리는 서기 500~1000년경에 지구온난화로 해수면이 높아져 염전이 줄어 소금 품귀 현상이 일어났다. 그러자 대륙 곳곳에서 정신 이상과 탈수 증세를 보이며 사람이 미쳐 날뛰고 몰골이 귀신처럼 변해 동물이나 사람의 피를 빨아먹는 일까지 생겼다고 전해진다.

마음이 마음대로 되지 않는 이유는 몸에 있다

아무리 긍정적으로 생각하려고 해도 마음먹은 것처럼 되지 않을 때가 있다. 몸 구석구석을 흐르는 피가 굳어 있으면 정신력만으로 이를 극복할 수 없다. 단단하고 걸쭉한 기운이 실린 혈액과 체액은 온몸을 무기력하게 만든다. 부드럽고 유연해지려면 산소가 많은 깨끗한 피가 흘러야 한다. 이는 오행에서 단단한 기운인 토기가 수기를 누르는 상황으로, 토극수土克水가 심해지면 몸도 생각도 굳고 매사를 부정적으로 보게 된다. 누군가 무슨 말을 하면 부정적인 생각이 먼저 들다 보니 "그건 아닌 것 같은데" "꼭 그런 건 아니잖아"라는 말이 먼저 튀어 나온다. 또한 누군가 의견을 내면 반대와 비판부터 하고, 반대를 위한 반대를 할 때가 많다.

긍정의 힘이 중요한 줄 알지만 노력해도 뜻대로 안 된다. 그러면 자신도 모르게 부정적이 되고 분위기도 칙칙해져 주변 사람을 힘들게 만든다. 사는 데 소신 있는 고집이 필요하긴 하지만 그러고 싶지 않은데도 이유 없이 똥고집을 계속 부리게 된다. 이처럼 생떼를 쓰다 보니 결국 불통不通이 된다.

소금이 음식에 들어가 맛을 낸다는 것은 그 자신은 녹아 없어지는 것을 뜻한다. 온전히 녹아서 자신의 존재가 사라질 때 맛을 낸다. 고정관념을 버릴 때 비로소 새로운 맛이 난다. 물과 소금이 풍부해지면 다른 사람의 말을 귀 기울여 듣고 자신과 생각이 다를 수 있다는 사실을 인정하게 된다. 강물이 모여 바다로 흘러가듯 유연하게 흐르고 스민다. 이를 이심전심以心傳心, 동기감응同氣感應이라고 한다.

어린 아이의 경우에도 소금 기운이 부족하면 반대부터 한다. 밥을 먹자고 하면 "싫어, 안 먹을 거야"라고 대답한다. 그래서 먹지 말라고 하면 "싫어 싫다고, 먹을 거야"라고 말한 뒤 "그럼 이리 와, 먹자" 하면 또다시 "싫어! 안 먹어"라고 반대로 행동한다. 이때 짭짤하고 간간하게 먹이면 몸과 생각이 말랑말랑해진다. 어른, 어린 아이 할 것 없이 몸에 물과 소금이 풍부해지면 단단하게 뭉쳐 있던 부분이 풀어져 융통성이 생긴다.

앞서 짠맛은 연견軟堅 작용, 즉 굳은 것을 연하게 하는 역할을 한다고 했다. 몸과 생각이 굳어 뻣뻣해진 사람은 소금이 필요하다. 산소가 풍부한 깨끗한 피가 돌면 호흡이 편안해져 생각과 행동이 달라진다. 부드럽고 편안하고 느긋해지며, 부정적인 성격이나 성향이 바뀌어 학업이나 일에 있어서도 원하는 대로 잘 풀리는 경험을 하게 된다.

아이 문제로 상담하러 왔다가 부모에게 문제가 있었다는 사실을 알게 되는 경우가 많다. 자신이 굳어 있으면 아이가 어떤 행동을 하든지 부정적인 면이 먼저 보인다. 그래서 칭찬보다 실수한 것이나 잘못한 것부터 부각시켜 말하게 된다. 기다려주고 지켜보기보다 채근하고 지적하다 보니 아이는 은연중에 주눅이 들고 자존감이 떨어지고 부모에 대한 적대감이 생긴다. 그러나 부모가 바뀌면 아이 역시 자연스럽게 달라진다.

사례 ▶ 화병

40대 중반의 P씨는 자궁이 안 좋아서 몇 차례 수술을 받은 상태였고 심한 어깨 통증과 무릎 통증에다 허리 디스크가 있었다. 신경 쓰이는 일이 있으면 소화가 안 돼 며칠 동안 밥을 못 먹었다. 육체적으로 힘든데다가 심적으로 남편과 아이들 때문에 늘 속상해했다. 소극적인 남편이 자기 말을 듣지 않고 직장을 옮기는 바람에 경제적으로 어려워졌고, 아이들 역시 엄마 말을 듣지 않아서 원하던 학교에 진학하지 못했다는 것이다. 자신을 힘들게 만드는 가족 때문에 항상 피해자라는 생각에 억울한 것이 많다 보니 화병 증세까지 있었다.

상담하면서 P씨는 그동안 남편과 아이들의 입장에서 생각하거나 그들의 이야기를 제대로 들어 본 적이 없다는 것을 알게 되었다. 자신이 옳다는 생각이 굳어져 다른 사람의 말이 들리지 않았던 것이다. 마음이 마음대로 되지 않는 것이 몸 때문이라는 사실을 깨닫고 몸공부 교육 프로그램에 참여했다. 원리를 공부하고 몸을 써 보면서 자신의 몸과 생각이 얼마나 굳어 있었는지 깨달았다. 소금이 필요한 증상이 많이 나타나고 소금의 필요성도 느꼈지만 소금 먹기가 생각처럼 쉽지 않았다.

먼저 얼어 있던 땅을 녹이듯 몸을 따뜻하게 만드는 과정을 함께했다. 걷기 등 가벼운 운동을 하면서 심장 기운인 화 기운을 튼튼하게 하는 섭생을 병행하자 소금이 조금씩 흡수되기 시작했다. 소금과 물의 양을 늘리고 몸을 따뜻하게 하면서 자궁 쪽에서 엄청난 양의 분비물이 쏟아졌다. 허리와 목을 비롯해 굳어 있던 몸이 서서히 풀리면서 생각도 조금씩 유연해졌다. 혈액이 맑아지니 심장도 훨씬 편안해졌고, 다른 사람의 이야기도 귀 기울여 들을 수 있었다. 문제가 남편과 아이들이 아니라 자신에게 있었다는 사실을 알게 되면서 눈물도 많이 흘렸다.

그 후로는 문제 상황이 생기면 뭔가 이유가 있을 거라 생각하게 되어 혼내거나 다그치지 전에 먼저 묻게 되었다고 한다. 숱한 자기 개발서와 자녀교육 책을 읽는 것보다 몸을 건강하게 바꾸는 것이 먼저여야 함을 깨달았다고 했다. 몸이 따뜻해지고 부드러워지면서 생각이 풀려 건강도 찾고 가족관계도 회복되었다. 11년차인 지금도 소금을 가족의 건강과 화목에 없어서는 안 되는 '필수템'으로 여기며 두루 사용하고 있다.

◈ 소금이 뇌 활동에 영향을 준다고?

나이가 들면 종종 "예전 같지가 않네, 나이 먹으니까 머리가 다 굳었어" "입속에 맴돌기만 하고 생각이 나질 않네"라는 말을 한다. 머리가 굳고 뇌가 턱턱거리는 느낌이 드는 것이다. 기억력이 떨어지고 아이디어도 빨리 떠오르지 않아 속상하다고들 말한다. 나이가 들었다고 다 그런 것도 아니고 젊다고 해서 다 괜찮은 것도 아닌데 말이다. 시험지만 받으면 눈앞이 깜깜해져 아는 문제도 제대로 풀지 못했다고 괴로워하는 10대도 꽤 있다.

공자는 "인자요산 지자요수仁者樂山 智者樂水"라고 했다. 어진 사람은 산을 좋아하고 지혜로운 사람은 물을 좋아한다는 뜻이다. 물, 수기운은 지혜로움의 상징이다. 물질 가운데 정보가 가장 잘 새겨지는 매체가 물이다. 물은 순수해서 파동에 고유의 성질이 없다 보니 파동이 가장 잘 실리고 정보를 그대로 기억한다. 딱딱한 흙바닥에 돌멩이를 던지면 부딪쳐 그대로 튕겨 나오지만 호수에 돌멩이를 던지면 그 파장대로 파문이 일어난다. 물이 지구 전체를 순환하면서 필요한 곳에 정보를 전달하듯 물은 우리 몸 곳곳을 돌면서 정보를 실어 나른다.

소금과 물은 머리를 말랑말랑하게 만들어준다. 소금은 잉태 순간부터 죽을 때까지 평생 뇌세포가 살아 일하는 동안 신경세포의 의사소통과 정보 처리에 반드시 필요하다. 1,000억 개에 달하는 뇌

신경세포는 혈중 나트륨 부족에 민감하게 반응한다. 뇌세포에는 미세한 전류가 흐르고 신경자극이 전달되는데, 아무리 뛰어난 뇌라도 소금과 물 없이는 제 기능을 발휘할 수 없다.

건강을 찾기 위해 좋은 소금을 먹고 입맛대로 간간하게 먹으면서 머리가 좋아졌다는 사람이 많다. 나이와 무관하게 공부가 좋아졌다는 사람도 많은데, 심지어 60대 나이에 고시 공부를 해도 붙을 것 같다면서 두뇌가 젊어졌다고 이야기하는 사람들도 있다. 청소년이나 수험생의 경우 수학과 과학처럼 논리적 사고를 요하는 과목의 성적이 오르자 부모가 챙기지 않아도 알아서 소금을 잘 챙겨 먹는다고 한다. 실컷 공부하고도 막상 시험지를 받으면 눈앞이 깜깜해지는 증상이 사라졌다고 말하는 학생도 있다. 애초에 소금을 먹게 된 계기는 비염이나 아토피, 허리병 등 몸의 문제였지만 몸이 좋아지면서 머리가 맑아지고 사고력과 집중력도 좋아져 깜짝 놀라곤 한다. 건강을 찾은 고시생들이 단기간에 합격했다는 소식이 전해지면서 입소문이 나더니 수년간 고시생들이 줄지어 찾아오기도 했다.

머리를 많이 쓰는 직업을 가졌거나 중요한 의사결정을 내릴 때, 깊이 사고해야 하는 경우 더더욱 물과 소금을 잘 챙겨먹고 뒤쪽을 잘 풀어줘야 한다. 그러면 뇌로 가는 혈액 공급이 잘되고 뇌세포에 신경자극 전달이 잘 이루어져 지혜롭게 바라보고 최선의 의사결정을 내릴 수 있다.

집중력과 지구력, 논리적 사고를 높여준다

사례 비염과 여드름, 수학 성적의 상관관계

초등학교에 들어가면서부터 시작된 비염으로 불편해하며 고생하던 중학교 3학년 H는 9~10월부터 시작되는 비염으로 이듬해 봄까지 고생을 했다. 날씨가 더워지면 한동안 괜찮다가 에어컨을 틀면 또다시 심해지는 등 1년 내내 비염을 달고 살았다. 중학생이 되면서 여드름과 등드름도 심해졌고 다리의 습진 부위 역시 더 넓어졌다. 잠을 충분히 자지 못해 집중력도 떨어지고 성격도 까칠해 유별나다는 소리를 많이 들었다. 잘하고 싶은 마음도 있고 승부욕도 있지만 몸이 따라주지 않으니 짜증이 나고, 그 짜증을 주변사람에게 풀고 있었던 것이다.

처음에는 부모의 손에 이끌려 마지못해 상담하러 왔지만 속마음만은 누구보다 자신의 문제를 해결하고 싶어 했다. 비염이 심하고 허리가 아파 제대로 앉지 못하고 피부에 트러블이 생기는 등 몸의 문제가 모두 관련이 있으며, 고기 킬러에 밥보다 라면을 좋아하는 이유도 소금 부족과 무관하지 않다는 것을 알게 되었다.

곡식으로 영양을 잘하고 깨끗한 소금을 하루 3번 이상 잘 챙겨먹기로 했다. 그 외에는 입맛대로 자유롭게 먹고 싶은 것을 먹도록 했다. 대신 수시로 먹던 찬물과 음료수 등은 차갑지 않은 상태로 먹거나 따뜻하게 먹기로 했다. 운동 프로그램에 등록해서 주 2회 꾸준히 운동을 나왔고, 운동 전후로는 소금을 꼭 챙겨먹었다.

물과 소금으로 깨끗해진 혈액이 잘 흘러 몸이 따뜻해지자 비염이 좋아지고 여드름과 등드름, 무좀, 다리 습진도 좋아졌다. 무엇보다 정신이 맑아지고 집중력이 높아져 같은 시간을 공부해도 훨씬 많은 양을 소화할 수 있었다. 성격이 차분해지고 짜증이 줄고 얼굴빛이 환해져 분위기가 완전히 달라졌다. 특히 포기하다시피 한 수학 과목 성적이 오르자 공부에 소질이 없다고 여겼던 생각이 바뀌어 자신감도 생겼다. 식사 외에 500ml 보리차나 이온음료에 1% 정도로 소금을 녹여 2~3병 정도 마시며 공부했고, 더 필요하다 싶을 때는 소금 양을 늘렸다. 효과를 경험했기에 부모님이 챙겨주지 않아도 스스로 잘 챙겨먹었다. 고등학교에 진학해서도 3년간 하루 12~15g 정도 꾸준히 먹으며 공부했고, 입시에서도 좋은 성적을 얻어 원하던 대학에 입학했다.

몰입의 힘을 길러준다

사례 **어지럼증과 피부 트러블, 우울함, 무기력**

두 아이를 키우는 S씨는 어지럼증, 피부 트러블, 우울감과 무기력에 시달렸다. 또한 밤이 되면 폭식을 하고 부기로 인해 살이 빠지지 않는 등 전형적인 소금 부족 증상을 보이고 있었다. 아침저녁 감잎차나 우엉차와 함께 소금차를 마셨는데 조금씩 양을 늘려 염분과 수분을 보충해주자 많은 변화가 찾아왔다. 어지럼증이 없어지고 피부가 촉촉해지고 머릿결도 좋아졌다. 머리가 맑아지면서 두꺼운 책, 어려워 이해하기 어렵던 책도 읽게 되고, 북 리뷰를 시작으로 글쓰기를 하면서 생활의 활력을 찾았다.

사례 ▶ 체력과 집중력 저하

40대 초반의 J씨는 중견 화가로 육아와 창작 작업, 강의까지 병행하며 체력의 한계를 느끼고 있었다. 상담을 통해 평소 식생활, 운동 부족 등 전반적인 습관을 돌아보게 되었고 건강한 습관을 만드는 자연섭생을 하기로 했다. 과식으로 이어지는 식탐, 야식과 폭식은 소금 부족이 중요한 원인임을 알게 되었고 깨끗한 소금을 따로 챙겨먹으면서 식탐이 사라지고 야식 생각이 없어지고 수시로 하던 군것질도 줄었다. 그러자 자연스럽게 살이 빠졌고 안색도 맑아지고 피부도 좋아졌다.

무엇보다 작업할 때 집중력이 높아졌다. 마치 머리에 형광등 불빛이 들어온 것처럼 명료해지고 맑아졌다고 했다. 예전 같으면 힘들게 매달려 1년에 30점 정도 겨우 끝마쳤는데, 몸이 좋아지고 나서는 작품을 76점 이상 완성할 정도로 몰입하는 힘이 생겼다. 하루에 실제 작업하는 시간은 오히려 줄었지만 작업의 양이나 질적인 면에서 이전과 비교가 안 될 정도로 나아졌다. 새로운 아이디어가 솟아나고, 상상한 것을 구현해내는 힘이 좋아지자 자신에게 이런 능력이 있는지 몰랐다며 무척 놀라워했다. 그해 세 번의 개인전 모두 성황리에 마쳤는데 작품 모두 좋은 평가를 받았다.

지금도 뭔가 머리를 쓰거나 창작활동을 해야 할 때면 평소보다 소금을 더 신경 써서 챙겨먹는다고 한다. 몸의 변화가 정신활동에 얼마나 큰 영향을 끼치는지 경험한 뒤 본격적으로 몸공부를 하게 되었고, 창작활동도 꾸준히 하고 있다.

지구력과 인내력, 꾸준함 등 뒷심의 메커니즘

눈에서 새끼발가락까지 우리 몸 뒤쪽을 흐르고 있는 경락은 족태양足太陽 방광 경락이다. 신장은 등쪽 갈비뼈 아래에 위치해 있어서 허리와 관련이 깊다. 수기로 상징되는 신장과 방광의 힘이 약해

⚠ 두뇌형 인간을 위한 '소금물 마시는 법'

- 수험생이나 연구원, 창작자 등 두뇌 활동이 많은 사람의 경우 소금물로 마시게 되면 먹기도 편하고 따로 물을 마시지 않아도 되기 때문에 간편하다.
  → 보리차 500㎖ + 소금 5∼6g(1% 정도) 하루 1∼3병 마신다(몸이 찬 사람들은 소금차로 마시면 더 좋다).
  → 소금물을 타서 작업(학업)하기 전이나 중간 중간 쉬는 시간에 마시면 좋다.
- 뒷목과 어깨 운동, 허리 숙이기, 허리 돌리기 등을 한다.
  → 걷기 운동은 족경락(발에서 뇌까지 연결)을 자극하여 두뇌 활동에 도움이 되기도 한다.

지면 뒤쪽으로 오는 증상이 유독 많아진다. 허리와 등, 발목, 종아리, 뒷목, 뒷골 등이 여기에 해당된다. 그러므로 뒤에서 만들어지는 힘, 끝까지 가는 힘인 뒷심이 딸릴 수밖에 없다. 순간적인 폭발력은 좋아도 뒤로 가면서 힘이 빨리 빠질 수 있고, 일 벌이는 것은 잘하지만 꾸준히 하기가 어렵다. 운동이나 일, 악기 연주를 할 때도 뒤에서 힘을 만들어 걸어놓고 그 힘이 앞으로 제대로 전달되어야 힘을 더 잘 쓸 수 있다.

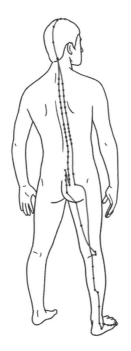

인체 뒤쪽을 흐르는 방광경락

신장에 딸린 부신에서 분비되는 심장박동 조절 호르몬은 물이 불을 다스리듯 심장박동을 조절한다. 자동차로 보면 엔진과 냉각기의 역할을 한다. 엔진이 과열되지 않아야 더 오래 펌프질을 하고 주행을 할 수 있다. 심장의 맥동으로 만들어진 열을 아래로 내려 온몸으로 고루 열이 퍼지도록 조절한다. 하루 160~200ℓ에 달하는 혈액이 신장을 거쳐 다시 몸으로 돌아간다. 신장이 피를 잘 걸러주지 않는다면 혈액이 탁해져 금방 지친다. 쉽게 피곤하고 늘 기운이 없어 일을 시작해놓고도 진행이 안 되고 마무리가 깔끔하지 못하다. 눈알이 뻑뻑하고 뒷골이 당기고 허리와 등도 아프다. 심한 경우 너무 피곤한 나머지 계속 잠만 자기도 한다.

이때 물과 소금은 신장과 방광이 제 역할을 잘하도록 도와준다. 굳어 있던 신장이 풀리면 허리가 유연해지고 허리힘도 좋아진다. 방광경이 풀리면서 등과 목 뒤쪽이 부드러워지고 힘도 생긴다. 마치 누가 뒤에서 밀어주는 것처럼 오래 걸어도 피곤하지 않고 일이나 공부를 해도 지치지 않아서 꾸준히 할 수 있다. 소금과 물, 된장, 장아찌 등 짭짤한 음식을 잘 챙겨먹고 운동해서 수기를 살려놓으면 여러모로 수월해진다. 그래서 "예전에 이 정도 했으면 벌써 피곤해 나가떨어졌을 텐데 이상하네" "신기하게도 피곤하지가 않아" "요즘 별로 힘들지 않아요"라는 말을 많이 한다.

또한 매사에 시작만 하고 마무리를 짓지 못해 고민하던 사람도 꾸준히 하고 있는 자신을 발견하고 대견스러워한다. 일을 시작하면 급하게 결과를 얻으려다 빨리 지치던 사람도 느긋해지고 힘들게 애쓰지 않아도 수월하게 꾸준히 할 수 있는 힘이 생긴다. 순리대로 물 흐르듯 끊임없이 새롭게 살아갈 수 있는 힘, 물과 소금이 풍부하면 어렵지 않다.

🔷 전해질 균형이 깨지면 머리가 둔해진다

집착은 버리지 못하는 마음, 놓지 못하는 상태다. 어떤 생각이나 감정, 느낌에 꽂혀 쉽게 벗어나지 못하는 것이다. 좌선이나 명상 등의 수행법도 도움이 되지만 결국 몸이 바뀌지 않으면 한계가 있다. 온몸을 돌아 흐르는 혈액이 굳어 있는 상태이니 자연히 흐름이 둔해진다. 기운이 고이고 뭉치고 울체되면 결국 썩게 되어 있다. 몸에 쌓인 찌꺼기는 자는 동안 정화되어 새로워져야 하고, 그러기 위해선 끊임없이 흘러야 한다. 흐르려면 체액을 이동시키는 전해질의 균형이 맞아야 한다.

머리가 굳으면 공감능력이 떨어진다

누구나 살면서 다양한 스트레스를 겪는데 대부분 상대방과 자신의 생각이 다를 때, 자기 마음대로 안 될 때 스트레스를 받는다. 부모의 생각대로 강요할 때, 아이들이 자신의 기대를 충족시키지 못할 때, 일이 뜻대로 풀리지 않을 때 엄청난 스트레스를 받게 된다. 우리 몸은 신체의 위협이 있을 때 생존을 위한 모드로 바뀐다. 위급한 상태에서는 문제 해결을 위해 신체 말단의 모세혈관이 수축되고 영양 공급이 차단된다. 그 문제를 해결하기 위해 머리 쪽으로 피가 쏠리면 봐도 보이지 않고 듣고 있어도 들리지 않는다.

우리 몸의 감각기관은 외부의 정보를 수집해 몸속으로 전달하고 몸속의 상태를 밖으로 알리기도 한다. 간은 눈, 위장은 입, 폐는 코, 심장은 혀, 신장은 귀를 다스린다. 독립되어 닫힌 것처럼 보이지만 각종 구멍은 몸 안팎을 연결시켜 주는 역할을 한다. 앞에서도 언급했듯 듣는 감각, 귀는 신장이 주관한다. 귀의 모양은 신장의 축소판으로, 귀의 이상은 신장의 문제에서 비롯되기도 한다. 귀에 생기는 염증이나 이명 등 물리적 문제뿐 아니라 리듬감, 균형 감각에도 이상이 생길 수 있다. 청력뿐 아니라 다른 사람의 말을 귀 기울여 듣는 수용력도 약해진다.

물과 소금 부족으로 신장이 약해지면 몸과 생각이 굳는다. 자기 생각에 빠져 있다 보니 다른 사람의 말을 받아들이는 힘이 약해질 수밖에 없다. 다른 사람의 말을 듣는 것이 너무 어렵고, 듣고 있는 것만으로도 기운이 빠진다. 눈 옆을 가린 채 질주하는 경주마처럼 자신의 이야기, 자기 입장만 내세우면서 수시로 상대방의 말을 끊기도 한다. 집중하지 못하고 정신이 멍해지면서 웬만한 이야기에는 감정 변화가 없고 감동도 없어 '무감동 상태'가 된다. 극도로 심해지면 눈을 마주치며 소통하는 대화가 불가능해지고 일방적으로 자기 이야기만 하는 자폐처럼 보이는 행동을 할 수도 있다. 알츠하이머와 치매 신호 중 하나가 감동을 받지 않는다는 것인데, 기쁜 일에 기뻐할 줄 모르고 슬픈 일에 슬퍼할 줄 모르게 된다. 머리가 굳어 뇌세포의 신경망 연결이 끊기면 무감각해진다.

뇌척수액(나트륨과 염화물의 비중이 높은 수액)에 떠 있는 뇌는 나트륨 농도가 맞아야 활발하게 움직이고 머리도 가볍다.

기운이 울체되어 우울증으로

사례〉 걸어 다니는 종합병원에서 '에너자이저'로

50대 후반의 Y씨는 자칭 종합병원이었다. 발목, 무릎, 어깨, 팔, 손가락 마디마디, 다리 등등 어느 한 군데 아프지 않은 곳이 없고 몸은 늘 부어 있으며 조금만 먹어도 체하고 답답하고 소화가 안 되었다. 발목은 자주 접질려 통증을 달고 살았다. 입에 침이 나오지 않아서 식욕이 없고 눈은 늘 건조해 인공눈물을 넣고 있었다. 변비도 심해 시원하게 변을 보는 것이 소원일 정도였다. 자다가 소변이 마려워 여러 번 깨고 다리가 저려 잠을 푹 잘 수가 없었다. 이처럼 어디 한 군데 멀쩡한 곳이 없다 보니 매사에 의기소침할 수밖에 없었다.

무엇보다 심각한 것은 하고 싶은 것도 없고 즐거운 일도 없고 사람도 만나기 싫은 우울감이었다. 에너지가 많이 부족할 때 우리 몸은 외부로 가는 감각이나 반응을 최소화해 절전 모드로 전환시킨다.

새로운 물이 솟아 낡은 물을 밀어내듯 물과 소금이 들어가야 흐를 수 있고 기운이 울체되지 않는다. 상담을 통해 Y씨는 기운이 울체된 이유를 찾았다. 힘들고 속상한 일이 있어 고민하다가 잠도 먹는 것도 모두 부실했다는 것을 알았다. 스트레스를 이겨내는 것도 결국 몸에 기운이 있어야 가능하다. "피가 마른다"는 표현처럼 신경 쓰고 고민하느라 몸속의 진액이 말라버린 상태였다. 진액을 만들려면 원료가 되는 물과 소금이 필요하다. 몸에 염분이 부족하다 보니 아무리 먹으려 해도 목구멍으로 물이 넘어가지 않았던 것이다. 뇌는 우리 몸이 보유한 수분의 20%를 사용한다. 탈수가 일어나면 뇌가 불안정해진다. 이때 전해질 농도가 맞지 않으면 우울하고 무기력해지기도 한다.

동치미, 백김치, 된장, 쌈장, 생나물 겉절이 등 자신이 어떤 음식을 좋아하고 왜 그런 음식이 당겼는지 돌아보면서 소금의 중요성을 깨닫게 되자 식생활을 바꾸기 시작했다. 좋아하는 음식에 간을 충분히 해서 먹고 좋은 소금을 하루 2~3번 따로 챙겨먹었다. 입이 마르면 죽염 알갱이를 먹어 자연스럽게 침이 나오도록 했다. 짜게 먹으면 붓지 않을까 걱정했는데 푸석푸석한 기가 빠지고 무릎과 발목의 부종도 사라지기 시작했다. 좋아하지만 잠이 안 와서 못 먹던 커피도 소금을 먹은 뒤로는 편하게 마실 수 있었고, 오후에 마셔도 잠을 푹 잘 수 있었다.

그동안 단 것은 살찔까 봐 못 먹고 짠 것은 혈압 걱정에 못 먹어서 가리는 음식이 많았는데, 그런 고정관념에서 벗어나자 입맛이 살아나 다양하게 먹다 보니 살맛이 난다고 했다. 기운이 없어 하지 못했던 운동도 시작하고 햇빛이 있을 때 10분이라도 밖에 나가 걷기도 했다. 걷는 시간이 자연스럽게 늘어나고 건강도 좋아지면서 '걸어 다니는 종합병원' 상태에서 벗어났다. 소금 섭생을 꾸준히 한 지 올해로 13년째인데, 어디에 가든 '분위기를 환하게 만드는 에너자이저'라는 소리를 들으며 취미와 봉사활동으로 바쁜 나날을 보내고 있다.

◈ 두려움을 몰아내는 힘

공포는 방광 경락을 타고 오는데, 뒷목이 서늘하고 등골이 오싹하고 오금이 저린다. 뒷목, 등, 오금, 종아리와 발 등 뒤쪽이 굳으면 무섬증이 생긴다. 보이지 않는 어떤 존재가 느껴져 무섭고 두려움에 떨게 된다. 몸집이 산만한 남자가 밤에 화장실을 못 가거나 항상 누가 쫓아오는 것 같고 등 뒤에 뭔가 있는 것처럼 느껴진다. 또한 자다가 귀신이 보이고 악몽을 꾸고 가위에 눌리면서 오줌을 지려 이불에 지도를 그려놓기도 한다. 옛날에는 아이가 무서워하면 머리맡에 소금을 놓아두거나 집 주변에 소금을 뿌리기도 했다. 오줌 싼 아이에게 키를 쓰고 소금을 얻으러 다니게 했는데, 소금이 귀했던 시절 십시일반으로 얻은 소금을 수 기운이 허한 아이에게 먹이기 위해서였다.

몸이 굳으면 생각도 굳고 뇌도 굳는다. 정신을 담는 그릇이 온전치 않으면 말 그대로 정신이 나간다. 균형이 깨지면 흔히 말하는 빙의 증상이 나타나기도 하고, 정신이 나간 것처럼 보이는 행동을 하기도 한다. 미친 것처럼 괴성을 지르거나 무섭다고 벌벌 떨거나 귀신이나 환각 증상에 시달리기도 한다. 동서양을 막론하고 소금은 부정을 막아내고 악귀를 몰아내는 데 쓰여 왔다. 밤길을 떠날 때면 몸에 소금을 지니게 하고, 귀신이 씐 사람을 위해 굿을 할 때도 소금을 뿌린다. 단순히 오래된 미신으로 치부하고 말 것이 아니라 왜 그랬는지 살펴볼 필요가 있다.

뇌는 소금물인 뇌척수액에 떠 있다. 그래서 1.5~2kg 무게를 못 느끼고 머리통을 이고 다닐 수 있다. 우리 몸에 수분이 부족하면 뇌척수액도 줄어 완충 작용이 제대로 이루어지지 않는다. 머리가 무겁고 뒷골이 당긴다는 느낌이 들기도 하고 심하면 망치로 내려치는 것 같은 엄청난 두통에 시달리기도 한다. 뇌는 다른 기관보다 물과 소금이 절대적으로 필요하다. 물과 소금은 산소를 공급하고 전기 신호를 발생시켜 신경 자극을 전달한다. 소금이 부족해 전기 신호가 원활하게 흐르지 못하면 머리로 몸을 통제할 수가 없다. 소금과 물을 기본으로 균형 잡힌 섭생을 하고 뒤쪽을 풀어주는 운동을 함께하면 몸이 가볍고 부드러워지면서 정신도 돌아온다.

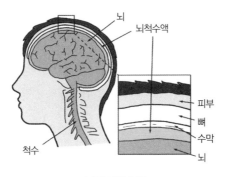

뇌와 뇌척수액

　소금을 먹고 나서부터 시골집에 혼자 있어도 무섭지 않다는 50대 K씨, 밤에 화장실을 가려면 집의 모든 불을 켜야만 갈 수 있었던 중학생 J도 무섬증이 사라졌다. 소금을 먹으면서부터 악몽에 시달리지 않고 깊은 잠을 자게 된 20대 M씨, 악몽과 가위눌림과 환청으로 고생하다가 소금의 힘으로 건강을 되찾고 모든 증상이 사라진 30대 P씨, 10여 년 넘게 먹어 왔던 신경정신과 약을 끊은 30대 N씨 등 다양한 사례가 있다.

사례　불안증과 신경쇠약, 악몽, 환청

　정신과 약을 먹어 온 N씨는 낮밤이 완전히 뒤바뀐 생활을 한 지 오래되었다. 처음에는 잠이 오지 않아 수면제를 먹기 시작했는데 먹고도 잠이 오지 않자 복용량이 계속 늘었다. 약을 먹고도 밤을 꼬박 새고 새벽이 되어서야 잠들어 밤낮이 바뀐 불규칙한 생활이 이어졌다. 잠을 제대로 자지 못해 식욕이 없다 보니 먹는 것도 부실했다. 165cm의 키에 몸무게가 40kg이 안 됐고 다크서클이 심하고 안색은 잿빛이었다. 또한 약의 부작용으로 환청에 시달리고 있었다.

소금이 필요한 상태라고 해도 오그라든 몸의 긴장을 풀고 냉기를 없애는 것이 먼저다. 간담을 영양하는 곡식과 레몬차를 마시고 몸을 따뜻하게 하면서 물과 소금을 조금씩 먹으며 낮에 10분씩이라도 햇빛을 보고 걷기로 했다. 그러자 몸이 차츰 회복되었고 식욕도 돌아왔다. 눈물겨운 노력으로 10년 넘게 먹던 약도 끊고 식사와 소금, 운동량을 늘리면서 몸무게도 늘었다. 신경안정제를 장기간 복용하면 끊기가 너무 어렵다. N씨도 여러 번 약을 끊어 보려고 애를 썼지만 다른 대안이 없어서 포기한 상태였다. 몸에 힘을 만들어야 정신적인 부분이 해결된다는 것을 이해한 가족들의 도움이 없었다면 그의 회복은 불가능했을지도 모른다. 물과 소금은 피를 맑게 하고 정신을 깨어나게 한다. 곡식으로 기본 영양을 하고 소금도 꾸준히 먹으면서 밝은 에너지를 되찾았고, 지금은 완전히 회복되어 본업인 창작활동을 활발하게 이어가고 있다.

◇ 몸속의 불은 물로 다스려야

부신피질에서 심장박동 조절 호르몬이 나온다. 엔진과 같은 심장이 불을 붙여 열을 만들면 이 열을 조절하는 것이 신장의 힘이다. 신장이 피를 깨끗하게 걸러 보내줘야 심장이 일을 잘할 수 있다. 신장은 심장박동을 조절하는 브레이크 역할을 한다. 자동차의 브레이크처럼 안전한 제동장치가 있어야 속도를 낼 수 있는 것처럼 신장은 바로 그런 안전장치 역할을 한다.

심장박동을 조절하는 소금의 힘

신장의 힘이 부족하면 폭주하며 내달리는 심장을 제어할 방법이 없다. 말이 지나치게 많아지고 호흡이 급해지고 할 말과 하지 말아야 할 말을 구분하지 못하고 한참 떠들다가 싸해진 분위기에 정신이 번쩍 들기도 한다. 심장이 벌렁거려 말을 차분하게 하지 못하고 더듬기도 한다. 신장은 소금과 물이 있어야 제대로 일을 하는데, 소금은 사람을 여유롭고 차분하게 만들어주는 역할을 한다.

사례 다한증과 말더듬

20대 대학원생 A씨는 손에 땀이 많이 나는 다한증으로 고생하고 있었으며 긴장하면 말을 더듬어 사회생활에 어려움이 많았다. 언어 교정도 해보고 심리 치료 등 다양한 방법을 시도해 봤지만 근본적인 해결책이 되지 못했다. 연습할 때는 잘되지만 실제 상황에서는 도움이 되지 않았다. 돌발 상황에 처하거나 긴장 상태일 때 더 심해졌다. 단순히 심리적인 문제가 아니라 몸의 문제라는 판단에 근본적인 방법을 찾기로 했다. 몸공부 프로그램에 참여해 맛의 원리를 공부하면서 자신이 국, 찌개 등 국물 음식을 왜 그렇게 좋아했는지 알게 되었다. 몸은 부족한 염분을 그렇게 보충하고 있었던 것이다.

오행 원리에서 말을 더듬거나 발음이 이상하거나 혀의 문제는 원래 심장이 약한 것으로 보지만, 실제로는 심장이 제어되지 않아서 그런 경우가 더 많다. 불을 다스리는 물, 심장을 다스리는 신장 기운을 채우기 위해 소금과 물을 충분히 섭취하고 곡식을 통해 영양분도 고루 채웠다. 이런 경우 소금 섭취량만 늘려서는 안 되고 심장을 튼튼히 하는 섭생을 함께 해주어야 한다. 거북목으로 구부정했던 자세를 바로잡고 굳어 있던 등쪽을 운동으로 풀어주면서 척추의 힘을 키워주었다. 심장과 신장을 영양하고 튼튼하게 하는 섭생을 병행하면서 둘의 관계에 균형이 생겼다. 고삐 풀린 말처럼 날뛰던 심장이 편안해지면서 열 조절이 잘되자 손의 땀도 자연스럽게 줄었다.

심장박동이 안정적으로 조절되면서 하고 싶은 말을 차분하게 전달할 수 있게 되었다. 학회 발표가 있거나 긴장되는 자리에 참석할 일이 있으면 물과 소금을 더 신경 써서 챙겨먹고 어깨 운동과 허리 운동을 해주며 미리 준비를 했다. 몸의 신호를 읽어 가며 꾸준히 소금 섭생을 한 결과 다한증을 비롯한 이상 증상이 모두 사라졌다. 강의와 연구를 병행하는 직업이라 이후로도 소금을 꾸준히 섭취하고 있는데, 건강뿐 아니라 연구 개발의 두뇌 활동에도 필수라면서 연구실의 동료 제자들과 함께 소금 섭생을 실천하고 있다.

두피에 지루성 피부염으로 고생하던 40대 L씨는 계속 바르는 약을 써 오다가 얼굴과 목까지 염증이 내려와 마치 화상을 입은 것처럼 얼굴이 붉었다. 피부도 문제였지만 성질이 주체되지 않아서 가족이나 주변 사람들을 힘들게 하고 있었다. 다른 사람들을 괴롭히고 싶지 않은데 짜증을 참을 수가 없다면서 돌아서서 후회한다고 했다. 염증이 생기면 우리 몸은 그 염증을 해결하기 위해 심장의 펌프질이 격해지고 맥박이 빨라진다. 열 받는 상태가 계속되다 보니 편안하지 않고 자기도 모르게 짜증 섞인 말과 행동을 하게 된다.

　L씨의 경우 소금 섭취도 중요하지만 낮밤이 바뀐 생활 패턴을 바꿀 필요가 있었다. 소금을 챙겨먹고 다른 영양분을 잘 섭취한다고 해도 낮밤이 바뀌는 생활 패턴이 지속되면 효과를 보기가 어렵다. 밤 시간에 우리 몸은 기혈을 가라앉혀 하루 동안의 찌꺼기를 짜내고 정화시키는 작업을 하는데, 밤에 충분히 쉬지 못하면 이 작업이 원활하게 이루어지지 않는다. 낮밤이 바뀌는 생활을 조금씩 조절하면서 소금 섭생을 하기로 했다. 소금을 꾸준히 먹고 걷기와 기본 운동도 하면서 머리 쪽에 떠 있던 기혈을 아래로 내려서 몸 구석구석까지 골고루 가도록 순환을 도와야 한다. 물로 불을 다스리듯 소금이 들어가니 염증이 서서히 잡혔고, 피부도 살아나기 시작했다. 피부가 좋아지고 급하던 성격이 가라앉고 짜증도 줄어 여유롭고 느긋하게 바뀌었다.

그 후로도 성질이 나면 소금물부터 한잔 타서 마시는데, 이렇게 하면 신기하게도 차분히 가라앉으면서 마음이 편안해진다고 한다. 지금은 주변 사람들에게도 소금물을 마시면 피부도 좋아지고 성격도 바뀐다고 하면서 소금 예찬론을 펼치고 있다.

맑은 정신으로 존엄하게 '돌아가시는' 힘

유병장수시대를 사는 우리는 건강하지 않은 상태로 20~30년을 살아야 할지도 모른다. 기계나 약물의 발달로 죽지는 않지만 건강하지 않은 상태에서 긴 시간을 살아야 하는 것이다. 치매나 뇌졸중으로 최소한의 존엄도 지키기 어려울지 모른다. 존엄한 죽음을 맞이하려면, 잘 돌아가려면 역설적으로 '힘'이 필요하다. 병석에서 오랫동안 앓으며 입맛을 잃은 어른이 어느 날 문득 뭔가 먹고 싶다고 말하면 가족들은 마음의 준비를 해야 한다. 그 마지막 양식을 드시고 힘을 내어 돌아가시기도 하기 때문이다. 죽음은 선택할 수 없기에 두려울 수밖에 없다. 때가 되어 자신을 놔야 할 때가 오지만 이 사실을 쉽게 받아들이지 못하는 것이다. 태어날 때 좁은 산도를 통과해 어렵게 나왔듯이 죽을 때도 힘이 필요하다.

물은 유동하는 힘, 즉 흐르는 힘을 가진다. 자연의 순환 이치를 보면 죽음은 끝이 아니다. 추운 겨울, 도저히 봄이 올 것 같지 않은 혹한의 겨울을 견딜 수 있는 힘은 봄이 온다는 사실을 알기 때문이다. 칠흑 같은 밤이 두렵지 않은 것도 새벽이 가까이 왔다는 것을 알기 때문이다. 물방울이 파도가 되고 그 파도가 다시 물방울로 부서지지만 모두 바다다. 죽음은 온 곳으로 돌아가는 것이다.

겨울과 밤을 기꺼이 견딜 수 있게 하는 힘이 수 기운이다. 내려놓고 가라앉히고 다시 깨끗하게 정화되는 시간으로, 끝이 아니라 새로워지는 시간이다. 물질로서 몸의 형태를 달리하지만 그 에너지는 사라지는 것이 아니다. 우리에게는 물과 소금이 주는 에너지가 더 필요하다. 나이가 들수록 입맛이 짜지는 것은 감각이 퇴화되어서가 아니라 짠맛이 필요하기 때문이다. 가을, 겨울나무가 물기를 쭉 빼고 건조해지듯 나이 들수록 몸속의 수분은 말라 간다. 뇌척수액, 골수, 몸속 진액도 빨리 만들어지지 않는다. 그러므로 더 짭짤하게 먹어야 물을 보유할 수 있다. 소금기가 들어가야 소화도 되고 침도 생기고 변도 잘 내보낼 수 있다. 또한 뇌척수액이 마르지 않아서 나이 들어서도 맑은 정신을 유지할 수 있다.

암보다, 중풍보다 더 무섭다는 치매는 가족 전체를 고통에 빠뜨린다. 치매로 고생하던 부모님의 식사에 소금 양을 늘리거나 따로 소금물을 섭취하게 하면서 증상이 호전되는 사례를 많이 봤다. 뇌신경세포는 크기가 늘어나는 것이 아니라 얼마나 연결되어 있느냐가 핵심이다. 뇌의 신경망을 연결하려면 뇌혈류가 좋아야 하고 막힘이 없어야 한다. 물과 소금은 스미게 하고 연결시키는 역할을 한다. 전해질 농도를 맞춰 전기 신호가 잘 흐르도록 해준다. 그래야 겨울밤을 맞는 것처럼 존엄한 죽음을 맞이할 수 있는 힘도 생긴다.

죽음은 두려움 가운데 맞이하는 마지막이 아니라 삶을 이해하고 받아들이면서 자연의 순환 이치대로 돌아가는 또 다른 삶이다. 궁극적으로 건강은 생각으로 육체를 부릴 때 걸림이 없는 상태다. 육체와 정신이 얼마나 유기적으로 잘 연결되어 있느냐 하는 것이 관건이다. 정신줄을 놓고 몸에 끌려다니거나 정신은 너무 맑은데 몸이 말을 안 듣는 일이 생기면 그 사이에서 마음이 너무나 괴롭다. 이런 경우 지옥이 따로 없다.

우리의 육체와 정신을 묶어주려면 힘이 필요하다. 실제로 이 말은 피가 흘러야 한다는 뜻이다. 뇌에서 손발까지, 내장에서 머리까지 구석구석 연결되어 있어야 한다. 그 연결과 순환의 핵심이 바로 물과 소금이다.

7장

건강하게 살려면 소금을 얼마나, 어떻게 먹어야 할까
: 내 몸에 맞는 '짠맛 밸런싱'

🔷 물, 많이 마실수록 건강에 좋다?

물은 우리 몸의 70%를 차지하며 온갖 소화액과 호르몬, 진액을 만들어낼 뿐 아니라 혈액의 원료, 체액의 주성분이 된다. 또한 섭취한 음식물을 녹여 잘 흡수하도록 돕고 몸 구석구석까지 영양분을 실어 나르며 순환시킨다. 땀으로 체온 조절을 하고 산소를 공급하고 노폐물을 빼내고 항상성을 유지한다. 지구상 그 어떤 생명체도 물 없이는 생존이 불가능하다.

이렇게 중요한 물이지만 물만 많이 마시면 위험해진다. 아니 억지로 마시려고 해도 목구멍으로 잘 넘어가지 않는다. 억지로 넘긴 다 해도 소변만 마려울 뿐 몸이 수분을 품을 수 없다. 우리 몸은 체액의 염도가 일정해야 전해질이 제 역할을 하고 항상성을 유지할 수 있다. 필요 이상으로 몸속에 들어온 물은 체액의 농도를 묽게 만들어 제 역할을 할 수 없도록 만든다. 우리 몸은 물을 보유할 수 없을 때 설사나 구토, 소변을 통해 몸 밖으로 빼낸다.

소금과 물은 뗄래야 뗄 수 없는 관계다

물을 많이 마실수록 좋다는 것이 건강 상식처럼 알려져 있다. 세계보건기구는 하루 1.5ℓ, 8잔 이상의 물을 마시라고 한다. 그러나 물 역시 섭취 권장량만큼 꼭 마셔야 하는 것은 아니다. 몸이 원하는 대로 따르면 된다.

물이 먹히지 않는데 의식적으로 많이 마시려고 애쓰는 사람이 많다. 세계보건기구의 물 권장량은 1.5ℓ이고 소금 권장량은 5g이다. 우리 몸의 혈중 염도인 0.9%를 기준으로 두고 단순 비교를 해도 농도가 전혀 맞지 않는다. 1.5ℓ 기준이면 12.5g, 최소 10g 이상 되어야 염도가 맞는다.

저염식을 하면서 물까지 많이 마시면 체액의 염도를 맞추느라 우리 몸은 이뇨 작용을 통해 수분을 소변으로 배출하게 된다. "물을 많이 마셨더니 화장실만 자주 가더라"는 상황이 되는 것이다. 물과 소금이 부족한 상태에서 커피, 녹차, 음료 등을 많이 마셔도 이뇨가 심해진다. 이런 경우 물을 아무리 많이 마신다고 해도 몸에서 보유할 수 없어 오히려 만성 탈수 상태가 될 수 있다.

노동이나 운동으로 땀을 흘리는데 염분 보충 없이 물만 많이 마시면 위험하다. 입안이 마른다고 맹물을 마시면 금방 입이 마르고, 입술이 건조해져 침을 바르면 입술만 튼다. 땀으로 수분과 염분이 같이 빠져나가는데 물만 보충해준다면 심각한 상황에 이르게 된다. 땡볕에 나가 일하다가 쓰러지거나, 군대에서 행군하다가 쇼크가 오고, 저염식 다이어트를 하다가 어지러워 실신하고, 마라톤에 출전한 선수가 갑자기 사망에 이르기도 한다.

실제로 2002년 보스턴 마라톤 대회에 출전했던 선수가 저나트륨혈증으로 사망한 일이 있는데, 이 사건이 있은 뒤 주최 측은 음수대 공급 간격을 더 늘려 물 섭취를 줄이도록 했다. 2007년에는 미국 캘리포니아에서 한 여성이 '물 마시고 소변 참기'라는 엽기적인 게임에 출전했다가 사망한 사례도 있다. 그 여성은 세 시간 동안 화장실에 가지 않고 15분마다 제공되는 물을 마셨는데 게임이 끝난 직후 쓰러져 사망했다.

이처럼 염분 없는 물 섭취는 아주 위험하고 운동 중 과도한 수분 섭취는 수독증, 저나트륨혈증을 불러온다. 체액의 나트륨 농도가 낮아지면 심장이 뛰도록 신경 전달을 하지 못한다. 체액 속 전해질 불균형으로 심장 부정맥이 생기는 등 위태로운 순간을 맞게 된다.

정신이 혼미하고 무기력해지더니 근육 경련이나 발작, 마비가 오고 혼수 상태에 빠졌다가 사망에 이를 만큼 치명적인 결과를 불러올 수도 있다. 평소 당기지 않는데도 건강이나 미용을 위해 물이나 차를 억지로 마시면 몸에서 소화액이 묽어지고 몸이 냉해지고 무거워진다.

저염식을 하면서 물을 지나치게 많이 먹는 것도 문제가 될 수 있고, 침으로 소금을 녹여 먹으면서 물 섭취를 제한하고 소금만 먹는 것도 위험해질 수 있다. 물과 소금은 서로 떼어놓고 생각할 수가 없다. 둘의 균형이 맞아야 제 역할을 할 수 있기 때문이다.

소금과 물의 균형을 맞춰라

소금을 충분히 먹어야 물이 자연스럽게 당기고 인체도 수분을 보유할 수 있는 상태가 된다. 염분이 부족한 사람은 온종일 물이 당기지 않고 과일도 먹히지 않는다. 최소한의 체액과 혈액을 가지고 그것에 최적화되기 위해 에너지를 아끼다 보면 일, 공부 등 생산적인 활동에 몸을 쓰지 못하게 된다. 그래서 방어적이고 소극적인 상태가 되고 몸이 늘 무겁고 무기력해질 수밖에 없다.

염분 섭취가 부족해 물을 거의 마시지 않던 사람이 소금을 먹으면 자연스럽게 물을 찾게 된다. 거들떠보지 않던 과일도 먹게 되고 차나 음료도 마시게 된다. 그러면서 말라 있던 입안에 침이 생기고 땀이 나고 소화가 잘되고 안구 건조가 없어지고 피부가 좋아지는 등 수분 부족으로 생긴 문제가 해결된다.

물은 생명의 근원으로 정말 중요하지만 소금 없이 물만 마시면 위험하다. 그럼에도 물과 과일은 많이 먹으라고 하면서 소금은 적게 먹으라고들 한다. 운동할 때나 외출할 때 소금물을 타서 나가는 것도 좋고 소금을 잘 챙겨나가 물이나 음료와 같이 먹는 것도 좋다. 물 500㎖ 기준으로 2티스푼 정도면 1%의 염도가 된다. 농도는 자신에게 맞춰 조절하면 된다. 이온음료 등에 소금을 타서 마시는 것도 괜찮은 방법이다. 먹는 양은 그날의 날씨나 운동량, 활동량, 체질에 따라 개인별로 차이가 있으므로 스스로 적당량을 찾아야 한다.

물과 소금이 혈액 순환을 시킬 수 있지만 혈액 안에 실어 나를 수 있는 다른 영양분이 부족하다면 어떻게 될까? 물과 소금이 아무리 중요하다고 해도 기본적인 영양 섭취가 안 된 상태라면 균형이 깨질 수밖에 없다. 물과 소금으로 혈액량이 늘어나거나 혈액이 묽어질 수 있지만 다른 영양분인 미네랄(칼륨, 마그네슘, 칼슘 등)이 부족해 체액의 적정한 농도를 유지하지 못하면 장기가 운동을 멈출 수도 있다. 이때 다른 영양분은 음식물을 통해 얻을 수 있는데, 음식물 가운데서 곡물은 필수영양소를 고루 갖춘 좋은 원료다.

◇ 식사 외에 소금을 따로 먹을 필요가 있을까?

대부분의 시간을 먹을거리를 구하는 데 썼던 조상들과 달리 현대인은 영양 과잉, 과식이 일상화된 시대에 살고 있다. 몸 쓰는 일은 줄어든 반면 먹는 것에 비해 빼내고 비워내는 힘이 약해졌다. 게다가 황금보다 귀한 대접을 받던 소금은 성인병의 원흉으로 몰리게 되었다. 소금뿐 아니라 귀했던 설탕과 특별한 날에만 썼던 기름(지방)도 흔해졌다. 고기와 생선, 계란, 우유 등 유제품을 쉽게 접할 수 있고 제철이 아니면 볼 수 없던 과일과 채소도 사시사철 식탁에 오르고 있다. 유독 소금만 흔해진 것이 아니라 다른 모든 것이 과잉이다.

단맛과잉시대, 맛의 균형

과하다는 측면에서 따진다면 짠맛이 문제가 아니라 단맛과 매운맛이 더 심각한 문제를 갖고 있다. 나트륨만 과한 게 아니라 칼륨이나 칼슘, 비타민이 넘쳐나고 있다. 우리나라 음식이 너무 짜다고 난리지만, 실제 음식이나 식단은 오히려 단맛 과잉이다. 명절 선물로 보낼 만큼 비쌌던 설탕이 너무 흔해졌고, 액상과당이나 백설탕처럼 빨리 흡수되는 단맛도 싼값에 살 수 있게 되었다.

설탕의 하루 권장 섭취량은 50g, 소금의 열 배에 달한다. 얼핏 많아 보이지만, 주스 2잔이면 하루 권장 섭취량을 초과한다. 오렌지주스 한 잔(350㎖)에 각설탕 9개(약 30g)가 들어 있다. 500㎖ 탄산음료에는 각설탕 16.5개(66g)가 들어 있는데 탄산음료 한 병이면 하루 섭취량을 초과한다. 사람들이 즐겨 마시는 믹스커피에는 설탕 5~7g이 들어 있다. 이처럼 커피를 포함한 다른 음료, 과일, 디저트, 반찬까지 고려하면 엄청난 양의 설탕을 먹고 있는 셈이다.

다른 맛이나 영양분은 모자란데 짠맛이 지나치거나 소금만 많이 먹는다면 분명 나트륨 과다 섭취라고 할 만하다. 그러나 현실은 그렇지 않다. 다른 맛, 특히 단맛과잉시대에 균형을 맞추려면 짠맛의 소금이 더 필요하다. 과일과 채소가 건강에 좋다고 권장하면서 염분을 제한하면 칼륨만 과다 섭취하게 된다. 건강을 위해 억지로 물을 많이 마시고 온갖 청량음료, 주스와 커피를 달고 사는데 왜 소금은 권장량만 먹으라고 하는가? 칼륨, 칼슘…… 다른 모든 것이 과다한데도 오로지 나트륨만 문제 삼는다.

식당 음식이나 사먹는 반찬의 경우 먹음직스러워 보이기 위해 반짝반짝 윤기를 내는 물엿이나 요리당을 잔뜩 넣는다. 시판되는 간장과 된장에는 단맛이 가미되어 집에서 담근 조선간장이나 재래된장만큼 짜지 않다. 단맛이 이토록 넘쳐나다 보니 짠맛과의 비율에서 불균형이 심하다. 단맛이나 설탕이 나쁘다는 것이 아니다. 단맛에 치우쳐 있는 것이 문제다. 단맛 과잉에 따른 토극수土克水로 인해 혈액이 끈적거리고 허리가 굳고 등이 뻐근해지지 않으려면 짠맛으로 균형을 맞춰야 한다.

집밥보다 외식이나 가공식품을 통한 나트륨 섭취가 문제라는 주장도 마찬가지다. 대부분의 식품에 액상과당, 백설탕 등 당분이 기본적으로 들어가기 때문에 염분의 양만 따지는 것은 문제가 있다. 당분과 균형을 맞추려면 염분이 더 필요하다. 맛의 균형 관계에서 살펴봤듯이 단맛 과잉은 짠맛을 필요로 하게 만든다. 단맛이 과해지면 단단하고 굳고 뭉치는 기운이 지나쳐 연하고 말랑하고 미끌거리는 기운을 눌러버린다. 토사가 밀려와 섞이면 물이 탁해지고 심한 경우 점도가 높아져 물이 흐를 수 없게 될 수도 있다. 그러니 물과 소금으로 균형을 잡아 탁해지지 않도록 해야 한다. 이때 몸은 본능적으로 짠맛을 더 원하게 된다.

해독과 정화, 빼내야 할 것이 더 많아지다

흐르는 개울물을 그냥 마시고 미세먼지 하나 없는 파란 하늘을 보고 사는 시대가 아니다. 밭에서 딴 사과를 바지에 슥슥 문질러 베어 먹는 것은 호랑이 담배 피우던 시절의 이야기가 되어버렸다. 농약을 친 농산물, 항생제와 성장촉진제로 키운 육류, 미세 플라스틱, 물과 공기 오염, 토양 오염, 기타 환경오염이 일상화되었다.

환경 문제는 개인의 의지나 지역사회, 한 국가의 노력만으로 해결하기 어려운 전 세계인의 문제가 되어버렸다. 우리 밥상에 올라오는 음식 재료, 우리 입으로 들어오는 음식의 생산과 유통, 가공 과정도 더 복잡해졌다. 그러다 보니 이 모든 것을 하나하나 따져 먹는 것이 불가능해졌다. 잘 빼낼 수 있는 힘을 키우는 것이 더 빠른 방법이 되었다.

또한 대량생산, 식품산업의 발달로 먹는 것이 다양하고 풍부해지고 먹방이 넘쳐나 과식이 일상화되었다. 결국 몸 밖으로 빼내야 할 것이 더 많아졌다. 잘 먹는 것보다 잘 빼내고 해독하는 것이 더 중요한 시대가 된 것이다. 찌꺼기와 불순물을 닦아내고 짜내기 위해, 불필요한 것을 잘 빼내는 몸을 만들기 위해서는 물과 소금이 더 필요하다.

정화하고 회복할 시간이 부족하다

정보가 여기저기서 쏟아지고 보고 듣는 것이 많다 보니 걸러내야 할 것이 너무 많다. 이런 환경 때문인지 12시 이전에 자는 사람이 거의 없을 정도다. 하루 중 밤 시간은 수 기운이 주도하는 시간이다. 우리 몸의 신장과 방광이 물과 소금을 바탕으로 몸을 정화시키고 하루 동안 쌓인 노폐물과 찌꺼기를 걸러내고 새롭게 태어날 준비를 하는 시간대다. 잠들지 않는 밤 때문에 몸을 정화할 수 있는 시간이 부족하고 개운하지 않은 아침을 맞는 사람이 많다.

사실 보고 듣고 사용하는 시간은 많지만 쉬고 내려놓고 가라앉혀 깨끗하게 정화하는 시간은 부족하다. 이런 생활이 반복되면 몸이 입는 타격도 그만큼 클 수밖에 없다. 밤은 머리 쪽으로 쏠려 있던 기운을 몸으로 떨어뜨려 해독하고 정화하는 시간이다. 잠들기 전까지 계속 무언가를 보고 들으면서 감각기관은 혹사당하고 그 정보들을 해석하느라 뇌가 쉴 시간이 없다. 떠 있던 기운을 가라앉혀 무겁고 탁한 것은 밖으로 내보내며 맑고 깨끗한 것을 다시 몸으로 되돌리는 것, 그래서 온몸 구석구석에 피를 보내 손상된 곳을 복구하고 회복하는 작업을 해야 할 시간이지만 여전히 머리 쪽으로 기운이 쏠려 있다.

하루 이틀이 아니라 늘 이런 생활을 하다 보니 회복할 시간이 없다. 정화하고 회복할 시간이 없어 만성피로에 시달리는 사람이 많다. 그래서 소금과 물이 더욱 필요해진 시대다.

체질과 기질상 소금이 더 필요한 사람이 있다

음식의 간을 짭짤하게 하는 것만으로는 소금기를 채울 수 없어 소금을 따로 챙겨먹어야 하는 사람이 있다. 비염이나 아토피 피부염, 관절염처럼 각종 염증에 시달리는 사람, 몸에 종양 같은 덩어리가 있는 사람, 체질적·기질적으로 잘 굳고 뭉치는 사람, 몸이 냉하고 열이 잘 뜨는 사람, 두뇌 활동이 많은 사람, 신진대사와 혈액 순환에 문제가 많은 사람, 커피나 에너지 음료, 처방약 복용 등 카페인 성분을 많이 섭취하는 사람은 식사 외에 별도로 깨끗한 소금과 물이 필요하다. 또 체질적으로 심장 기운은 강한 반면 신장 기운이 약해 물을 채워도 저수지의 물이 금방 말라버리는 사람도 식사 외에 소금을 별도로 먹어주면 마음이 느긋해지고 편안해지면서 균형을 이루게 된다.

음식에 들어 있는 염분으로 필요한 양을 채우려면 불가피하게 과식할 수밖에 없다. 염분과 수분 부족에 시달리는 사람은 많은 양의 음식을 소화하고 흡수하는 데 한계가 있고, 그러다 보면 지나치게 물을 많이 먹게 되어 몸이 붓고 순환이 더딜 수밖에 없다. 염분을 섭취하려고 다른 것을 너무 많이 먹어서 오히려 문제가 되기도 한다. 염증이 있거나 몸이 냉한 사람은 균형이 깨진 상태이므로 다시 균형을 잡으려면 일정 기간 소금을 따로 챙겨먹을 필요가 있다. 또한 건강이 안 좋은 사람은 음식물을 소화(분해)하고 흡수하는 힘이 약해져 있다. 미세하게 분해하여 흡수하고 대사활동에서 생긴 찌꺼기를 몸 밖으로 내보내야 하지만, 그런 능력이 떨어진다면 흡수가 잘되는 양질의 소금이 필요하다.

음식 외에 따로 소금을 섭취하는 경우 고온에서 불순물을 뺀 용융소금이나 질 좋은 죽염, 간수가 충분히 빠진 천일염이 좋다. 이들 소금은 흡수가 잘되고 효과도 빠르다. 먹는 양은 개인별로 차이가 나는데, 체질이나 현재의 몸 상태에 따라 다르고 식생활과 생활습관도 고려해야 한다. 소금의 종류에 따라 다르지만 염증이 심한 경우 하루 15~20g 또는 그 이상이 먹히기도 한다.

생수나 증류수 등 물과 함께 먹어도 괜찮고 보리차, 감잎차, 우엉차 등 차와 함께 먹어도 좋다. 오렌지주스나 매실즙, 요구르트 등 새콤달콤한 맛이 나는 것과 함께 먹으면 먹기에 편하고 나트륨이 지나치지 않을까 걱정하지 않아도 된다. 기호에 따라 소금차나 소금물 형태로 먹어도 좋다. 소금물에 적응하기 힘든 경우, 체력이 약한 사람이나 환자의 경우 부드러운 음식에 발효가 잘된 조선간장이나 깨끗한 용융소금을 넣어 먹을 수도 있다. 수술 이후 체력이 떨어졌거나 후유증으로 식사하기 힘든 사람은 간장차나 된장차로 만들어 먹는 것도 괜찮다.

🔷 짜게 먹으면 살찐다?

"짜게 먹으면 살찐다" "다이어트하려면 저염식을 해야 한다"는 주장이 상식처럼 여겨지고 있다. 염분이 들어가면 수분량이 늘어나고 체중이 늘어난다는 논리다. 소금을 끊으면 수분 섭취가 안 되어 일단 몸무게가 줄어든다. 순식간에 몇 킬로그램을 감량할 수 있다. 시합을 앞둔 운동선수나 연예인이 단기간에 체중 감량을 해야 할 때 쓰는 방법이 바로 수분 조절이다. 몸의 수분을 빼버리는 방식으로 체중 감량을 하는 것이다.

수분을 빼는 가장 쉬운 방법은 염분을 제한하는 것이다. 짧은 기간 다이어트에 성공했다는 연예인이 갑자기 늙어 보이는 얼굴을 하고 나타날 때가 있는데, 순식간에 빠진 것은 살이 아니라 '수분'이다. 다시 식사를 하면 체중은 원래대로 돌아간다. 며칠 만에

2~3kg이 왔다 갔다 한다면 그것은 살이 찌고 빠지는 게 아니라 몸의 수분이 들고나는 것이다. 뼈나 근육의 무게는 며칠 만에 늘었다가 줄어들 수 없다.

그런데 저염식 다이어트를 하다 보면 심각한 문제가 발생할 수 있다. 우리 몸은 염분이 들어오지 않으면 체액의 염도를 맞춰 항상성을 유지하기 위해 소변 등으로 물기를 빼낸다. 수분이 빠져 체중은 줄어들지 모르지만 전체적으로는 그리 아름다운 모습이 아니다. 몸에 수분이 부족해 피부 탄력이 사라지면 사람은 순식간에 늙어 보인다. 단기간에 체중 감량을 한 복싱 선수는 피부가 마른 귤껍질처럼 되기도 한다. 모 연예인은 저염식 다이어트를 했다가 얼굴 피부가 축축 늘어지고 주름이 자글자글해 촛농 얼굴이라고 불리기도 했다.

계속 이야기하지만 피부를 위해 수분크림이나 수분 젤을 바르는 등 보습을 중요시하면서 다이어트를 한다고 저염이나 무염식을 해버리면 피부 노화가 금방 찾아온다. 겉에서 아무리 수분관리를 잘해줘도 몸속에 수분 공급이 안 되면 건조해질 수밖에 없다. 피부뿐 아니라 어지럼증, 탈수, 무기력, 두통 등 건강에도 적신호가 켜진다. 체중을 줄이려다가 더 중요한 건강을 잃게 된다.

간혹 저염식으로 건강하게 살을 뺐다는 연예인들 가운데 성공한 예가 있는데, 식단을 보면 저염식이 아니다. 문어, 다시마, 김, 미역, 톳 등으로 씹는 욕구를 해결했다고 하는데 모두 바다에서 온 짭짤한 맛, 소금기가 있는 것들이다. 소금 간을 따로 하지 않았을 뿐이지 음식 자체로 염분을 섭취하고 있었던 셈이다.

건강하게 살을 빼려면 잘 먹어야 한다. 정말 몸이 필요로 하는 것을 채워줘야 한다. 입맛은 몸 맛이다. 짭짤한 것이 당기는데 엉뚱하게 염분 제한을 한다면 결국 과식, 폭식으로 이어지게 된다. 필요한 것이 들어가면 우리 몸은 만족하고 먹기를 그만둔다. 평소 소금기가 충분하면 고기나 라면이 당기지 않고 야식의 유혹에도 흔들리지 않는다. 단기간에 살을 빼서 시합에 나가야 하는 경우가 아니라면, 건강한 다이어트를 원한다면 염분을 꼭 섭취해야 한다.

입맛대로 간간하게 먹어야 소식이 가능하고 힘도 빠지지 않는다. 수분이 충분한 탄력적인 몸과 피부를 유지하는 건강한 다이어트가 가능해진다. 소금이 들어가면 짜내는 성질 때문에 실제 많은 양의 음식이 들어가지 않는다. 자연스레 소식을 하게 되어 살이 빠질 수밖에 없다.

사례 ▶ 소금은 훌륭한 다이어트 식품

30대 직장인 P씨는 원푸드 다이어트에서부터 절식, 단식까지 안 해본 다이어트가 없었다고 한다. 비염과 생리통이 늘 있었지만 그러려니 하면서 지내 왔다. 체중 감량에 성공했지만 문제는 심각한 요요 현상이었다. 손 하나 까딱하기 힘들 정도로 피곤하고 무기력하고 수시로 목이 붓고 가래가 끼고 축농증으로 코 막힌 소리가 났다. 만성

두통에 시달리고 턱관절과 치아도 안 좋은 상태였고 무릎과 허리, 어깨 통증도 심각했고 자는 동안 다리가 저려 중간에 깨고 변비와 치질까지 있었다. 살만 빠지면 해결될 거라는 희망을 품고 중독처럼 다이어트에 매달리기를 수년째 반복하는 동안 몸의 균형이 완전히 깨지고 말았다.

염분이 부족한 사람이 바나나, 고구마, 포도처럼 칼륨 함량이 높은 음식만 채워 넣으면 몸은 더 강하게 소금을 원하게 된다. 체액에 염분이 부족하면 몸속에 있던 것을 가져다 쓸 수밖에 없는데, 뼈 속에 있는 나트륨을 가져다 쓰면 뼈가 부실해지고 연골이 약해진다. 당연히 뼈와 관절이 약해지고 자꾸 염증이 생길 수밖에 없다.

곡식 위주의 식사와 함께 그동안 부족했던 염분을 채우기 위해 소금을 하루 3~4번 따뜻한 차에 타서 챙겨먹었다. 다른 음식을 먹을 때도 입맛을 살려 몸이 원하는 것을 먹도록 했다. 소금을 먹으면서 신기하게도 다른 음식이 별로 먹고 싶지 않고 적은 양을 먹어도 포만감이 들었다고 한다. 물이 잘 먹혔지만 붓거나 무거운 증상이 없고 오히려 몸이 가볍게 느껴졌다. 걷기를 병행하고 시간 날 때마다 스트레칭을 해주었다. 먹는 양은 줄었는데 대변량이 많아졌다. 자주 들락거리던 화장실 횟수가 줄고 한번 볼 때 많은 양을 시원하게 볼 수 있었다. 숙면을 취할 수 있었고 아침에 눈이 저절로 떠져 하루를 기분 좋게 시작할 수 있었다. 피곤함이 사라지고 수시로 졸리던 증상도 좋아졌다. 무엇보다 먹고 싶은 것을 먹고 있는데도 살이 빠진다는 것이 신기했다. 반복되던 과식과 폭식이 없어지고 건강을 찾으면서 체력도 좋아져 몸뿐 아니라 마음에도 큰 변화가 생겼다. 평소에도 식사 외에 하루 9~12g의 소금을 꾸준히 섭취하면서 건강관리, 체중관리를 하고 있다.

◈ 저염 소금이 건강에 좋다?

짠맛은 그대로이지만 나트륨을 줄였다는 소위 '건강 소금'이라는 것이 있다. 성분을 들여다보면 염화나트륨을 줄이고 염화칼륨^{KCl}을 첨가한 것인데 칼륨 과잉은 나트륨보다 더 위험하다. 나트륨은 물을 끌어당겨 혈압을 높이고 칼륨은 나트륨을 소변으로 배출시켜 혈압을 낮춘다. 고혈압 환자들은 칼륨이 많이 들어 있는 과일이나 채소를 많이 섭취해야 하는 것으로 알려져 있다. 그러나 칼륨이 지나치면 근육 마비나 가슴 통증, 부정맥, 호흡 곤란 등을 일으키고 고칼륨혈증이 심할 경우 심장 정지까지 올 수 있다. 실제로 염화칼륨은 사형수의 사형 집행에 쓰이기도 한다.

미국, 호주 등지에서는 저나트륨 소금에 제품 부작용에 대해 표기하도록 되어 있고, 식약처에서도 "건강상 부작용을 조심하라"는 경고 문구를 넣으라는 지침을 내리고 있다. 염화칼륨 소금은 건강 문제뿐 아니라 쓴맛이 나서 음식에 넣었을 때 맛이 없다. 소금 속

나트륨만 떼어내는 단편적 접근은 엉뚱한 결과를 낳기도 한다. 사실 어떤 물질이든 약성과 독성을 함께 가지고 있다. 그래서 나트륨이든 칼륨이든 그것 하나만 떼어내서 분석하면 바라보는 관점에 따라 천사도 되고 악마도 된다.

소금은 다른 어떤 것으로도 대체할 수가 없다. 소금, 염화나트륨이 필요하다. 소금의 역할은 무시한 채 소금을 대체하는 다른 물질을 넣으려고 해선 안 된다. 염소와 나트륨이 함께 있는 염화나트륨일 때만 가능한 역할이 있기 때문이다. 소금은 소화액과 전해질의 주 원료이고 세포와 조직의 중요한 구성 성분이다. 나트륨을 다른 것으로 대체해 적게 먹으면 좋을 것 같지만 몸의 입장에서는 전혀 그렇지가 않다. 생존에 필수인 소금을 어떤 식으로든 필요한 만큼 채우기 위해선 결국 다른 것으로 과식할 수밖에 없다.

그렇다면 어떤 소금이 좋은 소금일까?

시중에 나와 있는 소금의 종류가 너무 많아서 어떤 것을 먹어야 할지 혼란스러울 것이다. 자연이나 청정을 내세우며 천연염을 강조하는 소금도 있고, 특정 식품이나 추출물을 첨가한 기능성 소금도 있다. 모두 짠맛이 나지만 먹어 보면 미묘한 맛의 차이가 있고, 실제 용도와 효과도 조금씩 다르다. 그러나 소금을 먹는 가장 큰 이유는 단맛이나 신맛이 아니라 짠맛 때문이다. 재료의 맛을 잘 살릴 수 있는 깨끗하고 순수한 짠맛이 필요해서다.

소금은 가공 방법에 따라 몇 가지 종류로 나눌 수 있다. 천일염, 정제염, 암염, 용융소금, 죽염 등은 우리가 쉽게 접할 수 있는 소금이다. 인류는 오랜 시간 자연환경에 맞춰 다양한 방식으로 소금을 취해 왔다. 호수염, 암염으로 소금을 취하기도 하고 호주나 프랑스의 일부 지역에서처럼 대규모 천일염 방식으로 소금을 얻기도 한다.

기후나 음식 문화에 따라 필요한 방식으로 발달해 왔기 때문에 어떤 소금이 더 좋거나 나쁘다고 말할 수 없다. 그 지역 특유의 풍토에 따라 만들어진 미량의 입자는 서로 다른 빛깔과 맛을 만들어 낸다. 또한 입자의 굵기에 따라 재료에 침투되고 반응하는 정도가 제각각이고 사용했을 때 음식의 풍미도 달라진다. 그래서 요리하는 사람은 다양한 소금을 구비해놓고 용도에 맞게 선택해 쓴다.

음식에 넣는 소금 외에 건강을 위해 따로 소금을 먹는다면 좀 더 세심하게 고를 필요가 있다. 소금과 물은 깨끗할수록 좋다. 미네랄이나 많다거나 특수한 성분이 들어 있는 소금보다 불순물이 제거된 깨끗하고 순수한 소금이 좋다. 건강한 사람은 크게 문제가 되지 않지만 건강이 깨진 사람은 흡수력이 약해 소금의 종류에 따라 크게 영향을 받는다. 불순물이 충분히 제거되지 않은 소금을 먹으면 소금 외의 것을 걸러내야 하기 때문에 물도 많이 먹히고 흡수에 어려움을 겪을 수 있다.

또한 체질이나 기질, 그 사람의 상태에 따라 소금 먹는 것보다 먼저 해야 할 일이 있다. 간담이 약해 몸이 굳어 있거나 위장이 약하거나 몸이 냉해서 흡수율이 떨어지는 사람은 소금 흡수가 안 되기 때문에 선후를 잘 살펴 먹어야 한다.

다음은 우리가 쉽게 접할 수 있는 소금의 종류다.

자염煮鹽

바닷물을 가두어 수분을 증발시키고 10시간 이상 끓여 가스와 불순물을 날린다. 입자가 곱고 염도가 낮고 쓴맛과 떫은맛이 없다. 천일염전이 만들어지기 이전부터 있어 온 우리나라의 전통 제염법이다. 자염에 대한 기록은 여러 문헌에서 찾아볼 수 있다. 현지에서는 화렴, 화염이라고도 한다. 그러나 함수鹹水를 끓이는 연료인 땔감 공급이 어렵고 비용이 많이 들어 쇠퇴할 수밖에 없었다. 전북 고창이 유명했으며, 현재 충남 태안에서 생산하고 있다. 태안 자염은 2013년 맛의 방주Ark of Taste에 등재되었다.

천일염

천일염은 바닷물을 염전으로 끌어와 바람과 햇볕으로 수분을 증발시켜 얻는 소금이다. 결정이 육면체로 입자가 굵다. 칼슘, 칼륨, 마그네슘, 아연 등 무기질 성분이 있어 간수가 충분히 빠지지 않으면 쓴맛이 난다. 광물로 분류되었다가 2008년부터 식염으로 인정되었다. 염전의 위생 상태나 보관, 관리 등에 따라 품질 차이가 많이 난다. 식용으로 쓸 때는 반드시 간수가 충분히 빠진 것을 구해 써야 한다. 간수가 덜 빠진 소금으로 장을 담그거나 김치를 담그면 쉽게 무르고 쓴맛이 난다. 5년 이상 간수가 충분히 빠진 천일염은 빛깔이 희고 맛도 깨끗하며 잡았을 때 손에 묻지 않고 고슬고슬하다. 우리나라는 갯벌이 있는 서해안에 염전이 몰려 있으며, 햇빛이 가장 좋고 습기가 없는 5~6월에 생산된 소금을 최고로 친다.

정제염

정제염은 바닷물을 정수한 뒤 이온교환막을 통해 염화나트륨 성분만 통과시킨 뒤 진공증발관에서 고압증기를 이용해 소금을 생산하는 방식이다. 이 과정에서 이물질이 제거되고 염화나트륨 외에 다른 미네랄은 거의 사라져 염도가 균일하고 안전한 소금이 된다. 정제염을 화학소금, 기계염이라고 부르면서 절대 먹으면 안 된다고 주장하는 사람이 있다. 심지어 미네랄이 없는 소금이라면서 독극물이라도 되는 것처럼 폄훼하기도 한다. 화학염이라고 하면 마치 실험실 같은 곳에서 인위적으로 만든 것처럼 생각되지만 그렇지 않다. 화학소금으로 오해받는 정제염도 바닷물로 만들어진다. 장치는 기계식, 화학식처럼 보이지만 그 안에서 일어나는 일은 모두 자연적 과정을 거친다. 환경오염이 심해지고 온갖 유독물질이 바다로 흘러 들어가 오염이 심각해지자 깨끗한 소금을 얻기 위한 새로운 가공법이 필요해졌다. 시중에 유통되는 과자나 빵, 기타 가공식품은 대부분 정제염으로 만들어진다. 법적으로 식품에 정제염만 쓰도록 했다가 2008년부터는 천일염도 가공식품에 쓰이기 시작했다. 국내에서 정제염을 생산하는 업체로는 한주소금이 유일한데, 60대 이상 주부들에게는 장 담글 때 쓰는 소금으로 알려져 있다. 염도가 일정하고 깨끗해서 장이나 백김치, 동치미를 담글 때 주로 사용한다.

제재염

원료 소금을 정제수 또는 바닷물로 녹여 걸러내고 재결정, 탈수를 거쳐 만들어낸 소금이다. 천일염에 있는 불순물을 어느 정도 제거한 소금으로 이해하면 된다. 흔히 꽃소금으로 불리며, 식당이나 가정용으로 쓰인다.

암염

전 세계에서 생산하는 소금 중 3분의 2 이상을 차지할 정도로 가장 흔한 소금이다. 수백만 년 전 바닷물이 증발해 생긴 것으로 석탄처럼 캐내거나, 땅 속에 있는 소금은 물을 넣어 녹인 뒤 끌어올리기도 한다. 남아메리카를 비롯해 미국, 영국, 독일, 중국 등 많은 나라가 암염을 생산한다. 지질에 따라 회색, 청색, 붉은색 등 여러 가지 색깔을 띠며 지역에 따라 품질의 편차가 크다.

호수염

고대 바다와 육지의 지각변동으로 염호가 생겨난 뒤 오랜 기간 수분이 증발해 소금만 남은 호수에서 생성되는 소금이다. 호수염도 자연 건조를 통해 결정된 소금을 생산하고 가공 판매한다. 안데스 호수염, 잉카 소금이 유명하다.

용융소금

정제염을 고온의 열처리로 끓이고 녹여 불순물을 제거한 소금이다. 소금은 최소 850℃ 이상 되면 녹아 용융되면서 액화되고 1,300℃ 이상이면 기화된다. 가정에서는 소금을 고온에서 굽는다고 해도 300℃ 이상을 넘기기 어려운데, 그 온도로는 불순물이 제거되기 어렵고 수분이 날아가는 정도의 효과만 볼 수 있다. 용융 온도가 높을수록 환원력이 강해지고 항산화력도 증가한다. 용융소금은 1,000℃ 이상의 고온에서 일정 시간 가열해 유독가스를 기화시켜 날려 보내는 방식으로 끓인 것이다. 날아가지 않은 불순물을 아래쪽으로 가라앉히고 윗부분을 냉각해 분리시킨 뒤 투명한 윗부분을 분쇄해 사용한다. 중금속, 무기미네랄, 불순물이 제거되어 순도가 아주 높은 소금이다. 미세한 입자는 몸에 들어갔을 때 바로 이온화되기 때문에 흡수가 빠르다. 다른 물질이나 조직에 침투하고 결합하는 힘이 좋아서 빠르게 효과가 나타난다.

죽염

대나무 속에 천일염을 넣고 황토로 입구를 막아 800℃ 이상에서 구워내는 소금이다. 특히 9회 죽염은 마지막 9회 때 1,300℃가 넘는 온도에서 녹여 액체 형태를 만든다. 고온에서 구우면 불순물을 기화시켜 순도를 최대치로 높일 수 있다. 이 과정에서 불순물은 제거되고 황토, 대나무 성분이 녹아 들어가 단순한 짠맛이 아닌 죽염 특유의 맛과 향이 난다. 대나무에 있는 천연 유황 성분과 소나무, 황토, 철가마의 여러 성분이 융합되어 새로운 물질로 바뀐다. 1~2회 구운 것부터 9회 구운 것까지 색상과 품질에서 차이가 난다. 사실 질 높은 죽염으로 국이나 반찬에 간을 하면 다른 조미료 없이도 맛이 풍성해지고 풍미가 살아난다. 알갱이와 분말 형태가 있는데 침으로 녹여 먹어도 좋고 물에 타서 먹는 것도 괜찮다. 죽염수를 만들어 요리, 양치, 목욕, 피부, 모발관리 등 다양한 용도로 사용하기도 한다.

그 외 제주도에서는 평평한 바위에 바닷물을 가두고 여러 단계를 거쳐 바닷물을 증발시켜 소금을 얻는 돌염전을 볼 수 있다. 이 방법은 천일염보다 오래된 가장 생태적인 제조법이다. 인류는 다양한 방식으로 소금을 얻어 왔는데, 가장 중요한 목적은 순수한 소금을 얻기 위해서였다. 소금은 중금속과 수분을 흡착시키는 성질이 있어 가공하지 않은 형태 그대로 취하기는 어렵다. 또한 산업화로 오염이 심해지면서 원수原水인 바닷물 자체가 예전 같지 않고 토양도 오염되어 소금에서 불순물을 제거하는 과정이 더 중요해졌다. 그러나 어떤 소금이 좋냐 나쁘냐를 따지느라 소금 섭취를 꺼리는 것보다 어떤 소금이든 용도에 맞는 것을 골라 충분히 먹는 것이 건강한 몸을 만드는 데 훨씬 유익하다.

◈ 가공식품에 있는 나트륨이 더 문제다?

저염식을 주장하는 사람은 집에서 조리할 때 넣는 소금보다 외식과 가공식품 속에 들어가 있는 소금이 더 문제라고 말한다. 라면, 피자, 햄 등 가공식품이 안 좋은 이유를 나트륨 함량이 높기 때문이라는 것이다. 그렇다면 정말 그럴까? 라면에는 나트륨밖에 없는 걸까? 그렇게 하나하나 성분을 따진다면 칼륨도, 칼슘도 안전하지만은 않다. 단일 성분만 놓고 따지면 과다하지 않은 것이 없다.

잘못된 나트륨 섭취에서 우리를 구해줄 착한 미네랄로 알려진 칼륨만 해도 그렇다. 채소, 과일 등이 가진 칼륨 함량만 계산해 보면 권장 섭취량을 넘는다. 나트륨 과다로 상위에 올라간 피자는 도우에 들어가 있는 소금부터 토핑과 치즈에 들어간 소금까지 나트륨 함량이 지나치게 높다면서 나쁜 식품으로 몰릴 때가 많다. 그러나 피자는 그 자체로 하나의 음식이다. 우리는 피자에서 나트륨만 빼내어 먹지 않는다. 빵과 채소, 여러 토핑 재료와 치즈가 어우러져 있어 나트륨 외의 영양소도 많다. 또한 곁들여 먹는 피클은 피자의 부족한 맛을 보완해줘서 궁합이 잘 맞는다. 라면은 국물과 함께 먹으면 나트륨 농도가 희석된다. 햄 같은 가공식품도 그것만 먹지는 않는다. 밥과 함께 먹고 다른 반찬도 먹기 때문에 나트륨량만 따지는 것은 합리적이지 않다.

다음은 2010년 퓰리처상을 수상한 《뉴욕타임스》의 기자 마이클 모스가 쓴 글이다.

"켈로그의 기존 간판 제품에서 소금을 전부 빼버린 시험 제품을 맛볼 기회가 있었다. …… 소금을 빼니 엽기 요리 경연에서나 맛볼 수 있을 법한 맛이 났다. 콘플레이크에서는 금속 맛이 났고 냉동 와플은 지푸라기를 씹는 느낌이었다. 치즈는 특유의 황금색 광채를 잃고 누르튀튀한데다가 입천장에 쩍쩍 들러붙었다. 버터크래커의 향은 온데간데없이 사라졌다."[1]

식품산업 관계자들이 정부의 나트륨 저감화 정책에 동참하려고 해도 안 되는 이유는 소금이 단순히 짠맛만 내는 조미료가 아니기 때문이다. 켈로그 관계자의 말처럼 소금은 맛뿐 아니라 질감, 향, 풍미에 영향을 준다. 소금은 감칠맛을 상승시키고 쓴맛은 억제하면서 다른 맛과 상호작용을 하는데 짠맛을 낮추면 다른 맛에까지 영향이 미친다. 소금이 없거나 부족하면 글루텐 형성이 안 되어 빵이 부풀지 않고, 발효가 일어나지 않아서 장류 제품을 만들 수 없고, 치즈류(유화제)를 만드는 과정에서 다른 기술이 필요하다. 또한 단백질 용해가 불가능해 햄류나 육가공품을 제조할 수도 없다.

맛이나 조직감에도 영향을 주지만 보존에도 문제가 생긴다. 천연 방부제인 소금의 함량이 떨어지면 유해균이 증식하고 보존이 안 되기 때문에 다른 보존제를 쓰거나 다른 방법을 찾아야만 한다. 그러면 연구비와 시설비 등이 발생하고 그 비용은 고스란히 소비자의 몫이 된다. 그렇게 만들었다고 해도 시장에서 선택을 받으리라는 보장이 없다. 이런 이유로 저염식, 나트륨 저감화를 외치지만 현실적으로는 실천하기가 불가능하다.

소금이 이렇게 오랜 기간 광범위하게 이용되어 온 것은 다른 것으로 대체할 수 없는 소금만의 '가치'가 있기 때문이다. 맛있게 먹어야 몸에도 좋다. 사람의 입맛은 그렇게 허술하지 않다. 건강에 좋다고 맛을 포기해 가며 먹을 수 있을까? 나트륨 함량 하나로 음식의 가치를 판단해서는 안 된다. 맛있는 음식이 주는 즐거움을 과소평가해서는 안 된다는 말이다. 우리는 여러 맛과 성분이 어우러진 '음식'을 먹는 것이지 나트륨이라는 금속 원소만 섭취하는 것이 아니다.

◈ 천연 소금이 진짜 소금이다?

건강을 위해 좋은 소금을 먹어야 한다는 사람들 사이에서도 논란이 되는 부분이 있다. 바로 소금 속 미네랄인데, 이는 천일염과 정제염 논쟁으로 이어진다. 소금을 먹되 꼭 천일염이나 토판염을 먹어야 한다고 주장하는 사람들은 천일염이 천연 소금이라는 것을 강조한다. 정제염은 공장에서 만들어낸 기계염으로 오히려 건강을 해친다는 것이다. 자연 그대로인 천일염은 천연 소금이므로 유익한 미네랄이 많아서 건강에 좋지만 정제염은 염화나트륨뿐이므로 위험하다고 주장한다. 심지어 지금까지 소금과 관련된 실험은 모두 정제염을 가지고 해서 그런 안 좋은 결과가 나왔다고 하며 정제염은 사람의 건강을 해치는 것이므로 먹어선 안 된다는 극단적인 주장까지 한다. 죽염을 옹호하는 쪽에서도 이와 비슷한 이야기를 한다.

과연 그럴까? 이 논리대로라면 염화나트륨은 나쁜 것이고, 결국 소금도 나쁘다는 이야기가 된다. 천일염에는 염화나트륨 외에 다른 성분도 섞여 있다. 그래서 몇 년씩 간수를 빼서 깨끗한 소금을 쓰는 것이다. 간수가 빠진 기간이 길수록 고가에 팔리고 명품으로 불린다. 간수가 빠진 소금은 수분과 특유의 쓴맛이 사라져 깨끗한 짠맛이 난다. 천일염에 있는 다른 미네랄이 중요하다면서 굳이 오랜 기간에 걸쳐 간수를 뺄 필요가 있는지 의문이다. 천일염에는 염화나트륨 외에 황산마그네슘과 칼륨, 그 외에 미량의 원소들이 있다. 그중 마그네슘은 간수의 주성분으로 단백질을 응고시키는 성질이 있어 두부를 만들 때 사용된다.

정제염은 실험실에서 만든 인공화합물이 아니라 바닷물을 여과시키고 정제시켜 얻어낸 소금이다. 천연 소금을 옹호하는 사람들의 주장대로 미네랄이 그렇게 중요하다면 굳이 소금을 먹을 필요가 없다. 천일염에 있다는 미네랄은 우리가 먹는 곡식, 과일 같은 음식에서도 충분히 취할 수 있어 굳이 소금을 통해 얻을 필요가 없다. 다만 있다고 해도 워낙 적은 양이라 소금으로 미네랄을 섭취하려면 엄청난 양을 먹어야 한다.

또한 염화나트륨 외에 칼륨 등이 포함되어 있어서 독성이 약하다는 주장도 있는데, 이것은 곡식이나 과일, 채소 등에서 쉽게 얻을 수 있다. 굳이 소금을 먹어야만 섭취할 수 있는 것이 아니다. 우리가 소금에서 얻어야 할 가장 중요한 미네랄은 다른 어떤 것으로도 대체 불가능한 나트륨, 염소, 즉 염화나트륨이다.

천일염은 우리의 전통적인 제염법이므로 살려야 한다고 주장하는 사람이 있는데, 이것도 사실과 다르다. 천일염은 일제강점기에 공업용으로 소금을 대량생산하기 위해 도입된 것이었다. 황해도와 경기 서해안 일대에 대규모 염전이 만들어졌는데, 신안군 염전은 한국전쟁 이후에 생겼다. 군수산업용으로 대량의 소금이 필요했던 일제강점기에는 소금의 이점을 강조하면서 소금 섭취를 권장하기도 했다.

1938년 《동아일보》 기사를 보면 "소금은 사람 몸에 없어서는 안되는 것이며, 현재 몸이 건강하더라도 계속 건강을 유지하자면 소금을 꾸준히 먹어야 한다"라는 내용이 나온다. "부잣집 아드님과 따님이 좋은 음식을 먹는데도 허약한 이유가 소금 부족 때문이다"라고 하면서 소금 소비와 생산을 강조하고 있으니 격세지감을 느끼지 않을 수 없다.

우리나라에서는 소금이 식품으로 분류된 지 얼마 되지 않는다. 식품이 아니다 보니 위생이나 안전에 대한 규정이 따로 마련되어 있지 않아 녹거나 굳지 않도록 하기 위해 첨가물을 넣어 보존하기도 했다. 소금 보관 창고는 슬레이트 지붕이고 염전 바닥에 PVC 장판을 깔아 놓아서 위생상 문제가 많았다. 본래 바닥을 단단하게 다져야 하지만 우리나라의 서남해안은 갯벌 흙이 무른 편이라 단단하게 다지기가 어려웠다. 근래에는 장판 대신 갯벌 흙을 다지거나 도자기 타일을 깔아 작업하는 천일염전이 늘고 있다.

일본과 프랑스 등 다른 나라에서는 맛과 용도에 따라 다양한 소금을 사용한다. 미네랄 함량을 내세우거나 건강에 좋은지 아닌지를 따지기보다 각 소금의 특성과 쓰임을 중요하게 여긴다. 천일염전이 없고 정제염을 주로 사용하는 일본에서는 소금을 소개할 때 미네랄, 천연, 청정 등 소비자에게 혼란을 줄 수 있는 단어를 사용할 수 없도록 하고 있다.

소금은 종류와 입자의 모양, 크기에 따라 미묘한 맛의 차이가 있다. 우리가 국이나 배추절임, 볶음요리, 나물무침 등에 조금씩 다른 소금을 쓰듯 식품회사도 다른 소금을 쓴다. 과자에 뿌릴 용도로 만든 커다란 입자의 소금, 팝콘에 쓰는 소금, 아이스크림에 넣는 소금이 다르다. 농산물 관련 다국적 기업인 카길은 소금을 주문 받아 맞춤으로 만들어주는데, 모두 맛과 풍미 때문이다.

천일염 역시 소비자에게 다양하고 풍부한 맛을 제공할 수 있다면 독특한 이야기를 가진 음식 문화의 발달로 이어질 수 있다. 전 세계적으로 프랑스 게랑드 소금이 유명한 이유는 미네랄이 풍부한 건강 소금이라서가 아니다. 사라질 위기에 처해 있던 염전의 생태문화적 가치를 복원하고 브랜드 가치를 높였기 때문이다. 소금을 가지고 천연이냐 가공이냐, 미네랄이 얼마나 들어 있느냐 등을 따지는 것은 소모적인 논쟁일 뿐이다. 우리가 영양분을 섭취하려고 물을 마시는 것이 아닌 것처럼 물과 소금은 영양분이 아니라 영양분을 녹이고 분해하고 조절하고 이동시키는 중재자 역할을 한다.

◈ 소금이 맞지 않는 체질이 있다?

소금이 안 맞는 사람도 있지 않겠냐고 질문하는 사람이 종종 있는데, 소금은 누구에게나 필요한 생존 필수 물질이다. 앞서 절대적인 약 또는 독은 없으며, 문제는 양이라고 했다. 소금이 맞지 않는 체질이라기보다는 더 필요한 사람이 있고, 덜 필요한 사람이 있다고 말할 수 있겠다. 평소 먹는 음식에 들어간 염분만으로 충분한 사람이 있는가 하면, 식사 외에 소금을 따로 먹어줘야 하는 사람도 있다. 큰 저수지를 품은 것처럼 물을 잘 보유할 수 있어 한번 채워 넣으면 웬만해서 고갈되지 않는 사람이 있는가 하면, 금방 말라버려 수시로 채워 넣어야 하는 사람도 있다.

오행으로 보면 화기인 심장 기운이 강해 발산하고 확산시키는 힘이 센 사람은 가라앉히고 수렴하는 기운인 수기가 상대적으로 약하다. 토기인 위장 기운이 지나친 사람도 단단한 기운이 연한 기운을 눌러 토극수가 되기 쉽다. 열이 머리와 상체로 떠 있어 머릿결이 좋지 않고 탈모가 생기기도 한다. 허리나 등이 아프고 생식기에 문제가 생길 수도 있다. 단단하게 굳어 근육 또는 힘줄이 당기거나 뻑뻑한 증상이 나타나기도 한다.

이런 경우에는 소금이 주는 수렴, 정화, 부드럽게 만들어주는 기운이 더 필요하다. 평소 채식 위주의 식사를 하는 사람은 소금을 따로 먹어주는 것이 좋다. 뇌로 가는 혈류량이 많은 사람, 머리를 많이 쓰는 수험생이나 연구원, 땀을 많이 흘리는 일을 하는 사람, 활동량이 많은 사람도 소금이 더 필요하다.

심장이나 위장이 약한 사람은 소금과 물이 지나치면 몸이 힘들어질 수 있다. 심장의 불길이 약한 상태인데 강력한 수 기운인 물과 소금이 들어가면 심장이 꺼지지 않으려고 더 격하게 뛸 수 있다. 그렇다고 소금을 안 먹어도 된다는 건 아니다. 심장을 영양하는 것이 먼저이고 위장을 먼저 살려놓는 것이 우선이다. 똑같은 사람이라도 소금이 더 필요하거나 덜 필요한 상태가 있을 수 있다. 또한 어제는 필요했지만 오늘은 소금보다 다른 기운의 맛이나 음식이 더 급한 경우도 있다. 여기서 잊지 말아야 할 것은 균형을 맞추는 일이다.

앞서 말했듯 소금을 먹기 전에 먼저 해야 할 일이 있다.

바둑에서 수가 중요하듯 모든 일에는 선후가 있다. 먼저 둬야 할 것이 있고 나중에 둬야 할 것이 있다. 음식을 먹을 때나 요리할 때도 어떤 것을 먼저 넣느냐에 따라 맛이나 질감이 달라진다. 식사 외에 따로 소금을 먹는 사람도 마찬가지다. 몸에서 물과 소금을 필요로 하지만 현재 받아들일 수 있는 상태가 아닐 수도 있다. 이때는 소금이 필요하다고 해도 자연스럽게 받아들일 수 있는 몸 상태를 만드는 것이 먼저다.

소금이 필요하다고 느끼지만 막상 먹어 보면 흡수가 안 되는 사람이 있다. 소금이 좋다고 해도 몸 상태를 살피지 않고 먹으면 몸이 힘들어질 수 있다. 물과 소금은 양분을 이동시키고 분해하고 흡수시키는 역할을 하지만 그것 자체가 영양분은 아니다. 기본이 되는 영양분인 주식을 잘 챙겨먹지 않거나, 다른 맛이나 영양의 조화를 생각하지 않고 소금과 물만 열심히 먹는 것은 바람직하지 않다. 물과 소금은 모든 생명체를 살리는 데 필수 요소이지만 다른 영양분, 다른 기운의 맛과 조화가 필요하다.

소금은 기본적으로 밀어내는 성질이 있어 과하다 싶으면 게워낸다. 소금의 치사량은 300~350g으로 알려져 있다(라면 175봉지, 한 개당 평균 2g의 소금이 있음). 식후에 배가 부르거나 공복감이 심하면 몸에서 잘 흡수하지 못해 토하거나 설사를 하기도 한다. 그러므로 식전이나 식후는 피하는 것이 좋다. 음식물을 소화시킬 수 있는 새콤달콤한 것을 먹고 조금 있다가 먹으면 편안하게 소화시킬 수 있다.

소금을 먹을 때 특히 주의해야 할 몇 가지 경우를 살펴보자.

첫째, 몸이 냉한 경우다.

차면 굳고 따뜻하면 풀린다. 자연현상이 그렇듯 사람의 몸도 마찬가지다. 따뜻하면 풀려 피가 돌지만 차가우면 굳어 수축되고 혈액이 제대로 돌지 못한다. 몸이 냉한 사람은 수분 흡수가 잘 안 되는데, 차갑고 단단한 땅에 물을 부으면 겉돌고 스며들지 못하는 것과 같다. 짜게 먹으면 흡수가 되지 않아서 겉돌고 붓는 느낌이 난다. 열이 나지 않으니 땀을 흘리지 않고 목마름도 거의 느끼지 못한다. 그렇다고 소금과 물을 먹지 않으면 점점 더 굳어 심각한 상황에 이르게 된다. 이때는 냉기를 빼 가면서 소금과 물을 먹어야 제대로 흡수할 수 있다. 매일 배에 곡식 찜질을 하거나 족탕, 반신욕을 하고 낮 시간에 햇빛을 보면서 30분 이상 꾸준히 걷는다. 처음에는 된장이나 조선간장을 타서 따뜻한 국물을 먹거나 소금차로 먹는 것이 좋다. 장아찌, 치즈 등 소금 발효식품을 잘 활용한다. 이른 오전부터 소금을 먹거나 차가운 생수에 타서 소금물 형태로 먹으면 몸이 식으면서 부작용이 심해진다. 그러므로 오후 이후 간간하고 먹기 좋은 농도의 소금차를 먹는 것이 좋다.

둘째, 긴장감이 심한 경우(간담이 약한 경우)다.

간담이 약하면 과도한 긴장 상태에 돌입하게 된다. 이때 급한 마음에 소금을 먼저 먹으면 흡수가 잘 안 된다. 울렁거리거나 구역질이 나고 두통이 생길 수도 있다. 굳은 상태는 물기를 받아들이기 어렵기 때문에 간담 기운을 보하는 새콤달콤한 것, 고소한 맛을 먼저 먹어주는 것이 좋다. 간담이 약한 사람은 평소 동치미 국물, 냉면 육수, 메밀 육수처럼 시고 짠 음식이나 간장 조림, 데리야키 소스처럼 고소하고 짭짤한 음식을 좋아한다. 이런 사람은 레몬즙이나 새콤한 과일즙, 오미자, 산수유 차나 청 등으로 간담을 풀어주고 소금을 먹으면 흡수가 잘 된다. 고소한 맛을 좋아하는 경우 참기름, 들기름, 견과류도 좋고 깨소금으로 만들어 먹어도 좋다. 간담 경락이 지나가는 옆구리, 목, 고관절 등을 잘 풀어주고 족탕이나 발마사지 등으로 긴장감을 풀어주는 것도 좋다.

셋째, 위장이 약한 경우(얼굴이 누렇고 속이 울렁거리는 경우)다.

짜게 먹거나 소금을 먹고 나면 앞이마가 띵하고 몸이 축 늘어지며 입에 침이 고이면서 구토가 나오는 사람이 있다. 위장이 약한 사람은 위장이 너무 풀려 연동 운동을 못 하고 무기력한 상태여서 몸이 무겁고 만사가 귀찮고 행동도 느려진다. 이때 소금이 들어가면 반발 작용이 나타난다. 속이 싸하면서 위로 또는 아래로 쏟아낼 수 있다. 이때는 소금을 먹기 전에 단맛이 나는 꿀이나 설탕, 사탕 등으로 위장을 보호해야 한다. 약해진 위장과 위 경락이 지나가는 무릎을 단단하게 해놓으면 굳은 기운을 풀기 위한 연한 소금의 기운을 잘 흡수할 수 있다.

넷째, 얼굴만 붓거나 벌게지는 증상이 나타나는 심장이 약한 경우다.

화 기운인 심장이 약하면 얼굴이 붉은 편이고 새끼손가락이 저리고 어깨가 자주 아프다. 평소 얼굴 쪽으로 열이 오르다 보니 얼굴에 땀이 많다. 격렬하게 움직이지 않아도 숨이 차거나 심장이 두근거리고 두통이 생기거나 얼굴이 땡땡 부어올라 깜짝 놀라기도 한다. 이때 곡식으로는 수수가 좋고 커피나 녹차, 쑥차, 초콜릿, 고들빼기처럼 쓴맛 나는 것으로 심장을 영양하는 것이 먼저다. 어깨와 날갯죽지, 상체를 강화해 화 기운을 좋게 해놓으면 발산하고 확산시키는 힘이 살아나서 소금의 수렴하는 기운을 잘 흡수할 수 있다.

다섯째, 심포와 삼초가 약한 경우(건강염려증이 있거나 신경이 예민한 경우)다.

불안하고 초조해하며 신경이 예민하고 마음이 쉽사리 안정되지 않는다. 어떤 일을 떠올렸을 때 걱정부터 앞선다면 조절력, 생명력이 약해진 상태다. 평소 건강염려증도 심하고 새로운 것을 시도할 때 예민한 반응을 보인다. 심신이 안정되지 않아서 근심과 걱정이 많다 보니 무언가를 받아들이고 흡수하는 힘이 떨어진다. 어깨가 무겁고 손에 이상이 있고 여기저기 저린 증상도 심하다. 이런 경우 소금을 먹으면 손발, 특히 손이 부을 수 있다. 곡식으로는 조, 옥수수, 녹두가 좋고 콩나물, 감자, 우엉, 양상추 등 담백하고 생내 나는 것과 떫은 맛 나는 것으로 영양하면 좋다. 어깨 운동, 손 운동으로 심포와 삼초 기운을 강화해주고 걷기로 몸에 열을 만들어주면 물과 소금이 잘 흡수된다.

채식에 무염식은 최악의 조합

저염식과 무염식을 주장하는 사람은 밥과 채소에 소금이 있기 때문에 따로 섭취하지 않아도 된다고 말한다. 식물에도 나트륨이 있지만 나트륨만 있는 것은 아니다. 칼륨 비율이 훨씬 높은데, 평균 0.02:1로 비율에서 큰 차이가 난다. 채식 위주의 식사를 하면서 소금을 먹지 않으면 이런 불균형이 심화된다.

채소류는 대개 쓴맛, 쌉싸래한 맛이 많고 칼륨 성분이 많은데 여기에 소금 간을 하지 않으면 맛과 영양의 균형이 깨진다. 나트륨 섭취를 줄이라고 하면서 나트륨 배출을 위해 칼륨이 많이 든 채소, 과일 등을 많이 섭취하라고 하지만 소금 섭취 없이 이런 종류의 식품만 먹으면 칼륨 과다가 된다. 칼륨 과다는 나트륨 과다 못지않게 위험한 증상을 동반한다. 다이어트나 건강을 목적으로 샐러드를 자주 먹으면서 드레싱조차 하지 않는 경우가 있는데, 장기적으로 먹을 경우 염분 부족으로 여러 가지 증상에 시달릴 수 있다.

사실 나물이 싱거우면 정말 먹기 힘들다. 아이들이 채소나 나물을 싫어한다고 하지만 고사리, 시금치를 조선간장이나 소금으로 짭조름하게 무쳐주면 좋아하는 아이가 많다. 간이 안 된 나물은 소화가 잘 안 된다. 우리 음식 가운데 채소를 그냥 먹는 것은 거의 없다. 먹을거리가 부족했던 시절에도 나물이 지천으로 널려 있었고, 씨만 뿌려놔도 상추가 쑥쑥 자라 금방 솎아 먹을 수 있었다. 우리 조상들은 이 채소를 그냥 먹지 않고 된장이나 쌈장을 만들어 쌈을 싸서 먹거나 겉절이로 간을 해서 먹었다. 풀이 귀한 겨울에는 고사리, 호박 등 말린 나물을 무쳐 먹고 시래기를 만들어 먹었다. 채소가 들어간 요리는 간이 되어야 맛있다. 샐러드에 왜 드레싱을 뿌리고, 생나물 무침에 왜 양념장을 끼얹어 먹을까?

육류는 그 자체로 짭조름한 맛이 있고 가공해 먹을 때도 간장이나 소금이 꼭 들어간다. 아이들이 육류를 좋아하는 것은 어렸을 때부터 자주 먹어 익숙해서 그런 것도 있지만 염분을 보충하기 위한 이유도 있다. 몸에 염분이 부족하면 고기가 더 당긴다. 평소 짭짤하게 먹고 소금을 충분히 먹으면 고기가 당기지 않는다. 고기를 좋아하던 사람도 소금 섭취를 늘리고 나면 옆에서 고기를 굽고 있어도 별로 먹고 싶다는 생각이 들지 않는다고 한다. 수시로 당기던 라면도 별로 먹고 싶지 않다고 말한다.

◈ 짜게 먹어 붓는다면 어떻게 해야 할까?

소금을 먹으면 생기는 여러 가지 반응이 있다. 소금으로 효과를 보고 나면 빨리 좋아지고 싶은 마음에 좀 과하게 먹기도 하고, 몸에서 다른 것을 원하는데 눈치 채지 못할 수도 있다. 이때는 몸의 여러 신호를 잘 살피는 게 우선이다.

물과 소금이 부족해 메말라 있던 사람은 소금을 먹으면 물도 같이 섭취하게 되어 일시적으로 몸이 부을 수 있다. 붓는다고 걱정하거나 몸무게가 늘었다고 살찐 것으로 오해하기도 하는데, 살이 아니라 수분이 늘어난 것이다. 평소 몸이 냉했던 사람은 차고 굳은 상태여서 흡수가 안 되어 부을 수 있다. 긴장된 기운이 지나쳐 간담이 약한 사람, 심장 기운이 약한 사람도 몸이 풀리는 과정에서 일시적으로 붓는 현상이 나타날 수 있는데 시간이 지나면 곧 괜찮아지니 크게 걱정하지 않아도 된다.

그러나 부기가 가라앉지 않으면 소금을 줄이고 다른 맛으로 균형을 잡아주는 것이 좋다. 쓴맛, 쌉싸래한 맛의 음식이나 새콤달콤한 것을 같이 먹으면 균형이 맞는다. 오렌지주스, 레몬즙 등 새콤달콤한 음료나 감잎차, 보이차 등과 같이 먹으면 좋다. 쓴맛의 커피나 쑥차는 얼굴 붓는 사람에게 도움이 된다. 칼륨이 많은 음식과 함께 먹어 활발하게 이뇨 작용이 일어나게 해준다. 그리고 걷기와 기본운동, 찜질 등으로 몸을 따뜻하게 해주면 잘 흡수되는 경우도 있다.

평소 푸석푸석하고 부어 있는 사람의 경우 소금을 먹으면 불필요한 노폐물과 수분이 빠지면서 얼굴선이나 몸 라인이 정리되어 생기 있고 날렵해 보인다. 반면 살 한번 쪄보는 것이 소원이라던 사람은 메말랐던 몸에 염분과 수분이 채워지면서 오히려 보기 좋게 살이 오른다.

앞서 말했듯 소금을 먹을 때 심장이나 위장이 약한 사람, 간담이 약해 흡수력이 떨어지는 사람은 주의해야 한다. 그렇다고 해서 절대 먹으면 안 된다거나 저염식을 해야 하는 것은 아니다. 먹는 순서와 방법, 먹는 양이 좀 다를 뿐이다.

천일염과 정제염은 음식에 넣어 먹을 때 용도가 분명히 다르다. 간수가 잘 빠진 질 좋은 천일염은 맛도 좋고 입자가 커서 배추를 절이거나 국에 넣어 먹으면 좋다. 이때 염화나트륨 외에 미량의 성분이 녹아 나와 천연조미료 역할을 하기도 한다. 한편 고운 소금은 나물무침이나 볶음요리에 넣으면 좋다. 정제염은 순도가 높고 맛이 일정해 식품 제조에 가장 많이 쓰인다. 주부들 가운데 정제염으로 장을 담그는 사람이 많은데 장맛이 깨끗하고 일정하기 때문이다. 수분이 적고 염화나트륨 함량이 높아서 다른 소금보다 짜므로 양을 잘 가감해서 써야 한다.

소금에 특정 미네랄 성분이 많이 들어 있으면 음식 맛이 미묘하게 달라진다. 간수의 주성분인 마그네슘이나 칼륨이 많으면 쓴맛이 나고 염화나트륨 함량이 높으면 깨끗한 짠맛이 난다. 몸에 치명적이거나 건강을 해치는 것이 아니라 특정한 맛과 식감이 달라질 뿐이다. 이런저런 이유를 들며 소금을 먹지 않는 것보다 어떤 소금이든 먹어 염분을 보충해주는 것이 훨씬 좋다. 소금이 과해 생기는 문제보다 소금을 먹지 않거나 염분이 부족해 생기는 문제가 더 심각하기 때문이다.

소금이 필요할 때 잘 먹고 다시 균형을 잡으려면 몸과 자연의 순환 원리를 알아두면 도움이 된다. 결국은 균형의 문제다. 균형을 잃을 때, 치우쳐 있을 때 건강이 깨진다. 소금 섭취도 결국은 균형을 잡기 위한 것이고, 그 기준은 각자의 상태에 따라 다르다.

소금 섭취를 줄이거나 중단해야 하는 신호

소금이 좋다는 생각으로 지나치게 많이 먹거나, 소금을 먹고 효과를 본 경험 때문에 필요 이상 먹게 되면 우리 몸은 신호를 보낸다. 다음은 소금 섭취를 줄여야 하거나 소금보다 다른 기운의 음식이 더 필요할 때 나타나는 대표적인 신호다. 짠맛은 오행에서 수기이고 화기, 토기와 견제 관계다. 화기(심장·소장)가 약해지는 신호, 토기(비장·위장)가 약해지는 신호가 오면 소금 섭취를 줄이거나 다른 것들과의 관계를 살펴 쓴맛이나 단맛, 신맛 나는 것들을 섭취해 균형을 맞춰줘야 한다. 나트륨과 칼륨과의 균형 관계로 보면 나트륨 과다로 칼륨 섭취가 필요할 때도 비슷한 증상이 나타난다. 이때는 오렌지주스나 레몬즙 등 칼륨이 많은 음료를 함께 먹는다.

◈ **심장이 힘든 신호**

- 얼굴만 계속 붓는다.
- 가슴이 두근거리고 얼굴에 땀이 난다.

- 잠이 안 오고 소름이 돋으며 한숨이 나온다.

- 긴장감이 커지고 식은땀이 난다.

- 혓바늘이 생긴다.

- 딸꾹질을 한다.

- 새끼손가락이 저리거나 팔꿈치가 아프다.

- 얼굴이 붉어지고 광대뼈 주변이 간지럽거나 뾰루지가 난다.

- 입이 마르고 조갈증이 생긴다.

이런 경우 쓴맛으로 균형을 잡아야 하는데 커피나 쑥차, 코코아, 상추가 좋고 곡식으로는 수수, 과일은 자몽이 좋다.

◈ 위장이 힘든 신호

- 무릎에 힘이 없고 꺾이는 느낌이 자주 든다.

- 앞이마, 앞머리가 쏟아질 것 같은 두통이 있다.

- 몸이 처지고 자꾸 눕고 싶다.

- 변이 너무 묽다.

- 입술이 부르트거나 건조하다.

- 물을 지나치게 많이 마신다.

- 얼굴이 노래지고 입이 자꾸 벌어진다.

- 입에 침이 많이 고인다.

- 사탕이나 초콜릿 등 단것이 자꾸 당긴다.

이런 경우 단맛으로 균형을 잡아야 하는데 마스코바도 원당이나 조청, 설탕이 좋고 곡식으로는 기장이나 찹쌀, 현미가 좋다. 이들 재료로 만든 음식을 따뜻한 상태로 조금씩 먹는다.

◈ 간담이 힘든 신호

- 한숨이 나온다.
- 몸이 조이는 느낌이 든다.
- 가슴이 답답하다.
- 입맛이 없다.
- 저리거나 긴장감이 커진다.

이런 경우 신맛과 고소한 맛으로 균형을 잡아야 하는데 오렌지나 레몬즙, 매실이 좋고 곡식으로는 보리와 기장, 팥, 밀 등이 좋다. 이들 재료로 만든 음식을 먹을 때 기름기 있는 고소한 것들과 함께 섭취하면 더 효과적이다. 소금이 필요할 때는 깨소금을 먹어도 좋고, 신맛의 동치미도 좋다.

소변의 색을 기준으로 했을 때는 연노랑이 적당하다. 소변 색깔이 지나치게 노랗고 진한 경우 소금에 비해 물 섭취가 부족한 것이므로 물 섭취량을 충분히 늘려준다. 물과 소금 섭취량이 지나치면 설사를 하기도 하는데, 이때는 뒤에 나오는 물 섭취량 편을 참고해 조절한다.

8장

다양한 모습으로 삶에 녹아든 소금 : 일생생활 속 '소금력' 높이기

◈ 시간에 따른 소금 섭취

천지만물의 생장과 소멸은 음양의 작용으로 일어난다. 하늘과 땅의 작용으로 하루가 생기고 계절이 순환한다. 소우주인 인체의 세포 활동도 음양의 작용으로 순환한다. 일 년은 열두 달, 동지와 하지를 중심으로 음양으로 나뉜다. 하루의 시간대도 오시^{午時}인 정오와 자정을 기준으로 음과 양으로 나뉜다. 낮에는 양적 화기인 불 기운으로 활동하고 밤이면 음적 수기로 가라앉히고 식히면서 쉬어준다.

음양, 물과 불

동트는 새벽부터 정오 이전까지의 시간은 생명의 입장에서 보면 예열하고 불을 붙이는 시간이다. 본격적으로 심장을 뛰게 하려면 오행에서 화기인 불 기운이 필요하다. 양 기운이 지배하는 오전 시간대에 물과 소금을 많이 먹으면 일어나는 불 기운을 물로 가라앉힐 수 있다. 오전에 수분을 지나치게 섭취하면 오후로 갈수록 몸이 무거워지고 식곤증이 생기고 피로감을 느껴 체력이 떨어진다.

사실 같은 음식도 아침에 먹으면 더 짜게 느껴진다. 아침부터 라면을 먹거나 고기를 구워 먹는 집은 흔치 않다. 소금이 아무리 좋아도 아침부터 먹으면 이제 막 타오르기 시작한 불씨에다 물을 끼얹는 것과 같다. 이처럼 소금은 수렴하고 가라앉히는 기운이 강하다. 짜내고 걸러내는 일은 하루를 보내고 난 늦은 오후, 저녁이나 밤 시간에 적당하다. 아침에는 쌉쌀한火 커피가 맛있고, 한창 일할 낮 시간에는 달달한土 맛이 피로를 풀어주고, 저녁으로 넘어가면서는 얼큰한金 찌개나 국이 당긴다. 밤 시간에는 야식의 주 메뉴인 짭짤한 것水이 생각나는데, 소금기가 필요하기 때문이다.

소금을 먹기 좋은 시간은 저녁 무렵으로, 액체에서 액液은 물 수水에 밤 야夜가 합쳐진 글자다. 동물도 낮 시간보다 해거름에 물을 많이 마신다. 그러나 현대인은 낮밤이 바뀐 생활을 하는 사람이 많아서 예외인 경우가 종종 있다.

염증이 있으면 불부터 꺼야

자연의 이치로 보면 오전에는 물과 소금을 피하고 오후로 접어들면서 먹는 것이 좋다. 그러나 이런 원리보다 더 우선시되는 것이 있는데, 바로 자기 몸의 상태다. 현재 염증이 있다면 아침, 새벽 가릴 것 없이 소금이 필요하다. 염증으로 통증이 있거나 열이 날 때는 시간과 상관없이 소금을 먹어준다. 또한 남보다 하루를 일찍 시작하고 오전에 땀 흘려 일하거나 운동하는 사람은 오전부터 소금을 먹어도 괜찮다.

부득이하게 밤에 일해야 하는 사람은 소금 보충을 특히 잘해야 한다. 쉬거나 수면을 취하는 동안 우리 몸은 하루 동안 쌓인 찌꺼기를 빼내고 피를 맑게 걸러준다. 위로 떠 있던 기운을 가라앉혀 맑은 상태로 만든다. 또한 상처가 났거나 문제가 있는 부분을 재생시키기도 한다. 자야 할 시간에 깨어 있으면 몸은 그 역할을 제대로 할 수 없어 혈액이 탁해질 수밖에 없다. 소금 섭취량과 마찬가지로 소금 먹을 때도 자기 몸 상태와 생활 패턴을 잘 살핀 뒤 조절해준다. 자기에게 맞는 방법과 시간, 적정한 양을 찾아야 하는 것이다.

계절에 따른 소금 섭취

자연은 변화하는 계절에 따라 다양한 먹거리를 선물해준다. 제철음식은 그 계절을 잘 날 수 있는 에너지원이다. 균형이 완전히 깨진 사람이 아니라면 밥과 함께 제철음식만 잘 찾아 먹어도 건강하다. 이때 소금은 그 음식들이 잘 소화되고 흡수되도록 도와준다. 계절과 무관하게 소금은 늘 필요하지만 섭취하는 방식과 먹는 양은 달라진다.

봄은 굳어 있던 몸을 풀고 활동을 시작할 때다. 나른하고 입맛이 없는 시기로 봄나물, 신 김치, 새콤달콤한 것과 함께 섭취해준다. 신맛이 더 필요할 때는 레몬즙, 발효식초, 오미자 등을 차나 음료로 같이 먹으면 좋다.

여름은 생명 활동이 왕성한 시기로 쑥이나 씀바귀, 고들빼기 같은 쓴 나물이 지천으로 난다. 커피가 맛있고 씁쌀한 나물이 당겨 상추나 치커리 등 씁쌀한 채소를 쌈장에 싸먹으면 심장도 편안해져 열과 땀 조절도 잘된다.

본격적인 여름, 삼복더위에는 땀을 많이 흘려서 염분과 수분이 많이 필요하다. 우리 조상들은 밭에 일하러 가기 전에 간장물이나 된장물을 타서 마셨는데, 갈증도 나지 않고 땀도 많이 흘리지 않아 일을 수월하게 할 수 있었다고 한다. 여름에는 오이냉국, 된장국, 국수장국처럼 수분과 함께 보충해주면 좋다. 또한 여름에는 칼륨이 풍부한 달달한 과일이나 채소가 많이 나기 때문에 수분 섭취가 늘어나 소금도 잘 먹힌다.

가을은 건조해지는 시기로 파, 마늘, 양파, 무 같은 매운맛 나는 재료가 제철음식으로 풍부하게 나올 때다. 맵고 짠맛 나는 찌개나 탕 종류, 겉절이 김치 등을 먹어 가을 기운과 몸의 균형을 잡는다. 매운맛은 압통으로 실제 자극을 주는 맛이다. 먹고 나면 혀가 얼얼하고 정신이 번쩍 들 만큼 긴장감이 돈다. 결실을 맺고 월동 준비를 하기 위해 세포를 조일 필요가 있으면 맛있게 매운, 매운맛과 짠맛이 잘 어우러진 얼큰하고 칼칼한 맛이 당긴다.

추운 겨울은 정화와 회복, 에너지를 비축하고 저장하는 시기로 냉한 소금물이 잘 들어가지 않는다. 그러므로 물의 양을 잘 조절해야 하며 따뜻한 소금차나 국물 있는 음식이 좋다. 짠지, 동치미, 김장김치 등 소금으로 발효시킨 염장식품도 좋다. 냉증이 심한 사람은 열을 만드는 작업을 병행하면서 소금 섭취를 해줘야 효과적이다. 긴 겨울을 얼지 않고 날 수 있도록 혈액 순환과 신진대사가 활발해지도록 도와야 한다.

◈ 임신부터 출산, 성장에 필요한 소금

난임 부부가 많다. 여러 가지 이유가 있겠지만 소금과 물 부족도 그 원인 중 하나다. 소금은 예로부터 생식 기능, 수태와 깊은 관련이 있다. 소금과 물 부족은 진액을 부족하게 만들어 남성은 정자수가 모자라고 발기부전이 될 수 있다. 또한 여성은 생리불순, 생리통으로 고생하거나 자궁내막이 두꺼워지거나 자궁근종이 생기기도 한다. 수분이 잔뜩 말라 있으면 성생활이 고통스럽고, 임신해도 자연유산이 될 수도 있다. 수정된 상태가 잘 유지되어 그 속에서 분열하고 성장하려면 생명이 살 수 있는 조건이 갖춰져야 한다. 물과 소금을 잘 챙겨먹고 몸을 따뜻하게 해서 생명이 찾아올 수 있는 조건을 만들어주면 자연스럽게 임신이 된다.

임산부와 소금, 깨끗한 양수

임신하면 자극적인 음식을 피하라고 한다. 그러다 보니 염분이 필요함에도 제대로 먹지 못해 여러 가지 문제가 생긴다. 임신성 당뇨에 시달리거나 임신중독 역시 물과 소금 부족에서 오는 경우가 많다. 우리 몸이 지닌 놀라운 지혜를 느낄 수 있는 것이 임신 기간이다. 임신하면 평소에 좋아하지 않던 것이 당기고, 필요한 만큼 먹고 나면 방금 맛있게 먹던 음식의 냄새도 맡기 싫어진다. 임산부는 생명력이 두 배로 홑몸이 아니기 때문에 먹고 싶은 것은 적극적으로 먹어야 한다. 모두 이유가 있어 당기는 것이다. 짭짤한 음식이 당기면 입맛에 맞춰 잘 챙겨먹어야 한다.

0.9%의 소금물인 양수가 탁해지면 선천적으로 태아의 뇌와 뼈, 생식 기능이 약할 수 있다. 특히 태아의 피부에 영향을 많이 준다. 아토피 아이들의 경우 아빠 피부가 안 좋거나 엄마가 잉태 중에 섭생을 제대로 하지 못한 경우가 많다. 조산원에서 세 아이를 낳은

나 역시 그렇고, 소금의 중요성을 알고 입맛대로 먹으면서 염분을 잘 챙긴 임산부들은 모두 순산하고 이후 회복 과정도 순조롭다. 임신 기간 내내 몸도 가볍고 몸무게도 큰 변화 없이 건강하고 활기차게 잘 지내다가 자연출산을 하게 된다.

비염, 아토피를 가진 임산부도 잉태 전후로 섭생을 잘해주면 병을 고칠 수 있는 좋은 기회가 된다. 산달이 가까워질수록 태아도 커지고 양수도 탁해져 짭짤한 것이 자연스럽게 당긴다. 국물이 먹고 싶을 때는 좋은 소금이나 조선간장으로 충분히 간을 해서 먹는다. 물과 소금으로 양수는 깨끗한 상태를 유지할 수 있다. 소금의 짜내는 힘, 연하고 미끌미끌한 기운이 흡수되어 신장과 자궁에 힘이 생기면 순산한다. 입에 맞지 않는데도 저염식이 좋은 줄 알고 억지로 먹으면 임산부와 아기 모두에게 도움이 되지 않는다.

몸이 단단하고 굳고 유연한 힘이 부족하면 아이가 자궁 밖으로 머리를 내밀고 나올 때 길을 터줄 수가 없다. 진통은 있어도 진행이 안 되어 촉진제를 쓰거나 무통분만, 재왕절개 수술을 하기도 한다. 그러나 섭생을 잘해놓으면 나오려는 아이와 엄마가 호흡을 잘 맞춰 자연출산으로 소우주 탄생을 함께할 수 있다. 출산 전후 깨끗한 소금으로 염분을 충분히 섭취하고 몸을 따뜻하게 해주고 운동을 해주면 유선염, 젖몸살로 고생하지 않고 모유 수유도 순조롭게 할 수 있다.

출산 전후

출산을 전후로 여자는 엄청난 변화를 겪는다. 출산 후 조리를 잘 못해 평생 고생하는 경우도 많다. 몸관리를 제대로 못하거나 염분과 수분을 충분히 보충하지 못한 경우 냉증, 생리불순, 관절염, 산후풍 등에 시달리게 된다. 출산 후에는 몸을 따뜻하게 하고 냉기가 들지 않도록 해야 한다. 자궁에 남아 있는 오로를 배출하고 늘어진 자궁과 조직이 제자리를 찾게 하려면 짠맛이 많이 필요하다.

출산 후 뜨겁게 먹는 미역국은 땀을 흘려 노폐물을 빼내게 하고 피를 맑게 하고 자궁 회복을 돕는다. 미역국은 산후에 먹는 가장 완벽한 음식으로, 선조들의 놀라운 지혜가 담겨 있다. 양푼이만 한 국그릇에 담긴 미역국을 하루 4끼 이상 먹어도 국물까지 다 먹힌다. 출산하면서 빠져나간 양수와 혈액, 기타 수분을 보충하고 아기가 먹을 젖까지 만들어야 하기 때문이다. 그런데 미역국을 싱겁게 먹으면 회음부의 상처가 빨리 아물지 않고 변비와 치질 등으로 고생할 수 있다. 출산 전후에는 이처럼 물과 소금이 평소보다 더 필요하다.

엄마젖이 약젖이 되려면

필리핀에서는 아기가 태어나면 입에 소금 알갱이를 넣어준다. 동남아시아의 라오스나 타이족은 출산 후 소금물로 씻는다. 이스라엘과 태국에서는 아기가 태어나면 악에서 보호하기 위해 신생아를 소금으로 문지르는 전통이 있다. 유럽에서도 신생아의 혀에 소금을 놓거나 소금물에 담그는 풍습이 있는데, 네덜란드에서는 아기가 태어나면 요람 옆에 소금을 놓아둔다고 한다. 이처럼 소금은 해독과 정화, 성스러움의 상징이다.

아기의 양식은 엄마젖이다. 모유 먹는 아기가 아프거나 아기에게 나쁜 증상이 나타나면 특히 신경을 써야 한다. 엄마젖이 약젖이 되려면 간간하게 먹어야 한다. 모유를 먹지 못하거나 엄마젖이 싱거우면 태열이 생기거나 변을 잘 보지 못하거나 배꼽 떨어진 자리가 잘 아물지 않을 수도 있다. 아기가 염증이 생겨 열이 나거나 땀띠가 심할 때 모유 먹이는 엄마가 소금을 더 섭취해주면 젖 먹는 아기가 좋아진다.

잔병치레 없이 건강하게 키우려면

모유를 먹는 아기는 엄마가 소금을 잘 섭취해주면 되지만, 때로는 아기에게 직접 소금을 먹여야 할 때도 있다. 그때 소금물을 타서 먹이는데 경구용 스포이트로 먹이거나, 바늘을 뺀 주사기, 시럽병 등에 담아 입에 넣어줄 수 있다. 소금을 살짝 혀에 찍어 넣어주고 모유를 먹여도 괜찮다. 인터넷이나 육아 책을 보고 이유식에 간을 하지 않는 엄마가 많은데, 간이 안 된 상태로 주면 잘 먹지 않거나 소화를 못 시키는 아이가 있다. 특히 모유를 먹지 않는 아이의 경우 면역력이 떨어진 상태여서 염증이 생기기 쉽다.

감기 등 잔병치레를 하는 아이도 간을 잘해주면 훨씬 야무지게 자란다. 외부 환경에 적응하고 나쁜 균과 싸워 이기려면 몸에 적당한 염분이 필요하다. 아이들 가운데 인후염, 중이염, 아토피처럼 염증이 잘 생기거나 변비가 있는 아이는 소금을 따로 챙겨먹이는 것이 좋다. 엄마들이 가장 무서워하는 것이 아이가 열이 날 때인데 열의 원인은 대부분 염증이다. 소금과 물을 잘 활용하면 염증이 잡히고 열도 내린다. 염증을 달고 사는 아이는 균과 싸우느라 에너지를 쓰는 바람에 제대로 성장하지 못한다. 소금은 이처럼 성장에도 필요하다. 우리 몸속에 나트륨이 가장 많은 조직이 뼈로, 잘 크려면 풍부한 물과 소금이 필요하다.

꽃피는 청소년기

어디로 튈지 모르는 사춘기 아이들은 그야말로 시한폭탄 같다. "열나" "짜증나"라는 말을 입에 달고 살며 성질이 주체되지 않아서 다른 사람과 부딪힐 때가 많다. 말과 행동, 감정이 극과 극을 오가는 것이다. 화기가 충천할 때라 물과 소금이 적재적소에 필요하다. 몸을 자유롭게 쓰면서 몸으로 경험하고 익혀야 하는 시기이지만 교육 현실은 그렇지 못하다. 솟구치는 열을 다스리면서 성인의 몸으로 폭발적으로 성장하려면 에너지원이 될 좋은 영양, 물과 소금이 필요하다.

소금이 부족한 아이들은 여드름이나 등드름, 비염 등 염증이 잘 생긴다. 산만하고 안정감이 떨어지고 꿈을 너무 많이 꾸거나 가위에 눌리는 등 숙면을 취하지 못해 힘들어하는 아이도 있다. 논리적 사고력이 필요한 수학 과목을 어려워하는 아이들, 지구력이 떨어지고 허리나 등이 아프다고 호소하는 아이들은 수기인 짠맛을 보충해줘야 한다. 입맛을 살려 먹이고 물과 소금을 잘 챙겨먹이면 눈에 띄는 변화가 찾아온다. 처음에는 비염, 아토피, 심한 여드름, 요통, 위장병 등을 해결하려고 소금을 먹기 시작하지만 몸이 좋아지면서 집중력과 지구력도 좋아지고 성격도 차분해지는 1석 3조의 효과를 본다.

이 시기에 건강이 깨져 극단적인 행동을 하면 자칫 정신 이상으로 오해할 수도 있다. 환각, 환청을 호소하거나 괴성을 지르고 공포나 두려움에 떨거나 폭력적인 성향을 드러내거나 무조건 반대하고 반항하면서 대화 자체를 거부하는 아이들이 있다. 부모도 교사도 감당하기 어려워 심리 상담이나 정신과 치료를 받게 하는데, 몸을 먼저 살펴볼 필요가 있다. 여자 아이들은 몸이 찬 경우가 많다. 혈색이 안 좋고 얼굴빛이 거무튀튀하거나 다크서클이 심할 수도 있다. 생리주기가 불규칙하거나 6개월 이상 생리를 하지 않기도 하고 생리통이 심하거나 팬티에 분비물이 많이 묻어나기도 한다. 또한 기운이 없고 늘 피곤해하며 두통을 자주 호소한다.

매일 고기를 찾거나 라면과 피자 등 인스턴트 음식을 찾는 아이들은 염분이 부족한 경우가 많다. 이런 아이라면 입맛에 따라 원하는 대로 간을 하도록 하고 부족한 경우 따로 염분을 보충해준다. 아이들은 누구보다 자신의 삶을 소중하게 생각하고 있으며, 스스로 괜찮은 사람이 되고 싶어 한다. 그런데 몸의 균형이 깨지면 몸이 마음대로 따라주지 않아서 속상해한다. 영양뿐 아니라 운동이나 다양한 활동으로 몸을 충분히 쓸 수 있게 해줘서 분출하는 화기를 잘 발산하도록 도와줘야 한다.

⚠️ 소금을 먹을 땐 이렇게!

식사 외에 소금을 따로 먹기 전 먼저 해야 할 일은 입맛에 맞게 간을 해서 맛있게 먹는 것이다. 소금을 따로 먹기는 하지만 정작 끼니를 챙길 때 싱겁게 먹는 경우가 있는데 그렇게 하면 안 된다. 그 외에 부족한 부분은 따로 섭취해줘야 한다. 감기에 걸렸거나 열이 나거나 비염 등 염증이 있을 때, 여드름이나 아토피 등 피부병이 있을 때, 공부할 때, 머리를 써야 할 때는 따로 소금 섭취를 하면서 평소보다 물과 소금의 양을 늘려주는 것이 좋다.

- **영·유아**: 모유 수유 중인 엄마라면 소금 양을 늘린다. 그리고 이유식을 할 때 간을 충분히 해서 준다.
  감기에 걸렸거나 열이 나거나 염증과 아토피 등 피부병이 있을 때는 소금물을 시럽병, 바늘 뺀 주사기를 이용해 먹인다.

- **어린이:** 주먹밥, 계란 프라이, 곰국 등의 음식에 충분히 넣어준다.

  식탁 등 보이는 곳에 소금통을 두고 언제든 먹을 수 있게 한다.

  우유나 두유, 이온음료에 타서 준다.

- **청소년:** 1% 염도의 소금물을 준비해 물 대신 마시도록 한다. 또는 이온음료에 타준다.

- **직장인:** 소금물이나 소금차를 물병, 텀블러 등에 타놓고 물 대신 수시로 마신다.

  음주 전후나 야근할 때, 장시간 컴퓨터 작업을 할 때는 평소보다 염도가 진한 소금물이 필수다.

그 외에 환자나 노인들 가운데 염분이 필요한데 흡수를 시키지 못하거나 심리적으로 거부감을 보이는 경우 조선간장을 따뜻한 물에 희석시켜 간장차나 된장차로 주기도 한다. 좋은 소금으로 만든 동치미 국물도 좋다.

🔲 동물도 소금이 필요하다

야생 염소인 누비아아이벡스나 산양이 깎아지른 절벽과 낭떠러지를 위태롭게 오르내리는 것은 소금을 먹기 위해서다. 위험한 늑대가 사람의 충실한 조수인 개로 길들여져 함께 살 수 있었던 것도,

야크가 사람 주위를 떠나지 않는 것도 모두 소금 때문이다. 또한 인류는 소금을 얻기 위해 야생 초식동물의 자취를 쫓기도 했다. 이렇듯 소금은 우리 인류에게 없어서는 안 되는 물질이며, 그 어떤 것으로도 대체 불가능한 물질이다.

동물에게도 소금은 꼭 필요하다. 육식동물은 초식동물을 잡아먹고 그 안에 있는 염분을 섭취하지만 초식동물은 따로 소금이 필요하다. 자유롭게 소금을 먹을 수 없는 가축이라면 따로 소금을 먹여야 한다. 염분이 부족한 동물은 불안과 초조, 과잉 행동이나 폭력적 성향을 보이기도 하고 여러 가지 염증에 시달리기도 한다. 심하면 생명까지 위태로워질 수도 있다.

염소는 소금이 부족하면 빈혈로 원기가 없고 움직이기 싫어하고 털이 거칠어지고 암컷이 새끼 낳을 때 조산하거나 유산할 수 있으며 저체중 염소가 태어나기도 한다. 말도 소금 공급이 잘되어야 털에 윤기가 나고 뼈도 튼튼하다. 소의 경우 골격 형성을 좋게 하고 거세한 소에게 생기기 쉬운 요결석을 예방하고 암소의 수태율이 높아진다고 알려져 있다. 가축의 경우 따로 소금을 먹이는데 자유롭게 핥아먹을 수 있는 덩어리 소금인 솔트릭^{salt lick}, 미네랄 블럭 mineral block을 축사에 매달아두거나 비치해둔다.

반려동물의 경우 사료에 기본적으로 염분이 있지만 부족할 때가 있다. 개, 고양이가 소변을 계속 지리거나 자주 볼 때, 눈병 또는 부스럼, 털이 빠지는 피부병 등 염증 증상이 있을 때 소금을 주면 빨리 좋아진다. 먹고 있는 사료에 적당량을 섞어줘도 되고, 소금물을 타줘도 된다. 정말 필요할 때는 소금을 그냥 먹기도 한다. 동물은 본능에 충실해서 필요한 만큼만 먹기 때문에 걱정하지 않아도 된다.

소금으로 어떻게 반려동물의 염증을 다스리는지 살펴보자.

사례 항생제도 듣지 않던 반려견의 염증

H씨는 집에서 슈나우저인 랄프(수컷, 17세)와 요크셔테리어인 토토(수컷, 13세)를 기르고 있다. 슈나우저가 염증이 많았는데, 동물병원에서는 원래 염증이 잘 생기는 견종이라고 했다. 평소 몸에 부스럼이 많고 귀에 염증이 자주 생기고 유독 무서움을 많이 탔다. 그래서 소금 섭생으로 건강을 찾고 그 효과를 경험했던 H씨는 동물도 사람과 크게 다르지 않을 거라 여겨 소금을 먹이기로 했다.

몸무게 8kg인 슈나우저에게 하루 3번, 한 번에 1g 정도 소금을 사료나 일반 음식에 섞어주었다. 사료와 함께 줄 때는 물에 불려 타주기도 했다. 그러자 귀의 염증과 몸에 난 부스럼이 줄어들더니 없어졌다. 빠르면 하루 만에, 길어도 2~3일이면 회복되었다. 평소에도 먹는 것을 크게 제한하지 않고 입맛대로 주었다. 개들은 선입견이 없고 본능에 충실하기 때문에 필요하면 먹고 먹기 싫으면 절대 안 먹는다.

염증이 생기면 평소보다 소금 양을 늘리고, 좋아지면 줄이는 등 소금으로 건강관리를 해준 덕분에 현재 노령임에도 건강하고 염증도 거의 없이 잘 지내고 있다. 더 어린 나이부터 소금을 먹인 토토는 지금까지 염증도 거의 없고 훨씬 건강하다면서 소금의 효과를 다시 한 번 강조했다.

또 K씨가 딸처럼 여기는 아메리칸 코카스패니얼인 해피(암컷, 10세)는 출산한 뒤 중성화수술을 했는데, 계속 탈이 나서 수시로 병원을 다녀야 했다. 평소 염증으로 고생을 많이 했는데, 아파서 동물병원 응급실에 입원까지 하게 되었고 병원에서는 염증 수치를 낮추기 위해 계속 항생제를 처방했다.

입원과 퇴원을 반복하며 항생제를 계속 썼지만 염증이 잡히지 않았다. 수의사는 소생 가망성이 없으니 마음의 준비를 하라고 했다. 그때 소금으로 염증을 진정시킬 수 있다는 말이 생각나서 조언을 구해 소금을 먹이게 되었다.

몸무게가 9kg으로 하루 3g을 2~3번 나눠 한번에 1~1.5g 정도 먹였다. 사료나 영양제에 섞어주었는데 잘 먹었다. 며칠 지나서 상태가 좋아져 병원에 다시 갔더니 염증 수치가 떨어졌다는 놀라운 이야기를 들었다. 그 후 양을 늘려 먹이자 상태가 점점 좋아져 염증에서 완전히 벗어나 예전의 모습을 되찾았다.

사례 ▶ 반려묘 상처, 푸석한 털과 피부

'냥집사' S씨는 귀에 상처가 생겨 쉽게 낫지 않던 냥이에게 소금물을 타서 먹였다. 물그릇에 소금을 약간 타서 1% 정도로 간간하게 해서 주니 필요해서인지 소금물을 맛있게 먹었다. 귀의 상처는 다음날 바로 아물었고 2~3일 후 눈에 띄는 다른 변화도 있었다. 눈곱으로 지저분했던 눈 주위가 깨끗해졌고 털이 부드러워지고 윤기가 흘렀다. 방광 기능이 살아났는지 오줌 횟수도 줄었다.

그 후로 털에 윤기가 없고 푸석푸석할 때면 소금을 주는데, 아주 조금 먹고도 '때깔이 달라진다'는 표현이 저절로 나올 만큼 좋아져 냥이의 건강과 미용에 필수 아이템이 되었다.

고양이가 물을 먹지 않아 고민하는 집사가 많은데, 소금을 주면 자연스레 물을 먹게 되므로 걱정할 필요가 없다.

사례 ▶ 거북이 사망의 원인인 눈병

여드름, 뾰루지 때문에 소금을 먹어 온 중학생 L은 기르는 거북이가 눈병이 나면 수조에 소금을 풀어준다. 그러면 하루 정도만 지나도 눈에 띄게 좋아지고 2~3일이면 눈병이 사라진다. 거북이에게 눈병은 치명적이다. 눈병 때문에 저세상으로 가는 경우가 많은데, 소금의 효과를 본 L의 거북이 두 마리는 7년째 별 탈 없이 건강하게 잘 살고 있다.

소금을 피부에 바르거나 뿌리는 것도 도움은 되지만 직접 먹는 것만큼의 효과를 따라올 수는 없다. 소금물로 머리를 감고 양치하는 것보다 중요한 것은 몸속을 건강하게 하는 일이다. 피부나 모발은 장부의 거울이다. 몸속 균형을 잡으면 염증에 강하고 수분이 적당한 몸을 만들 수 있고 피부와 두피도 살아난다. 머릿결이 좋아지고 잇몸과 치아도 튼튼해진다.

여기서 잊지 말아야 할 것은 소금이 아무리 중요하다고 해도 영양분은 밥과 반찬, 음식에서 얻는다는 사실이다. 소금은 그 음식의 영양분을 잘 분해하고 소화·흡수하도록 돕고, 쓰고 난 찌꺼기를 원활하게 배출시키는 역할을 한다.

영양학 기준에서 본 영양소의 균형보다 중요한 것이 바로 맛의 균형이다. 맛은 고유한 기운을 담고 있다. 맛의 균형이 맞으면 영양도 조화로워진다. 그러므로 영양학적·의학적 지식보다 자기 몸의 감각을 일깨우는 것이 더 중요하다. 몸의 지혜는 우리가 상상하는 것 이상이다. 소금의 진실에 접근하다 보면 만물의 상호연관성을 이해하게 된다. 이 과정은 소금을 만나게 될 자기 몸을 이해하고, 자기 안의 생명력에 눈을 뜨게 해준다.

짠맛의 귀환,
다시 소금이 온다

맛은 단순히 혀로만 느끼는 것이 아니다. 우리가 느끼는 맛에는 수많은 감각이 동원된다. 맛은 화학적, 물리적이기도 하고 정신 감각적이기도 하다. 학자들은 '같은 양의 포도당을 입으로 먹었을 때가 혈관에 바로 주입했을 때보다 더 급격하게 인슐린 분비가 일어나는 이유'를 연구해 왔다. 그 결과 인간의 소장에 미각세포가 존재하며, 이 세포가 당류를 감지했을 때 더 많은 양의 인슐린 분비가 일어난다는 것을 알게 되었다. 짠맛도 마찬가지다. 내 몸이 정말 필요로 할 때는 소금 알갱이가 혀에 닿기만 했는데도 증상이 사라지기도 한다. 입으로 당긴다는 것은 단순히 혀에서 느끼는 것이 아니다. 우리 몸 모든 조직은 유기적으로 움직이면서 빛의 속도보다 더 빨리 정보를 교환한다. 입맛은 결국 몸이 원하는 '몸 맛'이고 뇌가 보내는 신호다.

미각은 생존에 필수적인 중요 감각이다. 잘 살려면 잘 먹어야 하고 잘 감각해야 한다. 영양학, 의사, 전문가의 기준이 아닌 내 몸이 원하는 것을 먹어야 한다. 입맛은 개성이다.

물론 지난 20년 넘는 시간 동안, 건강을 잃고 찾아왔던 많은 사람들이 스스로 건강을 찾을 수 있었던 것은 결국 소금 때문만이 아니다. 단단하던 고정관념을 깨고 온갖 두려움, 불안과 염려로부터 자유로워졌기 때문이다. 몸의 지혜를 알게 되고, 몸의 지혜를 따르면 된다는 것을 경험했기 때문이다.

죄책감에 시달렸던 먹는 행위가 즐겁고 기분 좋은 시간으로 바뀌었다. 자책했던 시간은 나를 이해하고 상대방을 이해하는 시간이 되었다. '그래서 그랬구나' '그래서 내가 그 음식을 좋아했고 그 맛이 그토록 당겼구나', 식탐도, 과식과 폭식이 일상이 되었던 것도 결국 내 몸이 원하는 것을 채워주지 못해서 그런 거라는 걸. 부위를 달리하며 염증에 시달려 종합병원이던 상태가 사실 뿌리는 같은 것이었음을. 몸이 굳으면 생각도 굳을 수밖에 없고 그사이 마음은 격하게 신호를 보낼 수밖에 없었다는 것을 깨닫게 된다.

건강하게 살려면 새로운 지식을 쌓아야 하는 것이 아니다. 몸의 지혜에 귀 기울이고 치유 본능이 제대로 작동할 수 있도록 조건을 만들어주면 된다. 몸이 원하는 것을 먹고, 움직이고, 쉬고, 힘 있게 일하고, 즐겁게 노래하고, 춤을 춘다. 내 안의 생명력에 눈뜨면 다른 생명들도 달리 보인다. 더불어 사는 것이 더 자연스러워진다.

소금을 제대로 알게 되면 누구나 따라야만 하는 표준 섭취량이 정해져 있다는 생각에서 필요량은 각자 다를 수밖에 없다는 것을 알게 된다. 좋은 음식, 나쁜 음식을 나눠 색안경을 끼고 보던 이분법적인 생각이 무너지기 시작한다. 물질 중심에서 관계 중심으로, 입자에서 양자로, 이분법적인 낡은 생각에서 새로운 과학과 생명관으로 전환된다. 온갖 맛이 강물 되어 흐르는 거대한 생태계, 벌떡이는 삶의 현장이 바로 내 몸이다. 소금보다 더 중요한 것은 그 소금과 만날 몸, 그 몸과 소금이 만나 일으킬 변화다.

삶의 궁극적 의미는 변화의 과정 속에 있다. 우리는 그 과정 속에 잠깐 나타났다가 다음 변화에 참여하는 것일 뿐. 시작도 없고 끝도 없이 순환하지만 똑같이 반복되지는 않는다. 생성과 소멸을 반복하는 그 과정 속에 거대한 에너지의 흐름이 있을 뿐이다. 이 세상에 정지된 것은 아무것도 없다. 심지어 바위와 돌 같은 사물까지도 더 들여다보면 그 내면에서는 전자가 끊임없이 움직이고 있다. 새로워지려면 짜내야 하고 그 힘으로 끊임없이 흘러야 한다. 그러려면 내 안에 짠맛의 소금을 품어 물을 불러 닦아내고 짜내고 정화하면서 굳지 않게 흘러, 끊임없이 새로워질 수 있게 한다.

무엇을 먹을 것인지 못지않게 어떻게 해독하고 배출할 것인지가 더 중요한 시대, 이 새로운 문명의 파도를 맑은 정신과 몸으로 헤쳐나가려면 인류는 다시 소금을 소환할 수밖에 없다. 살려면, 그것도 잘 살려면 소금이 필요하다. 밥상 위 간장 종지가 올라오고, 식탁 위 소금통이 다시 자리 잡아야 한다. 짠맛의 귀환, 다시 소금이 온다.

내 몸을 바꾸는
'소금 디톡스' 2주 프로그램

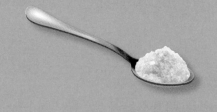

1　염증 제로, 소금차 레시피
: 독소를 짜내고 몸의 균형 찾기

1단계: 준비운동
소금과 친해지기, 미각 살리기, 내 몸이 원하는 '간' 찾기

깨끗한 소금을 구해 작은 통에 넣어 휴대하고 다니며 소금을 가까이 하는 습관을 들인다. 가지고 다니는 것만으로도 든든하고 생각날 때마다 두루 활용할 수 있다. 약간의 소금을 더한 것뿐인데 새로운 맛의 세계를 경험하게 된다.

1) 식사할 때 입맛대로 간해서 먹기

　국, 반찬이 싱거우면 간을 더해 먹는다. 음식의 맛이 살아나며 소화가 잘되고 속도 편해진다.

2) 과일 등과 함께 먹기

　딸기, 수박, 키위, 바나나 등에 소금을 살짝 뿌려 먹거나 찍어 먹는다. 과일주스나 해독주스를 만들 때도 소금을 넣는다. 단맛이 살아나 과일의 맛이 좋아진다. 쿠키, 초콜릿 등 달달한 간식에 소금을 곁들이면 풍미가 더해지고 먹고 나서도 부담이 없다.

3) 소금 커피 마시기

커피에 소금을 살짝 넣으면 쓴맛이 덜해지면서 부드러워지고 향이 살아난
다. 죽염을 넣으면 특유의 풍미가 더해져 풍부한 맛을 경험할 수 있다.

4) 소금으로 양치하기

칫솔을 소금물에 적셔 구석구석 닦아주고 소금물로 가글을 해준다.

5) 피곤하고 나른할 때, 입이 텁텁할 때 먹기

소금 알갱이나 가루를 입에 넣어 녹여 먹는다.

2단계: 실천

'소금차 레시피'로 내 몸의 염도 조절하기

3~7일 정도 소금과 친해지는 시간을 가졌다면 본격적인 단계로 넘어
간다. 우선, 몸속 염도를 맞추기 위한 적극적인 습관을 만들어 보자.

부족한 염분과 수분 보충은 소금차를 추천한다. 전해질 농도를 맞추고
우리 몸의 염도인 0.9%에 가까운 1~1.2% 정도면 잘 넘어간다.

물 300mℓ에는 3g 분량인 1티스푼, 500mℓ에는 6g 분량인 2티스푼 정
도가 적당한데, 먹으면서 자신에게 맞는 양을 찾는다.

이때 깨끗하고 순도가 높은 용융소금, 질 좋은 죽염, 5년 이상 간수를
뺀 깨끗한 천일염 등 불순물이 없는 소금을 사용한다.

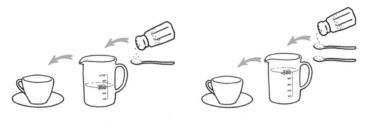

물 300㎖에 소금 1티스푼(3g)　　　　　물 500㎖에 소금 2티스푼(6g)

1) 오후 3~4시경 따뜻한 차나 물에 소금 간간하게 타서 마시기

보온병이나 머그컵에 따뜻한 물 또는 차(보리차, 우엉차, 감잎차 등)를 넣고 소금을 녹여 마시면, 일하느라 피곤하고 지친 몸에 촉촉함을 더해준다. 탈수를 막고 전해질 보충으로 생기를 충전한다. 더 큰 효과를 위해 햇빛 있는 시간에 10분 이상 걸어준다.

2) 저녁이나 밤에 한 번 더 마시기

활동하면서 쌓인 노폐물이나 찌꺼기를 빼내고 몸 구석구석을 정화시킨다. 야식의 유혹이 심할 때는 소금기가 더 필요하다는 신호이므로 양이나 횟수를 늘리는 것이 좋다.

'소금력' 강화 운동 3종 세트와 마사지를 해준다.

3단계: 응용

염증에 강한 몸 만들기

건조하고 탁했던 일상에 윤기와 활기가 돌기 시작하면 이제 염증에
강한 몸을 만들어 보자. 소금 양을 늘려 소금차나 소금물 형태로 마신
다. 500㎖ 물병이나 보온병에 보리차 또는 생수를 넣고 5~6g의 소금을
녹인다. 가지고 다니다가 오후에 목이 마를 때 마신다. 하루 2병 정도 마
셔 준다. 소금을 털어 넣고 주스나 물로 삼키는 방법도 괜찮다. 하루 2번
에서 시작해 필요에 따라 3~4번으로 늘려 나간다. 물 섭취는 목이 마를
때마다 충분히 해준다.

단맛, 신맛, 쓴맛 등 필요한 다른 기운의 맛도 적극적으로 보충해주면
서 균형을 잡아 간다. 30분 이상 걷기와 기본 운동 3종 세트를 병행하면
훨씬 효과적이다. 소금 효과를 높이는 운동은 다음 페이지에서 보다 자
세하게 설명하겠다.

몸 전체의 세포가 살아나고 조화롭게 균형을 잡기 위해서는 소금 섭
취와 함께 습관의 변화가 필요하다. 소금 섭취를 비롯해 전반적인 몸의
이치와 원리를 익혀 건강자립을 이루고자 하는 사람들에게는 자하누리
에서 진행하는 '직관의 몸공부 2주 프로그램'을 추천한다.

2　내 몸의 '소금력'을 높이는 운동
: 걷기, 돌리기, 누르며 풀기

1) 걷기

흔히 빨리 걸어야 운동 효과가 있다고 하는데 꼭 그런 것은 아니다. 빨리 걸으면 심장에 무리가 갈 수 있고 급하게 만들어진 열은 상체와 머리 쪽으로 떠서 기운이 상기된다. 심장박동을 조절하는 신장은 심장에서 만든 열을 다스려 손끝 발끝과 하체로 고루 전달하는 역할을 하는데 빨리 걸으면 신장이 제 역할을 하기가 어렵다. 특히 신장이 약해 생기는 당뇨병이나 고혈압이 있는 사람이라면 빠르게 걷고 난 뒤 심하게 지치고 혈당이나 혈압 수치 조절이 안 될 수도 있다. 몸이 지나치게 긴장 상태에 있는 사람은 걷고 나서 힘이 생기는 게 아니라 더 피곤해질 수 있다. 걷는 자세도 중요하다. 가슴을 펴고 척추를 바로 해서 몸 전체를 이동하는 느낌으로 걷는다.

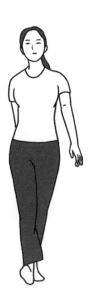

- **앞모습**

발을 차며 터벅터벅 걸으면 힘이 빠지지만 허리 힘으로 밀듯이 걸으면 뒷심이 좋아져 걸을수록 힘이 난다. 호흡할 때 편안하게 하되 입은 다물고 코로 호흡해야 숨길이 길어져 몸도 따뜻해지고 생각도 맑아진다.

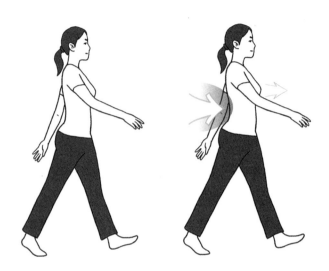

- **옆모습**

허리를 뒤에서 가볍게 밀어주는 듯한 느낌으로, 발이 먼저 나가는 것이 아니라 몸이 이동하면서 발이 자연스럽게 따라가는 느낌으로 걷는다. 발은 뒤꿈치부터 바닥에 닿도록 한다.

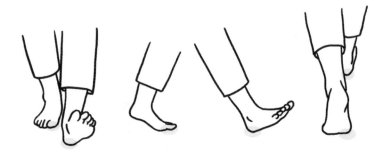

· 발뒤꿈치와 엄지발가락

발뒤꿈치부터 지면에 닿고 엄지발가락 끝까지 힘을 실어 걷는다. 뒷발의 엄지발가락을 밀면서 그 추진력으로 걷는다.

2) 허리 돌리기

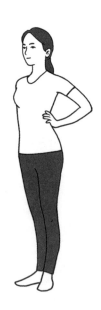

　허리 돌리기를 할 때는 허리에 자극이 가야 하는데, 잘못하면 골반이나 고관절 운동이 될 수 있다. 허리 돌리기를 하기 전에 우선 정확한 허리 위치를 찾아야 한다. 허리는 생각보다 위쪽에 있다.

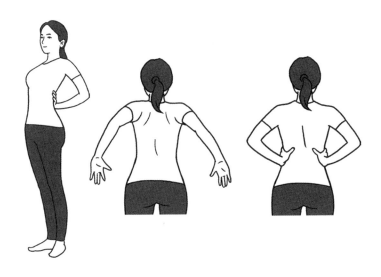

- **허리 돌리기 준비자세**

뒤쪽 갈비뼈가 끝나는 부분, 신장 부위인 경문혈에 엄지손가락을 대고 허리를 가볍게 감싼다. 발뒤꿈치는 붙인 상태에서 앞쪽은 편안하게 벌려준다. 무릎을 편 뒤 아랫배는 집어넣고 괄약근을 가볍게 조인다.

- **돌리기 순서**

  허리 밀기 → 왼쪽으로 돌리기 → 허리 뒤로 돌리기 → 오른쪽으로 밀기

  ① 허리를 앞으로 밀면서 숨을 내쉰다. 무릎이 굽혀지지 않도록 주의하고 괄약근을 좀 더 조여준다. 허벅지 안쪽과 종아리가 붙을 정도로 힘을 주고 하체의 탄탄한 힘을 이용해 뒤쪽 경문혈을 두 손으로 들어 올리듯 밀어준다.

② 숨을 천천히 내쉬면서 왼쪽으로 돌린다.

③ 허리를 뒤로 돌린다. 왼쪽에서 뒤로 돌릴 때 호흡은 낼숨에서 들숨으로 바뀐다.

  앞으로 밀 때는 힘을 쓰지만 뒤로 뺄 때는 천천히 숨을 들이마시면서 힘을 빼고 쉰다는 느낌으로 힘을 풀어준다.

④ 천천히 내쉬면서 오른쪽으로 돌린다. 허리에 얹은 손의 모양이 바뀌지 않도록 주의하며 천천히 돌린다.

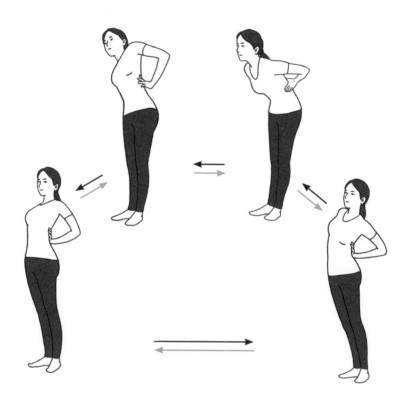

3) 발목 돌리기

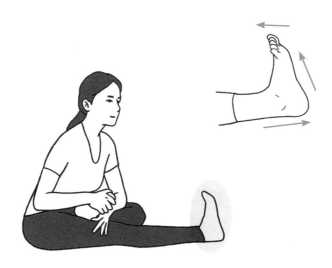

① 한쪽 다리를 펴고 발끝을 몸 쪽으로 당긴다.

② 무릎에 반대편 발목을 올리고 복숭아뼈를 엄지와 검지로 잡아준다.

③ 천천히 호흡하면서 발목을 부드럽게 돌려준다.

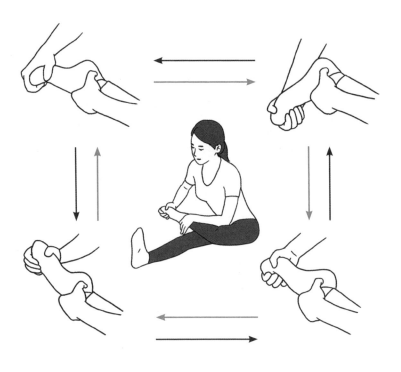

발목 돌리기를 할 때 연하고 부드러운 힘을 실어 아킬레스건 쪽의 태종과 바깥 복

숭아뼈 옆 신맥 자리를 손으로 눌러주면서 돌린다.

4) 신장·방광 경락 풀기 3종 세트

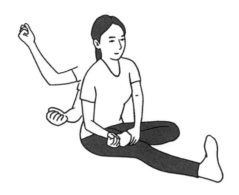

- **발 두드리기**

  용천혈을 중심으로 두드려준다. 지치고 피곤할 때, 머리가 굳은 느낌이 들 때 하면 특히 효과적이다.

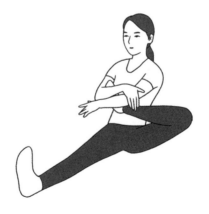

- **발 끌어안기**

  발바닥을 가슴 쪽으로 끌어당겨 안으면 발과 고관절이 같이 풀린다.

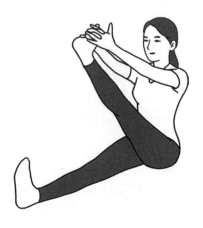

- **발 들어올리기**

  깍지를 끼고 발을 펴서 뒤쪽 방광 경락을 풀어준다. 이때 무릎은 구부리지 않고 곧게 편다. 허리와 등, 목덜미로 이어지는 방광 경락이 풀리면서 머리가 시원해진다.

5) 소금을 먹고 눌러주면 효과 있는 경혈 포인트

수 기운이 약하면 살짝만 눌러도 아플 수 있다. 계속 만져 아프지 않을 때까지 풀어주면 막혔던 기혈이 순환된다. 신맥과 조해(발목 주변), 용천(발바닥)을 너무 세게 누르지 말고 부드럽게 자극해서 풀어준다.

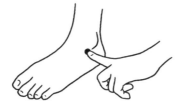

- **신맥:** 방광 경락의 대표적인 혈자리, 바깥쪽 복숭아뼈 아래 쪽 들어간 부분

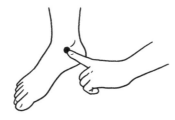

- **조해:** 신장 경락의 대표적인 혈자리, 안쪽 복숭아뼈 아래 움푹 들어간 곳

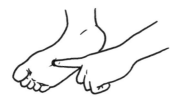

- **용천:** 바닥을 구부리면 八자가 새겨지는 가운데 가장 오목한 곳으로, 족소음신

  경의 시작점(용천湧泉은 생명이 솟아나는 샘물).

1부

1장

1 David McCarron, *Salt intake controlled by brain, not diet*, 《American Journal of Hypertension》, 2013년 8월. 미국 고혈압학회 회장을 지낸 데이비드 맥캐런 교수는 소금 섭취는 뇌가 결정할 문제이지 정책으로 관여할 문제가 아니라고 주장하며 저염식 정책을 비판.

2 이노우에 요시아스, 《건강의 배신》, 돌베개, 2014년

3 유승훈, 《작지만 큰 한국사, 소금》, 푸른역사, 2012년.

4 마그누스 하이어, 《의사의 한마디가 병을 부른다》, 율리시즈, 2012년.

5 한희진·국준희, 캉귈렘의 의철학에 근거한 고혈압에 대한 의철학적 반성, 한국의철학회, 의철학 연구 제20집, 2015년 12월, 3-33쪽.

3장

1 Dr. James DiNicolantonio, The Salt Fix: Why the Experts Got It All Wrong —and How Eating More Might Save Your Life, Harmony, June 6, 2017, p.66~p.68.

2 마쓰모토 미쓰마사, 서승철 옮김, 《고혈압은 병이 아니다》, 에디터, 2015년, 32쪽.

3 곤도 마코토, 이근아 옮김, 《의사에게 살해당하지 않는 47가지 방법》, 더난출판사, 2013년.

4 김진목, 《의사가 된 후에 알게 된 위험한 의학, 현명한 치료》, 전나무숲, 2007년.

4장

1 제프리 스타인가튼, 이용재 옮김,《모든 것을 먹어본 남자》, 북캐슬, 2010년.

2 나트륨줄이기운동본부 보도자료, 홈페이지 참고

3 정남구, 〈통계가 전하는 거짓말〉, 시대의 창, 2013년

4 마쓰모토 미쓰마사, 서승철 옮김,《고혈압은 병이 아니다》, 에디터, 2015년, 32쪽.

5 Melinda Wenner Moyer, *It's time to end the War on Salt*, 《Scientific American》, 2011년 5월.

6 곤도 마코토, 이근아 옮김,《의사에게 살해당하지 않는 47가지 방법》, 더난출판사, 2013년.

7 *SALT is safe to eat - and cutting our daily intake does nothing to lower the risk of suffering from heart disease, research shows*, 《Institute of Medicine》, 2013년. 소금은 안전하며 일일 섭취량을 줄이는 것과 심장질환은 무관.

8 맥마스터대학교의 해밀턴건강과학 연구진이 발표한 것으로, 영국 일간지 《데일리메일》(2016. 5. 20) 참조.

2부

5장

1 Cutaneous Na$^+$ Storage Strenthens the Antimicrobial Barrier Function of the Skin and Boosts Macrophage-Driven Host Defense: Cell Metabolism, Vol: 21, Issue:3, March 2015, pp. 493-501.

참고자료

1. 도서

F. 뱃맨겔리지, 이수령 옮김, 《신비한 물 치료 건강법》, 중앙생활사, 2014년.

강길전·홍달수, 《양자의학》, 돈을새김, 2013년.

곤도 마코토, 이근아 옮김, 《의사에게 살해당하지 않는 47가지 방법》, 더난출판사, 2013년.

김성권, 《소금중독》, 북스코프, 2015년.

김윤세·김일훈, 《신약》, 인산가, 2013년.

김은숙·장진기, 《치유 본능》, 판미동, 2012년.

김진목, 《약이 필요 없다》, 서현사, 2016년.

김태형, 《불안증폭사회》, 위즈덤하우스, 2010년.

김현정, 《의사는 사라질 직업인가》, 느리게읽기, 2014년.

나카무라 진이치, 신유희 옮김, 《편안한 죽음을 맞으려면 의사를 멀리하라》, 위즈덤스타일, 2012년.

대럴 허프, 박영훈 옮김, 《새빨간 거짓말, 통계》, 더불어책, 2004년.

레이 모이니헌·앨런 모이니헌, 홍혜걸 옮김, 《질병판매학》, 알마, 2006년.

로렌 코데인, 강대은 옮김, 《구석기 다이어트》, 황금물고기, 2012년.

로렌스 D. 로젠블룸, 김은영 옮김, 《오감 프레임》, 21세기북스, 2011년.

마그누스 하이어, 박병화 옮김, 《의사의 한마디가 병을 부른다》, 율리시즈, 2012년.

마루야마 고사쿠, 윤실·손영수 옮김, 《분자생물학 입문》, 전파과학사, 1997년.

마리 모니크 로뱅, 권지현 옮김, 《죽음의 식탁》, 판미동, 2014년.

마쓰모토 미쓰마사, 서승철 옮김, 《고혈압은 병이 아니다》, 에디터, 2015년.

마이클 E. 오크스, 박은영 옮김, 《불량음식》, 열대림, 2008년.

마이클 모스, 최가영 옮김, 《배신의 식탁》, 명진출판, 2013년.

마크 쿨란스키, 이창식 옮김,《소금》, 세종서적, 2003년.

박시우,《죽염은 과학이다》, 하늘소금, 2018년.

박의규,《소금과 물, 우리 몸이 원한다》, 지식과감성, 2016년.

방건웅,《신과학이 세상을 바꾼다》, 정신세계사, 1997년.

버나드 라운, 이희원 옮김,《잃어버린 치유의 본질에 대하여》, 책과함께, 2018년.

벤 골드에이커, 권민·안형식 옮김,《불량 제약회사》, 공존, 2014년.

본단혜,《양수 테라피》, 2015년.

새뮤얼 애드셰드, 박영준 옮김,《소금과 문명》, 지호, 2001년.

샤론 모알렘, 김소영 옮김,《아파야 산다》, 김영사, 2010년.

서한기,《대한민국 의료 커넥션》, 바다출판사, 2013년.

손숙미,《소금, 알고 먹으면 병 없이 산다》, 한언출판사, 2008년.

스즈키 류이치, 이서연 옮김,《미각력》, 한문화, 2015년.

신우섭,《의사의 반란》, 에디터, 2013년.

안국준,《물과 소금 어떻게 섭취하면 좋을까?》, 태웅출판사, 2017년.

앨리스 로버츠 외 9인, 박경한·권기호·김명남 옮김,《인체 완전판》, 사이언스북스,
  2017년.

에머런 메이어, 김보은 옮김,《더 커넥션》, 브레인월드, 2017년.

유승훈,《작지만 큰 한국사, 소금》, 푸른역사, 2012년.

윤실,《원소를 알면 화학이 보인다》, 전파과학사, 2012년.

윤태호,《소금, 오해를 풀면 건강이 보인다》, 행복나무, 2014년.

이노우에 요시야스 엮음, 김경원 옮김,《건강의 배신》, 돌베개, 2014년.

이반 일리치, 박홍규 옮김,《병원이 병을 만든다》, 미토, 2004년.

이충웅,《과학은 열광이 아니라 성찰을 필요로 한다》, 이제이북스, 2005년.

임종오《질병과 마스터키》, 신일서적, 2008년.

정남구,《통계가 전하는 거짓말》, 시대의창, 2013년.

정락현 편저,《대나무 소금》, 밀알, 2001년.

정종희,《생명의 소금》, 올리브나무, 2011년.

제러미 하윅, 전현우·천현득·황승식 옮김,《증거기반의학의 철학》, 생각의힘, 2018년.

제임스 콜만, 윤영삼 옮김,《내추럴리 데인저러스》, 다산초당, 2008년.

제프리 스타인가튼, 이용재 옮김,《모든 것을 먹어본 남자》, 북캐슬, 2010년.

존 A. 맥두걸, 강신원 옮김,《어느 채식의사의 고백》, 사이몬북스, 2017년.

존 엠슬리, 고문주 옮김,《상품의 화학》, 이치, 2008년.

최낙언,《감각·환각·착각》, 예문당, 2014년.

최낙언,《진짜 식품첨가물 이야기》, 예문당, 2013년.

최낙언,《맛의 원리》, 예문당, 2018년.

클라우스 오버바일, 배명자 옮김,《소금의 역습》, 가디언, 2011년.

프리초프 카프라, 김용정·이성범 옮김,《현대물리학과 동양사상》, 범양사, 2006년.

피에르 라즐로, 김병욱 옮김,《소금의 문화사》, 가람기획, 2001년.

허준, 조헌영 옮김,《동의보감》, 여강출판사, 2005년.

홍원식 옮김,《황제 내경(소문편)》, 전통문화연구회, 1992년.

홍원식 옮김,《황제 내경(영추편)》, 전통문화연구회, 2010년.

Dr. James DiNicolantonio, *The Salt Fix: Why the Experts Got It All Wrong—and How Eating More Might Save Your Life*, Harmony, June 6, 2017.

Fritjof Capra, *The Turning Point: Science, Society, and the Rising Culture*, Bantam, 1988.

Fritjof Capra, *The Hidden Connections: A Science for Sustainable Living*, GardnersBooks, 2003.

Mark Kurlansky, *Salt : A World History*, Penguin Books, 2003.

Samin Nosrat, *Salt Fat Acid Heat : Mastering the Elements of Good Cooking*, Simon and Schuster, 2017.

2. 웹사이트

국내

식품의약품 안전처	국가통계포털
국민건강영양조사	식품산업통계정보
나트륨줄이기운동본부	질병관리본부
서울대학교병원	www.seehint.com
www.sciencetimes.co.kr	www.komedi.com
www.koreahealthlog.com	www.dbpia.co.kr

해외

www.naturalnews.com	www.sciencedirect.com
www.saltinstitute.org	www.medicalnewstoday.com
www.scientificamerican.com	www.cdc.gov
www.cspinet.org	iom.nationalacademies.org
www.ncbi.nim.nih.gov	www.cochranelibrary.com
www.nih.gov	www.hhs.gov
www.ama-assn.org	healthimpactnews.com
www.hinm.org	www.ahha.org
www.metabolismjournal.com	www.cell.com

3. 논문, 자료

한희진·국준희, 캉귈렘의 의철학에 근거한 고혈압에 대한 철학적 반성, 한국의철학
회, 의철학 연구 제20집, 2015년 12월, 3-33.

황예원·변정수·이경우·황인홍·김수영, 텔레비전 뉴스에 방송된 건강의학정보의 근
거중심의학적 평가, 한림대학교 의과대학 강동성심병원 가정의학교실, 대한가정
의학회지, 2006년 27권 7호.

김현자, 우리나라 나트륨 섭취 현황 및 조사방법 개선 방안, 주간 건강과질병, 2014년
7권 20호.

대학민국의학한림원 제1회 학술 포럼, 소금과 건강 자료집, 2011년 6월 30일.

나트륨줄이기운동본부 보도자료.

'소금 꽃이 핀다' 전남민속문화의 해 특별전, 국립민속박물관.

Park Junhyung and Kwock Chang Keun, "Sodium intake and prevalence of
hypertension, coronary heart disease, and stroke in Korean adults", Journal
Ethnic Food, 2015: 2(3), 92-96.

Kim Soon Hee·Kim Myung Sunny·Lee Myoung Sook·Park Yong
Soon·Lee Hae Jeong·Kang Soon-ah·Lee Hyun Sook et al., "Korean diet:
Characteristics and historical background", Journal of Ethnic foods, March
2016: 3(1), 26 - 31.

R.S. Taylor et al., "Reduced Dietary Salt for the Prevention of Cardiovascular
Disease: A Meta-Analysis of Randomized Controlled Trials (Cochrane
Review)", American Journal of Hypertension, August 2011: 24(8), 843-896.

Katarzyna Stolarz-Skrzypek, MD, et al., "Fatal and Nonfatal Outcomes,

Incidence of Hypertension, and Blood Pressure Changes in Relation to Urinary Sodium Excretion", Journal of the American Medical Association, 2011: 305(17), 1777-1785.

Melinda Wenner Moyer, "It's Time to End the War on Salt", Scientific American, July 8, 2011.

J. Stamler, "The INTERSALT Study: Background, Methods, Findings, and Implications", American Journal of Clinical Nutrition, February 1997: 65(2), 6265-6425.

L. Hooper, et al., "The Long Term Effects of Advice to Cut Down on Salt in Food on Deaths, Cardiovascular Disease, and Blood Pressure in Adults", Cochrane Summaries, January 21, 2009.

H.W. Cohen, et al., "Sodium Intake and Mortality in the NHANES II Follow-Up Study", American Journal of Medicine, March 2006: 119(3), 275.e7-14.

S. Boyd Eaton, M.D. and Melvin Konner, Ph.D., "Paleolithic Nutrition—A Consideration of Its Nature and Current Implications", New England Journal of Medicine, January 31, 1985: 312(5), 283

Quanhe Yang, PhD, et al., "Sodium and Potassium Intake and Mortality Among US Adults", Archives of Internal Medicine, July 2011: 171(13), 1183-1191.

Mike Stobbe, "Why Your Sodium-Potassium Ratio Is So Important", Huffpost Healthy Living, July 11, 2011.

Jonathan Jantsch PhD, et al., "Cutaneous Na+ Storage Strengthens the Antimicrobial Barrier Function of the Skin and Boosts Macrophage-Driven Host Defense", Cell Metabolism, 2015: 21(3), 493-501.

짠맛의 힘

초판 1쇄 발행 2019년 1월 30일
초판 15쇄 발행 2024년 12월 31일

지은이 김은숙 · 장진기
발행인 강선영 · 조민정

펴낸곳 (주)앵글북스
표지&본문 강수진

주소 서울시 종로구 사직로8길 34 경희궁의 아침 3단지 오피스텔 407호
문의전화 02-6261-2015 **팩스** 02-6367-2020
메일 contact.anglebooks@gmail.com
ISBN 979-11-87512-39-4 13510

* 이 도서는 한국출판문화산업진흥원의 출판콘텐츠 창작 자금 지원 사업의 일환으로 국민체육진흥
기금을 지원받아 제작되었습니다.